E-BOOK INSIDE +
ARBEITSMATERIAL

Juchmann: Achtsamkeitsbasierte Psychotherapie bei Depressionen und Ängsten

Mit dem untenstehenden Download-Code erhalten Sie die PDF-Version dieses Buches.

So laden Sie Ihr E-Book inside herunter:

1. Öffnen Sie die Website: http://www.beltz.de/ebookinside
2. Geben Sie den untenstehenden Download-Code ein und füllen Sie das Formular aus.
3. Mit dem Klick auf den Button am Ende des Formulars erhalten Sie Ihren persönlichen Download-Link.
4. Der Code ist nur einmal gültig. Bitte speichern Sie die Datei auf Ihrem Computer.
5. Beachten Sie bitte, dass es sich bei Ihrem Download um eine Einzelnutzerlizenz handelt. Das E-Book ist für Ihren persönlichen Gebrauch bestimmt.

Download-Code

W67BPD7U7F

Ulrike Juchmann

Achtsamkeitsbasierte Psychotherapie bei Depressionen und Ängsten

Ulrike Juchmann

Achtsamkeitsbasierte Psychotherapie bei Depressionen und Ängsten

MBCT in der Praxis.

Mit E-Book inside und Arbeitsmaterial

BELTZ

Akademie für Achtsamkeit
Dipl.-Psych. Ulrike Juchmann
Lehrtherapeutin VT und systemische Therapie
MBSR- und MBCT-Lehrerin
Kopenhagener Str. 31 d
10437 Berlin
www.achtsamkeit-juchmann.de
E-Mail: info@achtsamkeit-juchmann.de

MIX
Papier aus verantwortungsvollen Quellen
FSC® C089473

Dieses Buch ist erhältlich als:
ISBN 978-3-621-28735-7 Print
ISBN 978-3-621-28736-4 E-Book (PDF)

1 Auflage 2020

Lektorat: Antje Raden
Umschlagbild: PeopleImages/Getty Images
Illustratorin: Inga Liksaite, Berlin
Satz und Herstellung: Victoria Larson
Gesamtherstellung: Beltz Grafische Betriebe, Bad Langensalza
Printed in Germany

Weitere Informationen zu unseren Autor_innen und Titeln finden Sie unter: www.beltz.de

Inhaltsübersicht

Inhalt

Geleitwort

Als Ulrike Juchmann mich einlud, das Geleitwort für dieses Buch zu schreiben, habe ich mich sehr gefreut: einerseits auf das Buch und andererseits, dass es von ihr geschrieben wird. Sie hat bei einer von mir geleiteten Ausbildung MBCT gelernt und dort habe ich sie als ernsthaft Praktizierende der Meditation mit viel Retreaterfahrung (längere intensive Meditationszeiten in einer Gruppe) und als kompetente und sehr erfahrene Psychotherapeutin schätzen gelernt. Ich weiß, dass sie in ihren Seminaren und Fortbildungen ihr Wissen und ihre Erfahrungen kreativ und kompetent an ihre Kolleginnen weitergibt.

Vor diesem Hintergrund freue ich mich sehr über dieses großartige Buch von Ulrike Juchmann, in dem sie mit klarer, zugänglicher Sprache das weite Feld der Integration von Achtsamkeit in die Psychotherapie beleuchtet. Sie zeigt, wie sich Achtsamkeitstraining und Psychotherapie sinnvoll verbinden lassen und betont dabei, wie wichtig und wertvoll die eigene Meditationspraxis der Therapeutin/des Therapeuten ist.

Das Buch macht Lust auf die Praxis, auf das Erforschen der Anwendungsmöglichkeiten in verschiedenen Settings, erklärt Zusammenhänge und Hintergründe und gibt einen Überblick über die Forschungsergebnisse zu achtsamkeitsbasierten Verfahren.

Die Autorin stellt in diesem Buch die beiden am besten wissenschaftlich untersuchten Achtsamkeitstrainings – MBSR und insbesondere MBCT dar. Sie nimmt uns praktisch und nachvollziehbar mit auf die Reise durch den MBCT Kurs und neben der Beschreibung der Integrität des jeweiligen Curriculums schafft sie es hervorragend, den Lernraum, der in achtsamkeitsbasierten Kursen durch die Kompetenzen der MBCT-Lehrenden entsteht, lebendig werden zu lassen. Insbesondere die Kompetenzen, die es braucht, um MBCT zu lehren, im Unterschied zu einer therapeutischen Haltung, und wie wir sie durch die Meditationspraxis kultivieren können, werden gut herausgearbeitet. Auch stellt Ulrike Juchmann klar und praxisnah die Verbindung der Interventionen aus diesen Gruppenformaten mit Anwendungsmöglichkeiten in der Einzelpsychotherapie dar. Ihre Ausführungen werden immer wieder eingerahmt in Fallbeispiele, sodass sie konkret und praktisch nachvollziehbar sind.

Sie gibt viele wertvolle Anregungen für die eigene Achtsamkeitsmeditationspraxis und wie wir den Übungsweg beschreiten und mit den Herausforderungen sinnvoll umgehen können. Das Buch ist ein MUSS für jede Psychotherapeutin und jeden Psychotherapeuten, die/der Achtsamkeit für sich im Rahmen einer ganzheitlichen Selbstfürsorge nutzen möchte. Es inspiriert für die Arbeit mit Achtsamkeit für sich selbst und die Klientinnen.

Besonders gelungen finde ich die Ausführungen zu den buddhistischen Hintergründen und die fundierte Auseinandersetzung mit der Frage, wie lassen sich diese beiden Systeme und Wege miteinander kombinieren? Sie sind sich in manchen Punkten ähnlich, in anderen wiederum können sie sich wunderbar ergänzen und befruchten. Und dies wird gut herausgearbeitet.

Mir selbst liegt eine weitere Verbreitung von MBCT sehr am Herzen, da ich als MBCT-Lehrerin und Ausbilderin sehr viele positive Erfahrungen damit mache und davon überzeugt bin, dass dieser Ansatz insbesondere zur Rückfallprophylaxe für depressive Erkrankungen sowie Angsterkrankungen in unserem Gesundheitssystem einen viel prominenteren Platz braucht. Deshalb freue ich mich umso mehr über dieses fundierte und inspirierende Buch mit einer so gelungenen Mischung aus persönlichen Erfahrungen, Vermittlung von Hintergrundwissen sowie vielen Beispielen aus der Praxis. Alles zusammen verleiht dem Buch seinen unschätzbaren Wert.

Ich wünsche dem Buch einen guten Weg in die Welt und viele Leser und bin sehr froh, Ulrike Juchmann persönlich zu kennen.

Essen, im Frühjahr 2020 *Petra Meibert*

Diplom Psychologin, Autorin,
MBSR- und MBCT-Ausbilderin und Supervisorin,
Leiterin des Achtsamkeitsinstitut-Ruhr

Vorwort

Wege entstehen beim Gehen.
(Franz Kafka)

Mein Weg mit Meditation

Die erste Begegnung mit Meditation erlebte ich als 17-Jährige in einer Benediktinerabtei. Im Rahmen des Religionskurses waren wir für zwei Tage in ein Kloster gefahren und ich saß zum ersten Mal auf einer Meditationsbank und schloss die Augen. Die Stille, der Blick nach innen faszinierten mich von Beginn an. Zurück in der Schule meditierten wir noch einige Monate als kleine Gruppe bei Kerzenlicht vor Schulbeginn. Ein Anfang war gemacht, an den ich viel später wieder anknüpfen sollte. Noch während des Studiums begann ich eine systemische Ausbildung. Mich begeisterten die erweiterte Perspektive über das Individuum hinaus, die Wertschätzung, Ressourcenorientierung und auch der Versuch, grundsätzliche systemische und kommunikative Muster zu erkennen. Meine Arbeit im Bereich der stationären Jugendhilfe ließ mich eine lösungsorientierte Kinder- und Jugendlichentherapieausbildung absolvieren, die kreative, hypnotherapeutische und imaginative Verfahren einbezog. Ich beschäftigte mich mit Tanztherapie, Entspannungsverfahren und körperorientierter Psychotherapie und schrieb in der Diplomarbeit über das Thema Körpererfahrung bei Bulimia nervosa (Juchmann, 1994). Die Begegnung mit Jon Kabat-Zinn, den Begründer von MBSR (achtsamkeitsbasierte Stressbewältigung), auf einer Tagung führte dazu, Meditation lernen zu wollen. Ich meldete mich zu einem MBSR-8-Wochen-Kurs an. Und da war sie wieder: die Faszination für Stille und den neugierigen, freundlichen Blick nach innen. Ich knüpfte an etwas sehr Vertrautes wieder an. Zu Beginn hatte ich nicht die Idee, mit Achtsamkeitsmethoden zu arbeiten oder gar MBSR-Lehrerin zu werden. Ich hatte Feuer gefangen, selbst zu meditieren, und das tägliche Üben fiel mir nicht schwer und tat mir gut. Es gab das Bedürfnis, sich täglich hinzusetzen, um innezuhalten und nichts zu tun, außer sich mit dem eigenen Geist vertraut zu machen. Aus der täglichen Übungspraxis mit Meditation in Ruhe und in Bewegung, dem Besuch von Vertiefungskursen und mehrtägigen buddhistischen Meditationsretreats im Schweigen entwickelte sich ganz organisch der Wunsch, Ideen von Achtsamkeit mit in meine Arbeit einfließen zu lassen. Es wurde schnell deutlich, dass sich meine psychotherapeutische Arbeit durch meine eigene Meditationspraxis veränderte. Ich wartete mehr ab, erlaubte mir ein bewusstes Innehalten in der Therapie und ermöglichte so auch den Klientinnen mehr Raum für Selbstwahrnehmung. Achtsamkeitsorientierte Ideen flossen in meine therapeutische Tätigkeit ein. Ich begann, Meditationen und Selbstmitgefühlsübungen im Rahmen der stationären Jugendhilfe mit essgestörten Mädchen und Frauen anzuleiten. Die Patientinnen profitierten sehr von der Haltung der akzeptierenden Freundlichkeit und der Schulung von Präsenz im Körper. Auch das Team wurde neugierig auf die achtsamkeitsbasierten Ansätze. So begannen wir ergänzend zu Teamtreffen und Supervision regelmäßig im Team zu meditieren. Dadurch verbesserten sich die Kommunikation und der Umgang mit Belastungen und Herausforderungen. Auch die Arbeit mit Achtsamkeitskonzepten im therapeutischen und sozialpädagogischen Handeln mit den Patientinnen intensivierte sich und wurde stimmiger (Juchmann, 2012). Die Ausbildung zur MBCT-Lehrerin machte mich dann mit dem Konzept von MBCT (Mindfulness Based Cognitive Therapy) vertraut und ich begann, 8-Wochen-Kurse für Menschen mit Depressionen, Ängsten und Schmerzen anzubieten. Seit vielen Jahren bin ich nun in eigener Praxis tätig und verbinde achtsamkeitsbasierte Ansätze mit systemischer und verhaltenstherapeutischer Psychotherapie. Mein Eindruck ist, dass Patienten immer häufiger gezielt nach psychotherapeutischen Angeboten suchen, die achtsamkeitsbasiert sind. Deshalb ermutige ich in der Ausbildung von Ärztinnen und Psychotherapeutinnen, sich vertiefend mit Achtsamkeitskonzepten zu beschäftigen. Dreh- und Angelpunkt für meine persönliche und berufliche Entwicklung ist dabei meine eigene Praxis mit Meditation in Stille und Bewegung. Auch beim Schreiben dieses Buches war die eigene Meditationspraxis unerlässlich. Das Innehalten und Meditieren half, wenn ich Pausen brauchte. Nicht selten war der Geist durch die Meditation erfrischt und plötzlich waren neue Ideen verfügbar. Die Bewegung war wohltuend, wenn ich zu viel gesessen hatte. Aber auch die inneren Haltungen von Wohlwollen und Geduld brauchte ich, wenn Zweifel und Unsicherheiten sich im Schreibprozess zeigten. An dieser Stelle möchte ich allen danken, von denen ich Meditation und achtsame Bewegung lernen durfte und weiter lerne. Ulrich Küstner und der buddhistischen Akademie Berlin-Brandenburg danke ich für vielseitige, fundierte Vorträge, Tagungen und Seminare. Alexander Peters danke ich für wunderbare Yogastunden, Konstantin Recke für den entspannten Zugang zu Qi Gong und Matthias Steurich für die Inspiration durch Kum Nye – Tibetisches Heilyoga. Petra Meibert und Rebecca Crane möchte ich dafür danken, dass sie mich für MBCT begeistert haben. Günter Hudasch und dem MBSR/MBCT-Verband Deutschland gebührt Dank für die engagierte Arbeit. Für die achtsamkeitsbasierte supervisorische Begleitung in den letzten Jahren danke ich Béatrice Heller. Inga Liksaite hat nicht nur meine Praxisräume durch wunderbare Textilkunstwerke bereichert, sondern hat auch dieses Buch illustriert! Vielen Dank ihr für die Geduld und den Sinn für das Schöne. Dem Beltz-Verlag und besonders meiner Lektorin Antje Raden danke ich für die klare, einfühlsame und kompetente Kooperation. Herzlichen Dank an alle, die Ideen und Unterstützung für meinen Schreibprozess zur Verfügung gestellt haben. Vielen Dank auch an Birgit Schönberger für eine wunderbare Freundschaft und eine inspirierende Zusammenarbeit. Von Herzen danke ich meinem Lebensgefährten Matthias Herrschuh, der mit viel Geduld, Witz und einer ansteckenden Lebensbejahung dieses Buch sehr liebevoll unterstützt hat. Mein besonderer Dank gilt den Kursteilnehmenden, die den Mut hatten und haben, durch Meditation neue Wege im Umgang mit Angst, Depression und Schmerzen zu gehen. Sie werden in diesem Buch immer wieder selbst zu Wort kommen.

Der Weg durch das Buch

When you´re weary, feeling small
When tears are in your eyes
I will dry them all …
I`ll take your part
Oh, when darkness comes
And pain is all around…
Like a bridge over troubled water
I will ease your mind
(Simon & Garfunkel, Bridge over troubled Water)

Menschen, die unter Depressionen und Ängsten leiden, mit chronischen Schmerzen oder Zwangsgedanken kämpfen, finden zu MBCT (Mindfulness Based Cognitive Therapy), weil sie hoffen, dass das Erlernen von Meditation ihr Leiden lindert und Wege aus dem Grübeln und der Selbstabwertung aufzeigt. Sie haben oft schon einen oder mehrere Klinikaufenthalte und Psychotherapien hinter sich und sind interessiert an einem Verfahren, das sie selbst in ihrem Alltag üben und anwenden können. Menschen mit Depressionen kennen sich mit »troubled water« aus, von denen Simon und Garfunkel singen, mit Einsamkeit, Traurigkeit und dem Gefühl, sich als klein und hilflos zu erleben. MBCT kann für sie zu einem Weg werden, der genau das bewirkt, was im Liedtext »ease your mind« heißt, den Geist beruhigen. Die Kursteilnehmerinnen lernen, besser mit Gedanken, Gefühlen und Körperempfindungen umzugehen und am Ufer des mentalen Flusses zu sitzen ohne in die Strudel hineingerissen zu werden. Sie werden durch das MBCT-Training mental gestärkt und lernen, sich den schmerzhaften Herausforderungen zuzuwenden, statt vor ihnen zu fliehen.

Für wen ist dieses Buch? Dieses Buch richtet sich an Ärzte und Psychotherapeutinnen, die MBSR und MBCT kennenlernen und in ihre therapeutische Tätigkeit einbeziehen möchten. Durch die Lektüre des Buches können Sie Klienten besser und informierter MBCT-Angebote empfehlen. Und wenn Patienten an einem MBCT-Kurs teilnehmen, werden Sie diese psychotherapeutisch wirksamer begleiten können. Viele Grundideen, Haltungen und Übungen bereichern das psychotherapeutische Verstehen und Handeln sowohl im ambulanten als auch im stationären Kontext und sind im Einzel- und Gruppensetting anwendbar. Auch Menschen, die in beratender Tätigkeit mit Menschen mit Depressionen, Ängsten und Schmerzen arbeiten, möchte ich ansprechen. Möglicherweise finden auch MBSR- und MBCT-Lehrende in diesem Buch noch einige Anregungen für ihre Kurse. Hierbei ist mir besonders die traumasensitive Anleitung von Achtsamkeit ein Anliegen.

Umfangreiches Material zum Üben. Viele praktische Beispiele, Übungen und auch das begleitende Arbeitsmaterial geben Impulse für die psychotherapeutische Tätigkeit. Sie können mit den begleitenden Audiodateien selbst üben und sich dadurch mit den Meditationen vertraut machen. Vielleicht beginnen Sie auch selbst mit einer Meditationspraxis oder intensivieren und klären die bestehende Übungspraxis. Sie finden in den Online-Materialien MBCT-Meditationen und ergänzend Meditationen zur Kultivierung von Mitgefühl.

Der Aufbau des Buches. Im ersten Kapitel führe ich in achtsamkeitsbasierte Konzepte ein. Ausgehend von der menschlichen Ausgangssituation, sich immer wieder mit Schmerzhaftem und Leidvollem auseinandersetzen zu müssen, wird die Funktion von Gewohnheits- und Musterbildungen erläutert. Buddhistisches Lehr- und Praxiswissen wird vorgestellt und bildet das Fundament für die achtsamkeitsbasierten, psychotherapeutischen Ansätze. Die Dialektisch-behaviorale Therapie (DBT) wird mit der Balance von Akzeptanz und Veränderung vorgestellt. Die Akzeptanz- und Commitmenttherapie (ACT) zeigt Wege aus der Erfahrungsvermeidung auf. In den mitgefühlsorientierten Therapieansätzen sind die Emotionsregulation und die Entwicklung von Selbstmitgefühl zentral. Das Kapitel endet wie jedes Kapitel mit einer kurzen Zusammenfassung, schnell erkennbar durch das Symbol der Nussschale.

Das zweite Kapitel zeigt die Entwicklung und die Kursstruktur von MBSR (Mindfulness Based Stress Reduction) auf. Es wird deutlich, wie achtsamkeitsbasierte Meditation im Umgang mit Stress hilft. Ein Exkurs zu interpersoneller Achtsamkeit betont die Bedeutung von Achtsamkeit für die Kommunikation in MBSR- und MBCT-Kursen, aber auch für die Psychotherapie. Die Verbindung von MBSR und Psychotherapie wird aufgezeigt.

Ab dem dritten Kapitel dreht sich alles um das MBCT-Konzept. Die Entwicklung und die Kursstruktur von MBCT wird beschrieben. Dabei ist das Verständnis der Vulnerabilität für wiederkehrende, depressive Erfahrungen grundlegend. Die verhaltenstherapeutischen Methoden des MBCT-Programmes werden beschrieben und die Übung des 3-Minuten-Atemraums wird als Rückgrat von MBCT verständlich gemacht. Zentral ist das Einnehmen einer neuen Perspektive im Umgang mit Herausforderungen. Die Wirkweise von MBCT wird dargestellt und die Verbindung mit Psychotherapie erläutert. Bereichernd ist dabei eine traumasensitive Vorgehensweise.

Das vierte Kapitel betont die für MBCT so zentrale Bedeutung der Körperachtsamkeit. Viele Übungen in Ruhe und Bewegung werden vorgestellt und in ihrer Wirkung verstehbar. Körperachtsamkeit bereichert die psychotherapeutische Arbeit. Qualitäten von Kraft, Stabilität, Abgrenzung und Leichtigkeit lassen sich auf der körperlichen und psychischen Ebene erfahren und stehen damit auch für das Handeln leichter zur Verfügung. Diese heilsamen Faktoren sind hilfreich, um mit Schwierigkeiten konstruktiv umgehen zu können.

Die Kultivierung von stärkenden Zuständen wird im fünften Kapitel beleuchtet. Heilsames und Herausforderndes sind dabei so untrennbar verbunden wie die Seerose mit dem Schlamm des Sees. Qualitäten von Neugier, Geduld und Freundlichkeit lassen sich durch das MBCT-Training schulen. Aus einer neuen präsenten, erforschenden und freundlichen Haltung heraus wird der Umgang mit herausfordernden Gefühlen und Gedanken konstruktiver. Eine achtsamkeitsbasierte Rückfallprophylaxe wird möglich und macht resilient im Umgang mit zukünftigen Herausforderungen.

Im MBCT-Curriculum sind das Üben der Meditationen und das erfahrungsbezogene Lernen zentral. Deshalb widme ich mich im sechsten Kapitel dem Wechselspiel von Lernen und Lehren und den Besonderheiten der Didaktik. Eine kontinuierliche Meditationspraxis aufzubauen, erfordert Kompetenzen des bewussten Übens und eine klare Struktur. Das regelmäßige Üben benötigt auch eine kontinuierliche Reflexion. Für das Bewusstmachen der Übungserfahrungen kann tägliches Schreiben hilfreich sein. Meditation und Kunst, Schreiben, Malen oder Fotografieren können sich wechselseitig bereichern. Der Selbstausdruck wird eine Form der Lebensfreude und der Verbundenheit mit sich und der Welt. Das Buch schließt mit einigen Ideen für tägliche Schreibübungen ab.

Ich habe mich entschieden, in der Ansprache zwischen männlicher und weiblicher Form zu wechseln. Bitte fühlen Sie sich grundsätzlich angesprochen und gemeint. Ich versuche, grundsätzliche Muster von depressivem und ängstlichem Erleben zu beschreiben, die allgemein menschlich sind. Trotzdem zeigen sich Ängste und Depressionen in der jeweiligen Biografie sehr individuell und möchten auch so verstanden werden. Ich lasse viele Kursteilnehmende zu Wort kommen, damit diese Vielfalt und Individualität einen Ausdruck findet. Das Buch kann und möchte keine fundierte Qualifikation in Achtsamkeitsverfahren ersetzen. Um MBCT zu vermitteln, braucht es eine langjährige eigene Meditationspraxis, klinisch-psychotherapeutisches Wissen, viel Erfahrung und eine MBCT-Ausbildung.

Ich wünsche viel Freude und Inspiration beim Lesen und besonders auch beim Üben und Meditieren!

Berlin, im Frühjahr 2020 *Ulrike Juchmann*

1 Achtsamkeitskonzepte in der Psychotherapie

1.1 Verletzlichkeit und Leiden

> Ring the bells that still can ring
> Forget your perfect offering
> There is a crack in everything
> That's how the light gets in.
> (L. Cohen; Anthem)

Mensch sein heißt verletzlich sein. Als ich an einem MBCT-Kursabend erklärte, mit welchen Herausforderungen wir in der Meditation konfrontiert werden, z. B. mit Unruhe, mit Trägheit und Zweifeln, da sagte eine Teilnehmerin ganz spontan: »Das ist ja menschlich.« Es war dann ganz still im Raum und wir waren sichtlich berührt. Das buddhistische Lehr- und Praxissystem beschäftigt sich mit dem existenziellen Leiden des Menschseins und zeigt einen Weg aus dem Leiden zu innerer Freiheit auf. Der Prinz Siddhartha, der spätere Buddha, machte sich, konfrontiert mit Krankheit, Alter und Tod, auf die Suche nach Wegen im Umgang mit dem existenziellen menschlichen Leid. Aus buddhistischer Sicht ist es entscheidend, das Wesen des Daseins, den ständigen Wandel und die Unbeständigkeit zu erkennen. Zentral sind dabei die Erkundung und Schulung des Geistes. Es gilt zu erfahren und zu verstehen, wie der Geist auf schmerzvolle Erfahrungen reagiert und aus schädigender Reaktivität aussteigen kann. Die buddhistische Perspektive hält schmerzhafte Erfahrungen im Leben für unvermeidbar. Der Geist aber will das Unangenehme vermeiden und das Positive festhalten, beides Tendenzen, die aus Schmerz Leiden werden lassen. Durch eine Schulung des Geistes kann dieses Leiden verringert, vielleicht sogar aufgelöst werden. Die Psychotherapie versucht das individuelle, psychische Leiden zu verstehen, zu verringern, zu beenden oder einen anderen Umgang damit zu ermöglichen. Auch wenn es dabei um die persönliche Lebens- und Leidensgeschichte geht, lassen sich soziale und strukturelle Bedingungen des Leidens und auch spirituelle, existenzielle Themen nicht ausklammern. Verletzende Faktoren sind gesellschaftliche und soziale Verhältnisse von Ungerechtigkeit, Armut, Krieg, die zu psychischen Folgestörungen und Traumatisierungen führen und die eigene Entwicklung einschränken können. Verletzende biografische Erfahrungen von physischer oder psychischer Misshandlung, Vernachlässigung oder der frühe Verlust wichtiger Bezugspersonen führen zu psychischen Wunden und Narben. Die psychotherapeutischen Verfahren, auch die achtsamkeitsbasierten, laufen Gefahr, zu sehr nur die individuellen Faktoren in den Blick zu nehmen. Es macht deshalb Sinn, die psychischen Symptome und Probleme im Lichte der existenziellen, sozialen und individuellen Faktoren zu begreifen.

Beispiel

Der 40-jährige Herr W. leidet unter Erschöpfung und fühlt sich im wahrsten Sinne des Wortes niedergeschlagen. Sein begleitender Arzt empfiehlt eine achtsamkeitsbasierte Psychotherapie. In den ersten Gesprächen wird deutlich, dass die eigene Beziehungsbiografie geprägt ist von hohen Leistungsanforderungen und dem Anspruch, der Starke sein zu müssen und Verantwortung zu übernehmen. Diese Muster haben sowohl im beruflichen als auch im privaten Bereich zu einer massiven Selbstüberforderung geführt. Herr W. sagt: »Ich war eigentlich immer hoch motiviert. Jetzt habe ich keine Freude mehr, ich fühle mich nicht mehr lebendig. Da ist kein Sinn mehr im Tun. Ich empfinde eine erschreckende Gleichgültigkeit.« Zunächst geht es darum, überhaupt wieder zu regenerieren und zu Kräften zu kommen. Die eigene Biografie, die eigene Verletzlichkeit und die Bewältigungsmuster wollen verstanden werden. Herr W. möchte sich psychisch wieder stabiler fühlen, möchte klären, wie es im beruflichen Feld für ihn weiter gehen kann und auch, wie er sich in der Partnerschaft wieder wohler fühlen kann. Es wird eine Kombination aus Psychotherapie und der Teilnahme an einem MBSR-Kurs vereinbart.

Der Klient befindet sich nicht mehr in Resonanz mit dem Leben, er fühlt sich wie abgeschnitten. Der Soziologe Hartmut Rosa (2016) meint, dass es auf diese Resonanz zur Welt, die Art wie wir in Beziehung treten, aber ankommt. Schmerzhaft ist es, wenn wir nicht mehr mitschwingen können, uns nicht mehr in Verbindung fühlen, sondern abgeschnitten und isoliert. Im psychotherapeutischen Kontext ist die haltgebende, vertrauensvolle Beziehung der Rahmen für das Erkunden und Entwickeln von Resonanz. Diese Beziehung schafft Raum für die Selbsterkundung und fördert die Beziehungsaufnahme des Klienten zu sich selbst. Es erfordert von Beginn an Mut, sowohl vom Klienten als auch von der Therapeutin, sich den verletzten und verletzlichen Seiten zuzuwenden. Symptome machen vielleicht aufmerksam auf Traumatisierungen, übersehene, unerfüllte Bedürfnisse, auf Lösungsversuche, die das Leid erhöhen. Oft gibt es die Angst bei den Klienten, dass sie, wenn sie sich dem Schmerz zuwenden, davon überwältigt werden könnten. Und das passiert zum Beispiel bei einer Traumatisierung, dass der Boden der Sicherheit verloren geht. Das Verletzliche zu sehen, zu spüren, zu verstehen und durch ein wohlwollendes Gegenüber gehalten und bezeugt zu wissen, ist ein wichtiger Schritt für Veränderung. Auch durch achtsamkeitsbasierte Übungen und Meditationen wird dieses Gehaltensein und Halten von herausfordernden Erfahrungen geschult. Die Übenden erlernen durch Meditation, eine neue Beziehung zu sich selbst und zur eigenen auch schmerzhaften Erfahrung aufzunehmen und zu gestalten. Natürlich ist es dabei auch wichtig, die Stärken, das Gelingende in den Blick zu nehmen, das hilft, mit dem Leidvollen zu sein. Das Erkunden der eigenen Lebens- und Lerngeschichte, der Erfahrungen mit wichtigen Bezugspersonen, Erkrankungen und herausfordernden wie stärkenden Ereignissen machen die jeweiligen Verletzungen deutlich und zeigen auch Ressourcen und Resilienzfaktoren auf. Wir möchten als

Menschen, dass es uns gut geht, wir weichen tendenziell bei als bedrohlich erlebten Erfahrungen zurück. Eine Möglichkeit, auf herausfordernde Lebensereignisse zu reagieren, sind depressive und ängstliche Bewältigungsstrategien. Sowohl beim Erleben von Depressionen als auch bei Ängsten sind dabei meist alle Erfahrungsebenen betroffen, die körperliche, emotionale, die mentale, die Verhaltensebene und die Interaktion mit anderen Menschen. Und oft entwickeln sich aus diesem Zusammenspiel leidverstärkende Teufelskreise. Das liegt daran, das Bewältigungsstrategien wie Grübeln, Selbstabwertung, Kampf und Vermeidung zunächst eine vermeintliche Kontrolle über das schmerzhafte Erleben vermitteln, doch es letztlich verstärken. Die Strategien führen dazu, sich dem Fluss der Erfahrung entgegenzustellen. Die schmerzhafte Erfahrung wird abgelehnt, vermieden oder krampfhaft bekämpft, der Bezug zum direkten Körpererleben und die Resonanz gehen dadurch verloren. Es entstehen schmerzhafte Spiralen und die Entwicklung wird blockiert. Sich der eigenen Verletzlichkeit, den psychischen Wunden zuzuwenden, ist ein wichtiger Schritt in der psychotherapeutischen Zusammenarbeit. Auf dem meditativen Übungsweg der Achtsamkeit geht es mehr darum, den Geist kennen zu lernen und zu erfahren, wie Leiden durch geistige Reaktivität entsteht. Aber auch Meditierende bringen biografische Wunden mit, die sich möglicherweise durch Meditation alleine nicht auflösen lassen. Psychotherapie und Meditation nutzen unterschiedliche Modelle und Methoden, ergänzen und widersprechen sich. Ein spannendes und manchmal gespanntes Zusammenspiel, das immer wieder eine kritische Reflexion erfordert. Sowohl für die Psychotherapie als auch in der Meditation ist die Bereitschaft, zu fühlen und sich in Resonanz mit der Erfahrung zu begeben, zentral. Um eine Weiterentwicklung anzustoßen, ist es meist unerlässlich, sich dem Schmerzhaften zu stellen und durch den Schmerz oder mit ihm zu gehen, damit er sich wandeln kann. Im folgenden Abschnitt wollen wir erkunden, warum Gewohnheiten, gerade im Umgang mit Verletzlichem, so machtvoll sind und wie sie manchmal einer Entwicklung im Wege stehen.

1.2 Die Macht der Gewohnheit

Vielleicht mögen Sie sich kurz vergegenwärtigen, welche Routinen und Gewohnheiten Sie durch den Tag begleiten. Was ist das Erste, was Sie nach dem Aufwachen tun? Wie und was haben Sie heute gefrühstückt? Welchen Weg nehmen Sie zur Arbeit? Wie verbringen Sie Ihre Mittagspause? Was machen Sie vor Verlassen Ihres Arbeitsplatzes und wie gestalten Sie das Ankommen zu Hause? Wir unterschätzen wahrscheinlich, wie sehr unser Denken, Fühlen und Handeln von Wiederholungen, Routinen und Gewohnheiten geprägt ist. Charles Duhigg meint in seinem Buch *Die Macht der Gewohnheit*, dass ca. 40 Prozent von dem, was wir am Tag tun, gewohnheitsmäßig und fast automatisch abläuft (Duhigg, 2012). Aber warum neigen wir Menschen so stark zu Wiederholungen und Gewohnheiten? Gewohnheiten helfen, Komplexität zu reduzieren und mentale Kapazitäten zu sparen, die für anderes dann frei werden. So brauchen wir, wenn wir etwas Neues lernen, z. B. Autofahren, unsere volle Aufmerksamkeit

AB 4

dafür. Wenn die Handlungen dann aber automatisiert sind, können wir uns während der Autofahrt unterhalten oder Radio hören. Gewohnheiten gewähren Entlastung und geben Orientierung. Wir brauchen Handlungsweisen und Routinen, die uns vertraut sind und uns Sicherheit geben. So müssen wir uns nicht ständig entscheiden und auswählen, was zu tun ist. Doch nicht nur unser Handeln neigt zu Wiederholungen und Mustern. Auch unsere Wahrnehmung neigt zu Musterbildung: Das Sehen z. B. ist keine Abbildung, sondern eine Konstruktion. Als Beispiel soll hier die 9-Punkte-Übung dienen, sie wird in einem MBSR-Kurs zur achtsamen Stressbewältigung am zweiten Kurstreffen besprochen.

Die 9 Punkte, die Sie in Abbildung 1.1 sehen, sollen durch vier gerade Linien verbunden werden ohne den Stift abzusetzen oder eine bereits gezogene Linie nachzuziehen. Was zeigt diese Übung? Unsere Wahrnehmung basiert auf Schemata, wir sehen und nehmen in Gestalten wahr. So sehen wir nicht 9 einzelne Punkte, sondern nehmen sie in der Gestalt eines Rechteckes, Würfels wahr. Dadurch ziehen wir imaginäre Grenzen um die Punkte herum und neigen dazu, die Lösung nicht jenseits der Grenzen zu suchen, genau dies ist aber erforderlich, um das Problem zu lösen. Ein Perspektivwechsel ist nötig, um zu einer Lösung zu kommen. Die folgenden Beispiele von Teilnehmern eines MBSR-Kurses zeigen, wie die 9-Punkte-Übung direkte Erfahrungen und Aha-Erlebnisse ermöglicht.

Beispiel

Frau S. nimmt an einem MBSR-Kurs teil und in Woche 1 versucht sie die 9-Punkte-Übung zu lösen. Sie zeigt ihrem 15-jährigen Sohn das Rätsel und der erläutert ihr sofort die Lösung und sagt: »Mama, du musst mal raus aus deiner Box. Anders denken, die Grenzen erweitern.« Die Kursteilnehmerin erzählt diese Begebenheit beim Kurstreffen, wir lachen und sprechen darüber, was es heißt, die eigenen Grenzen zu erweitern. Und was es bedeutet, im eigenen, manchmal einengenden Rahmen zu bleiben.

Das Beispiel macht deutlich, dass unsere Wahrnehmung eingeengt sein kann, dass die Wahrnehmung Mustern und Gewohnheiten folgt und es sich lohnt, frisch und aus einer anderen Perspektive zu schauen. Wahrnehmung und Denken gehören eng zusammen. Wie bei der 9-Punkte-Übung deutlich wird, kann die Wahrnehmung das Denken begrenzen. Auch beim Denken gibt es Muster und Schemata, in der Verhaltenstherapie spricht man von Denkmustern und -fallen: in starken Kontrasten schwarz-weiß zu sehen oder schnell zu katastrophisieren und die schlimmsten Szenarien zu entwerfen. Gewohnheiten können sich darauf beziehen, wie wir mit Gedanken und Gefühlen umgehen, wie wir unseren Körper erleben und uns um ihn kümmern. Gewohnheiten zeigen sich auch im Handeln, darin, was wir tun und was wir unterlassen. Im Umgang mit uns selbst werden Muster sichtbar, wir sind z. B. eher freundlich oder selbstabwertend mit uns, verlangen viel von uns oder nehmen eine Schonhaltung ein. Auch

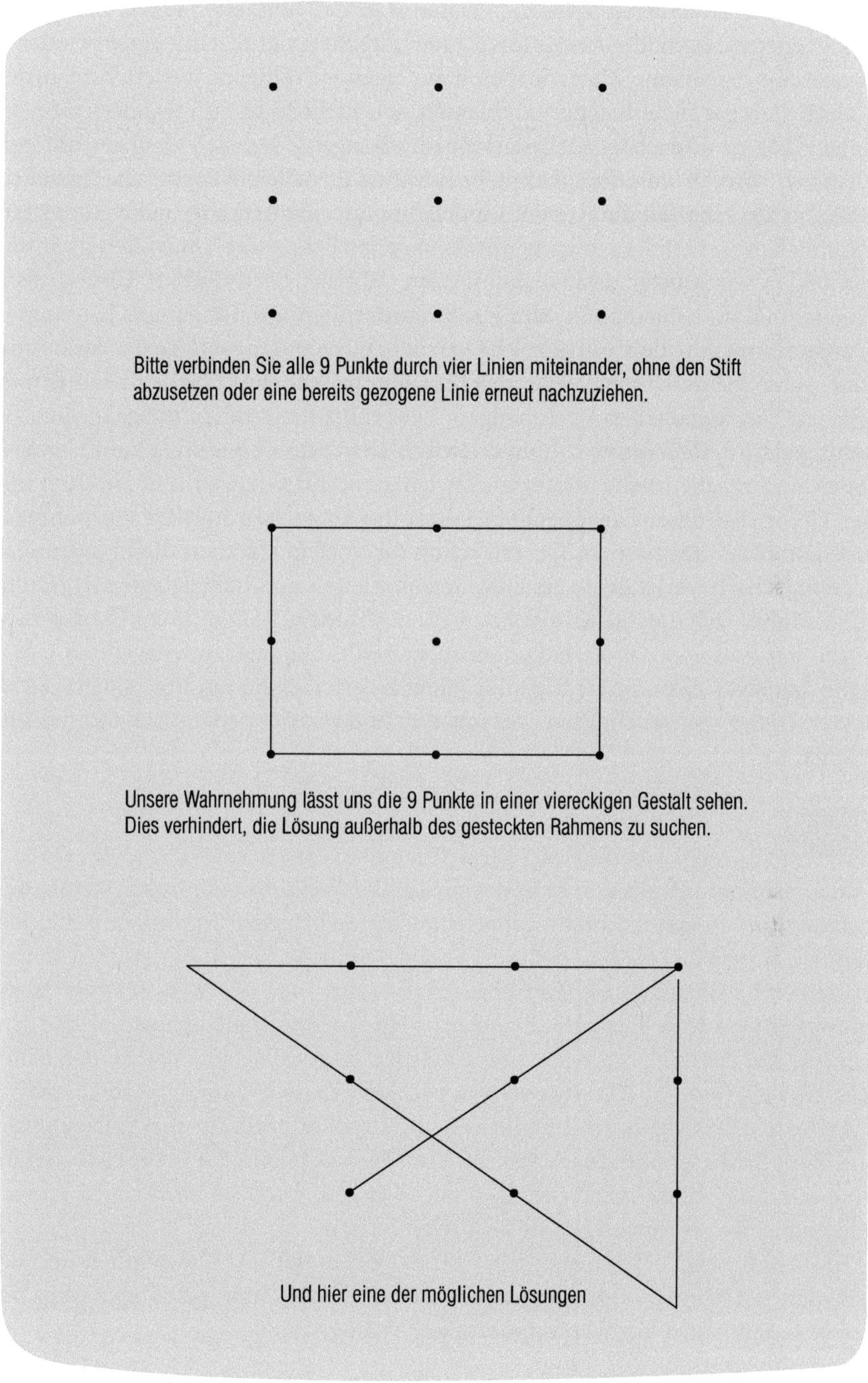

Abbildung 1.1 Die 9-Punkte-Übung (nach Kabat-Zinn, 2013)

in Beziehungen zu anderen Menschen lassen sich Gewohnheiten erkennen. Wir sind vielleicht eher zurückhaltend oder forsch, wir brauchen viel Zeit mit anderen oder verbringen mehr Zeit alleine. Und wie wir oft aus eigener Erfahrung wissen, sind uns viele Gewohnheiten gar nicht bewusst und lassen sich nicht so leicht verändern oder ganz aufgeben. Verwunderlich ist auch, dass an Handlungen oder auch Denkgewohnheiten festgehalten wird, obwohl sie nicht mehr funktional, vielleicht sogar schädigend sind. Gewohnheiten schaffen eine Art Komfortzone, die schützt, aber auch Entwicklung blockieren kann. Auch im Umgang mit dem Verletzlichen und Leidvollen in unserem Leben bilden wir Muster und Gewohnheiten. Wie bei der 9-Punkte-Übung stecken wir manchmal im Umgang mit dem Herausfordernden fest, fühlen uns begrenzt und sind sogar blind für die Grenzen. Wir versuchen, dem Schwierigen zu entkommen, lenken uns ab, betäuben uns, wir versuchen, durch Grübeln Ursachen zu finden oder möglichen Unwägbarkeiten vorzubeugen. Dies führt nicht selten in Sackgassen. Veränderungen und Weiterentwicklung erfordern aber eine Zuwendung zum Herausfordernden und machen neue Strategien im Umgang mit Grenzen und Ängsten nötig. Unser Gehirn ist darauf ausgerichtet, Lustvolles zu suchen und Unangenehmes zu vermeiden. Dabei reagiert das Gehirn schon im Vorfeld stark auf die Erwartung von Positivem, schafft Verlangen, verstärkt Gewohnheiten und hält sie aufrecht (Duhigg, 2012). Es lohnt sich, bei Gewohnheiten herauszufinden, was zu ihrem Entstehen beigetragen hat und was das Verhalten aufrechterhält. Die zugrundeliegenden Gefühle und die dahinterstehenden Bedürfnisse gilt es zu erforschen, um sich bewusst zu werden, was wirklich gebraucht wird, was schädigt und was der persönlichen Entwicklung zuträglich ist.

Beispiel

Frau H. ist Psychologin und befindet sich in der Weiterbildung zur Systemischen Therapeutin. In der ausbildungsbegleitenden Selbsterfahrung erkennt sie, wie stark sie sich über Leistung definiert und persönliche Belastungsgrenzen immer wieder vernachlässigt und überschreitet. Es wird Frau H. bewusst, dass es ihr schwerfällt, positive Gewohnheiten zur Selbstfürsorge aufzubauen. Außerdem bemerkt sie, dass sie eine, wie sie sagt, »lästige Angewohnheit« hat, an den Kühlschrank zu gehen und Kleinigkeiten zu naschen, wenn sie von der Arbeit kommt. Sie erforscht das eigentliche Bedürfnis und erkennt, dass sie sich Entspannung und Ruhe in dieser Situation wünscht. Frau H. beschließt, die in der Selbsterfahrung erlernten Achtsamkeitsübungen anzuwenden, wenn sie nach Hause kommt und meldet sich für einen MBSR-8-Wochenkurs an.

In diesem Beispiel wird deutlich, dass das Erkunden der Gewohnheit und das Sich-bewusst-Werden der zugrundeliegenden Bedürfnisse ein Verständnis für sich und dann auch Verhaltensänderungen ermöglicht.

Das Gehirn ist ein hungriges, gieriges Gehirn, das ständig auf der Suche ist nach Reizen und Belohnung und dabei nicht unterscheiden kann, ob die kurzfristige Belohnung, der wir hinterherjagen, sich auch langfristig wirklich gesundheitsfördernd und wohltuend auswirkt. Die Tendenz des Gehirns, Unlustgefühle zu vermeiden und vor unangenehmen Erfahrungen zu schützen, führt manchmal zu Strategien, die das Leiden vergrößern.

Das menschliche Gehirn ermöglicht uns fantastische Entwürfe, Zukunftsplanung und kreatives Denken, Sprache und Kommunikation. Und es steht in einem wechselseitigen, permanenten Zusammenspiel mit dem Körper. Das Gehirn ist aber auch erheblich daran beteiligt, wie wir Menschen an psychischem und körperlichem Schmerz leiden. Hier sollen einige Tendenzen des Gehirns zusammengefasst werden, die das Leiden verstärken (in Anlehnung an Hanson & Mendius, 2010; Duhigg, 2012).

Gewohnheiten des Gehirns

- Negatives wird gut erinnert, das Gehirn zieht Negatives an wie ein Magnet.
- Das Gehirn wirkt wie eine Teflonbeschichtung für das Gute.
- Durch Wiederholung werden Abläufe automatisiert, auch schädigende.
- Durch automatisierte Gewohnheiten geht Bewusstheit verloren.
- Der wandernde Geist, das ständige Denken macht eher unglücklich als glücklich.
- Das gierige Belohnungszentrum sucht das, was sich positiv und lustvoll anfühlt, unabhängig davon, welche langfristigen Konsequenzen es hat.
- Schon die alleinige Erwartung des Lustvollen kann die Wiederholung in Gang setzen.
- Das Bedrohungssystem macht auf Bedrohung aufmerksam, auch wenn sie nur gedanklich konstruiert und vorgestellt ist.
- Das Gehirn sucht nach Beständigkeit und versucht Stabilität zu erzeugen, obwohl die Erfahrung ständig im Wandeln ist.
- Das Vermeiden von Unangenehmem verstärkt das Unangenehme.

Diese mentalen Gewohnheiten spielen bei der Entstehung und Aufrechterhaltung von Ängsten und Depressionen eine wichtige Rolle. Diese Tendenzen des Gehirns kennenzulernen und zu verstehen, ermöglicht, besser mit ihnen umzugehen. Es wird auch deutlich, dass es nicht persönliches Versagen ist, z. B. anfällig für Sucht oder vulnerabel für Depressionen oder Angst zu sein, sondern eine menschliche Möglichkeit. Die Arbeit mit Gewohnheiten erscheint vielleicht auf den ersten Blick etwas oberflächlich oder nur verhaltensorientiert, verknüpft mit biografischer Arbeit und der Erkundung der zugrundeliegenden Bedürfnisse entsteht aber ein heilsames, vertieftes, wirksames Vorgehen. Wie wir sehen werden, helfen achtsamkeitsbasierte Verfahren, destruktive Gewohnheiten zu erkunden und ermutigen neue, heilsame Gewohnheiten aufzubauen. In der Psychotherapie und auch in Achtsamkeitskursen erzähle ich oft folgende Geschichte, die verdeutlicht, dass wir immer wieder unterscheiden und wählen können, welchen inneren Tendenzen und Seiten wir folgen.

Geschichte

Eines Abends erzählte eine alte Cherokee-Indianerin ihrer Enkeltochter am Lagerfeuer eine Geschichte. Sie sagte: »Meine liebe Enkelin, in jedem Menschen wohnen zwei Wölfe, die miteinander kämpfen. Einer ist ziemlich negativ. Er ist voller Zorn, Angst, Sorgen, Gier und Selbstmitleid. Der andere Wolf ist positiv gestimmt. Er ist erfüllt von Freude, Frieden, Liebe, Heiterkeit und Hoffnung.«

Die Enkelin dachte einige Zeit über die Worte ihrer Großmutter nach und fragte dann: »Welcher der beiden Wölfe gewinnt?« Die weise alte Indianerin antwortete: »Es gewinnt der, den du fütterst.«

In der Psychotherapie ist es sinnvoll, schädigende Gewohnheiten und Muster zu erkunden und deren Wirkungen zu verstehen. Sich den zugrundeliegenden Themen und Bedürfnissen zuzuwenden, ermöglicht, destruktive Muster zu begrenzen oder auch aufzugeben und neue, nährendere Gewohnheiten aufzubauen. Achtsamkeitsbasierte Verfahren nutzen buddhistische Grundkonzepte und Methoden. Das buddhistische Lehr- und Praxisgebäude stellt, wie im nächsten Abschnitt erläutert, einen Weg für den Umgang mit Leid und leidverstärkenden Geistesgewohnheiten zur Verfügung.

1.3 Buddhistische Wurzeln – Geistesgewohnheiten erkunden und schulen

So wie es unterschiedliche psychotherapeutische Schulen gibt mit spezifischen Ansätzen zur Entstehung, Aufrechterhaltung und Veränderung psychischen Leidens, so gibt es auch nicht *den* Buddhismus, sondern unterschiedliche buddhistische Traditionen (vgl. Allmen, 2007). Der buddhistische Pfad zielt dabei nicht auf Gesundheit oder eigenes, individuelles Wohlergehen ab, sondern stellt eine fundierte Geistes- und Herzensschulung zur Verfügung, die dem Erlangen von Weisheit und Mitgefühl und letztlich der Freiheit dient. Das Leben in Gemeinschaft und ethisches Handeln sind Teil dieses Übungspfades. Ziel ist das Erkennen von leidhaften Verstrickungen, das Kultivieren von heilsamen Zuständen und die Befreiung aus dem leidvollen Lebenskreislauf. Die grundlegenden vier edlen Wahrheiten gelten als Zusammenfassung des Buddhismus.

> »Sacca, Wahrheit: Die vier edlen Wahrheiten (ariya-sacca) sind der kürzeste Ausdruck für die gesamten Lehren des Buddhismus, sodass sämtliche in den drei buddhistischen Sammlungen niedergelegten Lehren in ihnen eingeschlossen sind, nämlich: Die Wahrheit vom Leiden, von der Leidensentstehung, von der Leidenserlöschung und dem zur Leidenserlöschung führenden Achtfachen Pfad.« (Nyanatiloka, 1999, S. 186)

Stephen Batchelor (2017a, 2017b), der einen säkularen Buddhismus vertritt, beschreibt die vier Wahrheiten als vier Aufgaben und fasst sie in dem Akronym ELSA zusammen:

- ▶ Embrace: das Leiden erkennen und umarmen
- ▶ Let go: Loslassen der leidverstärkenden Reaktivität von Anhaftung und Aversion
- ▶ Stop: das Aufhören des Leidens erfahren
- ▶ Act: ohne die leidverstärkende Reaktivität handeln

Das Leiden muss zunächst erkannt werden. Als unheilsame Wurzelkräfte gelten Gier, Hass und Verblendung. Die heilsamen Bedingungen sind Selbstlosigkeit und Großzügigkeit, Güte und Weisheit (Kolk, 2016). Um das eine vom anderen unterscheiden zu können, braucht es eine klare Urteilskraft. Das Kultivieren von Achtsamkeit stärkt dieses klarere Erkennen und schafft die Voraussetzung dafür, Leidhaftes zu begrenzen und Heilsames zu fördern. Die Fähigkeit und Kraft der Achtsamkeit geht dabei weit über das Ausrichten der Aufmerksamkeit hinaus. Sie wird als rechte Achtsamkeit beschrieben, die immer mit allen heilsamen Geistesqualitäten verbunden ist. Die Kraft der Achtsamkeit ist eine Geistesgegenwart, die sich auf die körperlichen, gefühlsmäßigen und geistigen Aspekte der Erfahrung ausrichtet. Dieser Erfahrungsbezug ist unabdingbar, es geht nicht um ein rein kognitives Verstehen, sondern um »erkanntes Erleben« (Kolk, 2016, S.23). Ich würde es vielleicht noch prozesshafter als erkennendes Erleben oder auch ein erlebendes Erkennen fassen. Deshalb ist das unmittelbare und gleichzeitig bewusste Erfahren in der Meditation so wichtig. Die Beruhigung des Geistes schafft dafür eine gute stabile Basis, auf der Erkennen möglich wird. So wie es der thailändische Meditationsmeister Ajahn Cha, der ein Waldkloster leitete und viele westliche Meditationslehrer inspirierte, in einem Gedicht ausdrückt.

> Sei achtsam und lass den Dingen ihren natürlichen Lauf.
> Dann wird dein Geist still in jeder Umgebung, wie ein klarer Teich im Wald.
> Allerlei wundersame und seltene Tiere werden zum Trinken an den See kommen
> und alles wird klar erkennbar sein.
> (Ajahn Chah, in Kornfied et al., 2012, S. 8)

Er verweist auf die zulassende, akzeptierende Kraft der Achtsamkeit. Durch Achtsamkeit und Akzeptanz kann sich der Geist beruhigen und Erkennen wird möglich.

Samatha- und Vipassanameditation

Zwei Formen der Meditation wirken bei der Schulung von Achtsamkeit zusammen: die Samathameditation und die Vipassanameditation. Das Wort Samatha steht für Ruhe. Die Samathameditation kultiviert eine Beruhigung und Zentrierung des Geistes. Diese Beruhigung gelingt durch die Fokussierung auf ein Meditationsobjekt, z.B. den Atem oder eine Kerzenflamme. Die Aufmerksamkeit wird wie in einem kraftvollen Lichtstrahl gebündelt und immer wieder zum Meditationsobjekt zurückgebracht. Der Geist wandert natürlich weg zu Gedanken, Planungen oder Erinnerungen. Doch es ist Teil des Übens, dieses Abdriften zu bemerken und die Aufmerksamkeit immer wieder geduldig zum Meditationsobjekt zurück zu bringen. Dadurch stabilisiert und beruhigt sich die Aufmerksamkeit. Diese Geistesruhe ist grundlegend für Vipassana, die Erforschung und Erkundung des Geistes. Vipassana heißt Einsicht und meint die erforschende Qualität der Meditation, die Einsichten und Erkenntnisse erst möglich macht. Es braucht also zunächst eine Beruhigung des Geistes, Zentrierung, um den eigenen Geist beobachten und Muster und Reaktivität erkennen zu können. Das achtsame Erkunden in der Vipassanameditation kann sich auf die Körperempfindungen richten. Auch innere, gefühlsmäßige Zustände und Geistesqualitäten werden in der Meditation erkundet. Ziel ist nicht die Veränderung der Inhalte oder der Erfahrung. Vielmehr geht es um das Erkennen des Geistes selbst und die Schulung des Geistes. Es wird aus buddhistischer Sicht davon ausgegangen, dass jeder Reiz, wenn er auf ein Sinnesorgan trifft, eine neutrale, angenehme oder unangenehme Gefühlstönung entstehen lässt. Dies wird Vedana genannt und oft mit Gefühlstönung übersetzt, meint aber nicht psychologische Gefühle. Gewohnheitsmäßig reagieren wir wahrscheinlich auf den Reiz, den wir als angenehm empfinden, mit einer Annäherungsbewegung und dem Wunsch, mehr davon haben oder ihn festhalten zu wollen. Auf den Reiz, den wir als unangenehm empfinden, reagieren wir mit Zurückweichen und Ablehnung. Auf den als neutral wahrgenommenen Reiz reagieren wir vielleicht gar nicht, weil wir ihn übersehen. Die Qualitäten von angenehm, unangenehm und neutral wohnen aber nicht den Reizen selbst inne, sondern geschehen im Kontakt des Reizes mit den Sinneskanälen oder dem Geist und dann findet eine Reaktion aufgrund geistiger Gewohnheiten statt. Diese automatischen Reaktionen werden auch bei inneren Reizen, Körpergefühlen und Gedanken ausgelöst. Meditation hilft, die eigene Reaktivität zu bemerken und nicht gleich aus ihr heraus zu handeln, sondern ein weises und mitfühlendes Verhalten wählen zu können. Das Gleichnis vom Pfeil veranschaulicht den Unterschied zwischen einem ungeschulten und einem weisen Umgang mit der eigenen Reaktivität.

Geschichte

Das Gleichnis vom Pfeil

»Ein unkundiger Weltling, ihr Mönche, erfährt ein angenehmes Gefühl, erfährt ein schmerzliches Gefühl oder erfährt ein neutrales Gefühl. Ein kundiger, edler Jünger erfährt ebenso angenehme, unangenehme oder neutrale Gefühle. Was ist nun der Unterschied, die Verschiedenheit …?

Wenn ein unkundiger Weltling von einem schmerzlichen Gefühl getroffen wird, macht er sich Sorgen, grämt sich, jammert, schlägt sich die Brust, trauert und ist verzweifelt. Er erfährt demnach zwei Arten von Gefühlen, ein körperliches und ein geistiges Gefühl. Es ist, wie wenn ein Mann von einem Pfeil verwundet wird und nach dieser Verwundung sogleich von einem zweiten Pfeil. … Wenn aber ein kundiger, edler Jüngling von einem schmerzhaften Gefühl getroffen wird, so macht er sich weder Sorgen, noch grämt er sich; er jammert nicht, schlägt sich nicht auf die Brust, noch ist er verzweifelt. Es ist ein einziges Gefühl, das er erfährt: ein körperliches Gefühl jedoch kein geistiges. … Wenn er ein angenehmes, ein unangenehmes oder ein neutrales Gefühl erfährt, so empfindet er es als ein davon Ungefesselter.« (Nyanaponika, 2008, S.129).

Der geschulte Mensch verstrickt sich nicht in die geistige Reaktion, die dem unmittelbaren Erleben folgt und vergrößert das Leiden so nicht. Der erste Pfeil des Leidens ist im Leben unvermeidbar, der zweite Pfeil ist optional. In der Vipassanameditation geht es darum, die Natur aller Dinge zu sehen und deren drei Daseinsmerkmale klar zu erkennen (Kolk, 2016). Das erste Daseinsmerkmal ist der ständige Wandel. Nichts bleibt wie es ist, die Gedanken, Gefühle, Körperempfindungen sind in einem ständigen Fluss, der in der Meditation erfahrbar wird. Das zweite Daseinsmerkmal ist das Leiden, das aus dieser Vergänglichkeit und dem ständigen Wandel entsteht, wenn der Geist an einer Erfahrung festhält, sie ablehnt und die Unbeständigkeit nicht akzeptieren möchte. Das dritte Daseinsmerkmal ist die Selbstlosigkeit und Leerheit, nichts besteht aus sich selbst heraus. Durch das Erforschen und Erfahren dieser Merkmale in der Meditation entsteht die Basis, leidhafte Verstrickungen erkennen und sich daraus befreien zu können. Hier spielt auch der Weisheitsaspekt, die Stärkung der eigenen inneren Urteilskraft eine wichtige Rolle. Ruhe und Einsicht, Samatha- und Vipassanameditation bauen aufeinander auf, stärken und unterstützen sich wechselseitig und gehören auf dem Weg zu Weisheit und innerer Freiheit zusammen. Der Geist wird oft verglichen mit Wasser, das getrübt, schlammig ist. Durch die Samathameditation entsteht die Ruhe, sodass der Schlamm, die Trübung sinken kann und es möglich wird, zu sehen, was im Geist vor sich geht (Vipassana). Das nachfolgende Gedicht betont die innere Haltung der Geduld und verweist darauf, dass das Warten zu einem Klärungsprozess beiträgt und in ein heilsames Handeln mündet.

> Hast Du die Geduld zu warten,
> bis der Schlamm sich gesetzt hat,
> und das Wasser klar ist?
> Kannst du unbewegt verweilen,
> bis die rechte Handlung von selbst auftaucht?
> (Laotse, Tao Te-King, aus *Das große Buch der Achtsamkeit*, Huth, 2018)

Auf dem buddhistischen Weg, auch als achtfacher Pfad beschrieben, ist die rechte Achtsamkeit nur ein Aspekt. Die weiteren sieben Bereiche sind: rechte Erkenntnis, rechte Absicht, rechte Rede, rechtes Tun, rechter Lebenserwerb und rechte Anstrengung. Hier kann vielleicht schon das Spannungsfeld geahnt werden, wenn man nur versucht, den Aspekt der Achtsamkeit aus diesem Gesamtzusammenspiel herauszulösen. Die Absicht, die Intention und die inneren Haltungen sind entscheidend und lassen sich durch Meditation kultivieren. Qualitäten, die Achtsamkeit stärken, sind beispielsweise Geduld, Interesse und Freundlichkeit. Zur Entwicklung von Freundlichkeit und Mitgefühl ist die Mettameditation hilfreich, die hier nur kurz und im Kapitel 5 dann ausführlich beschrieben werden soll.

Innere heilsame Haltungen und Mettameditation

Durch Achtsamkeit und Erkenntnis wird es möglich, schädigende, leidverstärkende Gewohnheiten zu erkennen. Dabei wird die Achtsamkeit durch verschiedene innere Haltungen gestärkt. Ruhe, Gelassenheit und Sammlung sind beruhigende Qualitäten und fördern den zentrierenden Aspekt der Meditation (Samatha). Neugier, Interesse und rechtes Bemühen helfen uns, die Erfahrungen zu erforschen, wach in der Meditation zu sein und offen für die Erfahrungen (Vipassana). Es ist nicht nur wichtig zu wissen, welche Meditation ich übe und eine Klarheit der Methode zu haben, sondern auch zu beachten, mit welcher inneren Haltung ich übe und wie sich positive innere Haltungen kultivieren lassen. Die Qualität der Freundlichkeit ist hierbei grundlegend und kann in der Mettameditation geschult werden. Das Pali Wort Metta wird mit »sanft« und »freundlich« übersetzt. Die Mettameditation stärkt die positive, freundliche innere Ausrichtung und fördert Wohlwollen, Mitgefühl, Mitfreude und Gelassenheit für sich und andere. Jedoch ist die Mettameditation keine Wohlfühl- und Wellnesspraxis oder eine Selbstbespiegelung, sondern eine bewusste Geistes- und Herzensschulung, die das Mitfühlen und die Verbundenheit mit allen Lebewesen stärkt, und in Zusammenhang mit der Entwicklung von Weisheit gesehen werden muss. Im Buddhismus wird immer wieder auf die Bedeutung der Sangha, der Gemeinschaft, hingewiesen. Die Verbindung mit anderen Gleichgesinnten hilft, den Weg mit anderen zu beschreiten, sich verbunden zu fühlen mit Menschen, die bereits den buddhistischen Weg gegangen sind oder gehen. Häufig entsteht Leid aus dem Gefühl der Isolation und Unverbundenheit. In der Meditation ist es möglich, dieses Sich-getrennt-Fühlen als Illusion zu erkennen. Die Beherztheit, sich der Erfahrung und auch dem schmerzhaften Erleben zuzuwenden, verbindet wieder mit dem Körper und dem unmittelbaren Geschehen und bietet damit den Ausstieg aus mentalen Konstrukten. Der buddhistische Weg, auch wenn klar umschrieben mit Anleitungen für Meditation und Verhalten, ist ein emanzipatorischer Weg. Es geht nicht darum, Dogmen zu folgen, sondern einen eigenen Entwicklungspfad zu beschreiten und Verantwortung für das eigene Denken, Fühlen und Handeln zu übernehmen. Dieser Weg versteht sich als Entwicklung, die aus egoistischen Motiven und Verstrickungen herausführt, und zum eigenen Wohl und dem Wohl aller Wesen beiträgt.

1.4 Achtsamkeitsschulung und Meditation in der Psychotherapie

»Zwischen Stimulus und Reaktion gibt es einen Raum.
Hier haben wir die Freiheit und die Macht, unsere Reaktion zu wählen.
In unserer Reaktion liegen unser Wachstum und unsere Freiheit.«
(Viktor Frankl)

Psychotherapeutische Verfahren, die sich auf buddhistische Konzepte und Methoden beziehen, wählen oft nur Teile des Lehrgebäudes aus und wenden diese Aspekte in einem ganz anderen Feld an. Daraus entstehen Missverständnisse und Spannungsmomente. Wir wollen in diesem Abschnitt beleuchten, wie Achtsamkeit als Konzept psychologisch gefasst werden kann und was Achtsamkeit im Umgang mit schmerzhaften Erfahrungen und der inneren Reaktivität bewirken kann. Wohl wissend, dass wir die psychologische Brille aufsetzen, die nicht alles sieht und aus einer speziellen Perspektive schaut (Harrer & Weiss, 2016). Achtsamkeit beinhaltet eine bewusste, intentionale Aufmerksamkeitslenkung. Die Aufmerksamkeit kann absichtsvoll zu Aspekten der

Erfahrung gelenkt werden, z.B. zum Atem oder zu Körperempfindungen beim Body Scan. Wie schon benannt, geht es dabei um das unmittelbare Erleben, das ein Spüren, Wahrnehmen und Erkennen mit einschließt. Das Einnehmen einer beobachtenden Perspektive, die nicht vom Fühlen abgeschnitten ist, ermöglicht es, die eigene Reaktivität zu erkennen und nicht aus ihr heraus zu handeln. Wichtig erscheint mir, dass es zunächst um das Erkennen und Verstehen der Reaktivität geht, nicht um deren Unterdrückung. Achtsamkeit ist also das Bemerken, was geschieht, während es geschieht. Dabei sind innere Haltungen von Akzeptanz, Geduld, Forschergeist und Freundlichkeit hilfreich, sie unterstützen die Achtsamkeit. Oft wird das Nichtbewerten als Qualität stark herausgestellt und dies führt manchmal zur Verwirrung. Achtsamkeit ist verbunden mit Akzeptanz und der Fähigkeit, die Erfahrung so sein zu lassen, wie sie sich in der unmittelbaren Gegenwart zeigt. Somit ist es hilfreich, zu bemerken, wenn wir und dass wir werten. Entscheidend ist aber die Urteilskraft, die es ermöglicht, zu erkennen, wohin die Beurteilung führt. Urteilskraft ist eine unterscheidende Kraft, die heilsame von schädigenden Wirkungen differenzieren kann. Aus dieser bewussten Wahrnehmung kann dann ein bewusstes Handeln entstehen. Achtsamkeit sollte in ein komplexeres Lehr- und Praxisgebäude eingebettet und nicht nur auf den Umgang mit Aufmerksamkeit reduziert werden. Das Üben von Achtsamkeit vergrößert den Raum zwischen Reiz und Reaktion. Dadurch entsteht ein Fühl- und Erkenntnisraum. Ein Raum der Wahlmöglichkeiten für ein bewusstes Antworten wird eröffnet. Vielleicht können auch Abbildungen zur Veranschaulichung helfen. Karin Kudrupp hat in einer Weiterbildung ein ähnliches Bild skizziert, wie es die Abbildung 1.2 zeigt. Die Achtsamkeit ermöglicht es, den Raum zwischen Reiz und Reaktion zu erweitern und damit Raum für Fühlen und Wahrnehmen zu ermöglichen. Statt einem impulsiven Reagieren kann ein bewusstes Antworten erfolgen.

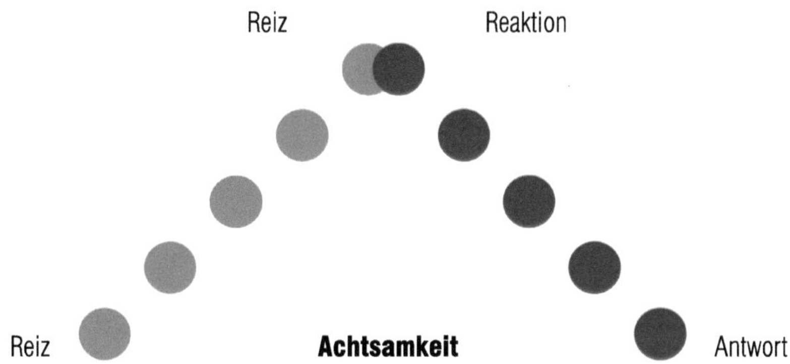

Abbildung 1.2 Achtsamkeit vergrößert den Raum zwischen Reiz und Reaktion

Wir haben ja auch bereits gesehen, dass impulsives, unbewusstes Handeln sich durch Wiederholung zu Mustern und Gewohnheiten verfestigen kann. Das Bild der Gewohnheitsautobahn soll verdeutlichen, dass aus der Reaktivität ein sehr schnelles Verhalten entstehen kann. Achtsamkeit ermöglicht, die Auffahrt auf eine Gewohnheitsautobahn zu bemerken, manchmal ist es sogar möglich, bildlich gesprochen, an eine Autobahnraststätte zu fahren oder eine Abfahrt zu nehmen. Wenn die Reize mit Achtsamkeit bewusst wahrgenommen werden können, kann ein freundliches und neugieriges Erforschen der Erfahrung erfolgen. Es entsteht ein Raum, der bewusste Wahlmöglichkeiten erlaubt und in heilsames Handeln münden kann. Statt einer schnellen Gewohnheitsautobahn kann so ein bewusster, achtsamer Weg entstehen. Abbildung 1.3 zeigt, dass auf unangenehme, neutrale und angenehme Reize reaktiv und schnell oder bewusster geantwortet werden kann. Die unterschiedlichen Wege einer unbewussten Gewohnheitsautobahn, die möglicherweise in selbstschädigendes Verhalten und eine Sackgasse führt, und eines bewussten Weges, der sich langsam entwickeln und in bewusstes, heilsames Handeln münden kann.

Grundhaltungen, Konzepte und Methoden der achtsamen Geistes- und Herzensschulung haben in den letzten Jahren verstärkt Eingang in die Psychotherapie gefunden. Ohne die menschliche Basiskompetenz der Achtsamkeit ist Psychotherapie gar nicht denkbar. Sie ist implizit immer vorhanden und kann durch spezifische Ansätze gezielt geübt und vermittelt werden. Gleichzeitig entstehen durch das Herauslösen von Ideen und Methoden aus einem Buddhistischen Kontext in ein psychotherapeutisches Feld auch Reibungspunkte, Fragen und Kontroversen. Ich möchte hier nur einige Aspekte benennen. Im Buddhismus geht es um die Befreiung vom Selbst und um die Erkenntnis, dass gar kein unabhängiges Selbst besteht. Im psychotherapeutischen Kontext ist die Stabilisierung des Selbst, das Erkennen und Beschreiben der eigenen Person, der eigenen Identität wichtig. Oft muss psychische Sicherheit, Struktur gekräftigt und gefördert werden. Gleichzeitig wird in der Psychotherapie auch Konfrontation und Infragestellen von Mustern und Gewohnheiten notwendig, weil sie schädigen, einengen und eine Entwicklung behindern. Das Ziel ist aber nicht so radikal gedacht wie im Buddhismus und wird mit anderen Mitteln zu erreichen gesucht, z. B. systemische verstörende Fragen, provokative Strategien, Konfrontationstraining. Auch buddhistische Geschichten und Methoden sind hier für die Psychotherapie reizvoll, weil sie die Lockerung des Selbst fördern. Es wird immer wieder diskutiert, wie viel psychische Stabilität und Gesundheit nötig ist, um zu meditieren. Menschen, die psychische Schwierigkeiten haben, fühlen sich manchmal von Meditation angezogen und vermeiden damit auch eine Gesundung und Entwicklung, möglicherweise schaden sie sich sogar. Hier braucht es in buddhistischen Zentren und auch im psychotherapeutischen Feld ein kritisches Hinschauen und Beratung der Übenden. Der buddhistische Weg ist ein Prozess, in dem der Weg das Ziel ist und als lebenslange Entwicklung begriffen wird. Dabei geht es sehr viel um Nicht-Wollen, Nicht-Wissen und Loslassen. In der Psychotherapie ist der Kontext ein anderer, therapeutische Ziele werden vereinbart und müssen auch in einem begrenzten Zeitraum angegangen werden. Gleichzeitig kann Psychotherapie als eine Kunst gesehen werden, als ein Prozess, in dem auch Vertrauen in das Geschehen neben zielorientiertem Handeln wichtig ist. Meditation und buddhistisches Gedankengut können hier bereichernd sein. Diese Spannungsfelder gilt es im Hinterkopf zu behalten, wenn wir uns psychotherapeutische Ansätze anschauen,

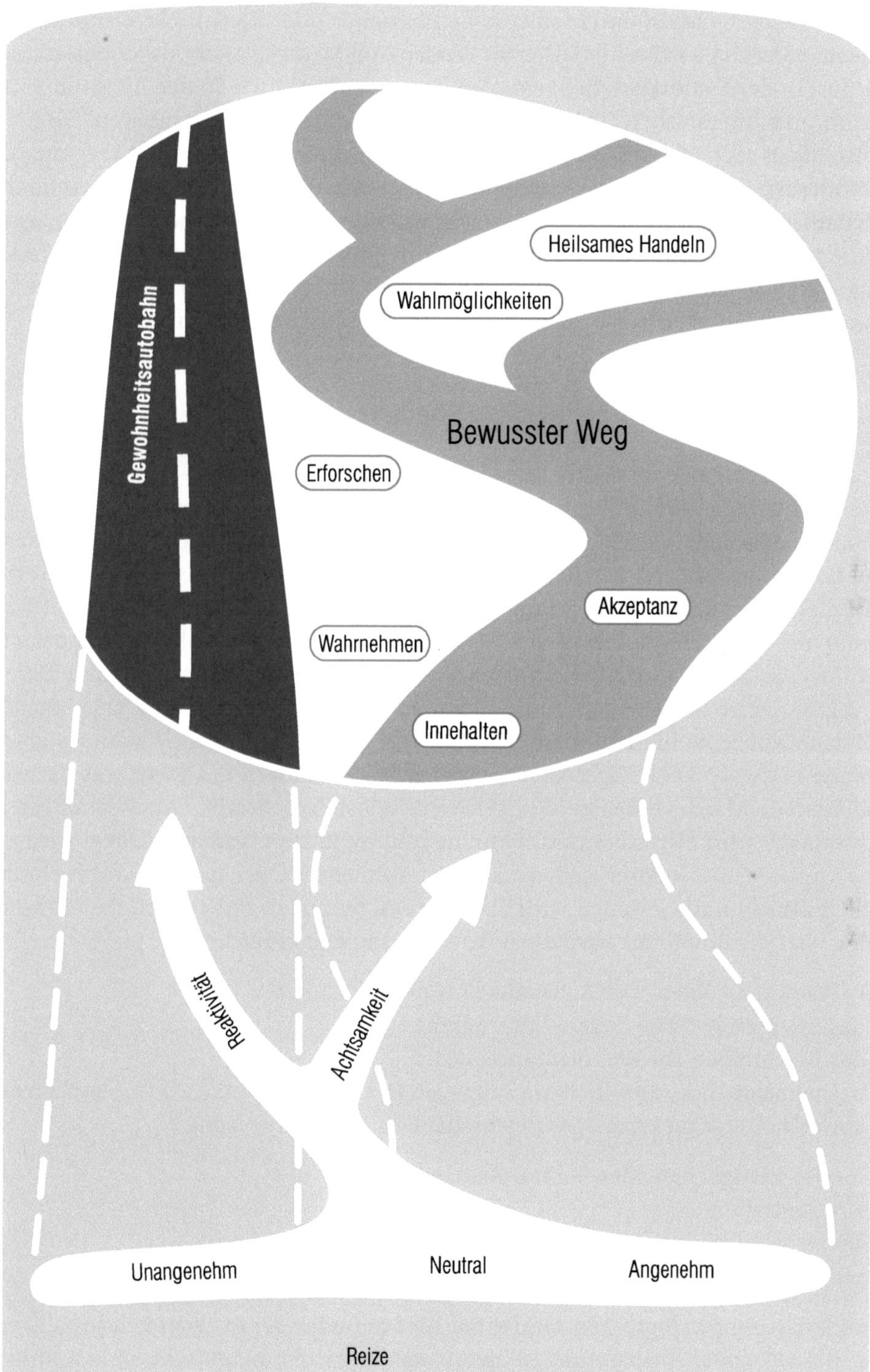

Abbildung 1.3 Gewohnheitsautobahn versus bewusster Weg

die buddhistische Ideen und Meditation einbeziehen oder auch direkt vermitteln. Die Implementierung von buddhistischem Wissen und Methodik sieht dabei unterschiedlich aus. In der Dialektisch Behavioralen Therapie (DBT) wie in der Akzeptanz- und Commitmenttherapie (ACT) ist die Achtsamkeit ein Aspekt unter anderen. DBT sieht Achtsamkeit als wichtiges Basiskonzept und betont die Balance von Akzeptanz und Veränderung. ACT beispielsweise betont außerdem die Bedeutung der psychischen Flexibilität und der Auflockerung von Selbstkonzepten. Während die Compassion focused therapy (CFT) sich besonders auf die Entwicklung von Selbstmitgefühl und Mitgefühl bezieht. In einem zusammenfassenden Überblick sollen diese Ansätze vorgestellt werden und Impulse für das eigene therapeutische Arbeiten geben.

1.4.1 DBT – Dialektisch-behaviorale Therapie

Die Dialektisch-behaviorale Therapie (DBT) wurde in den 1980er-Jahren von Marsha Linehan für Menschen mit einer Borderline-Persönlichkeitsstörung entwickelt. Die erhöhte emotionale Verletzbarkeit und die Schwierigkeit, Emotionen zu regulieren, sind für die Betroffenen sehr leidvoll (Stiglmair, 2017). Deshalb ist die Verbesserung der Emotionsregulation das vorrangige Ziel in der DBT. Das Konzept ist modular aufgebaut und enthält Module zu den Themen Skillstraining, Stresstoleranz, Umgang mit Gefühlen, Selbstwert, soziale Kompetenzen und Achtsamkeit. Im ambulanten Bereich wird DBT meist als Gruppentraining kombiniert mit Einzelsitzungen angeboten. Es gibt auch Konzepte für stationäre Settings. Das Modul Achtsamkeit kann als grundlegende Basis der DBT angesehen werden und bezieht sich auf Ideen aus dem Zen Buddhismus. Marsha Linehan ist mittlerweile selbst Zenlehrerin. Durch Übungen der Achtsamkeit wird die Selbstwahrnehmung und -regulation geschult. Dabei wird zwischen innerer und äußerer Achtsamkeit unterschieden. Die bewusste Wahrnehmung von Gedanken und Gefühlen wird als innere Achtsamkeit bezeichnet, die Wahrnehmung über die fünf Sinne wird als äußere Achtsamkeit bezeichnet.

Als »Was-Fertigkeiten« der Achtsamkeit werden formuliert:

- das Erlernen von bewusstem Wahrnehmen
- das Beschreiben des Wahrgenommenen
- das teilnehmende, unmittelbare Aufgehen in einer Tätigkeit (z. B. Tee kochen oder abwaschen) bei gleichzeitiger Bewusstheit und Selbststeuerung

Die »Wie-Fertigkeiten« der Achtsamkeit beinhalten:

- Konzentration
- Verzicht auf Bewertungen
- wirkungsvolles Handeln

Je nach innerem Spannungszustand sollen die Methoden der Achtsamkeit gewählt werden. Bei geringerer Anspannung ist die Anwendung von innerer Achtsamkeit sinnvoll, bei einem höheren Anspannungsniveau ist die Anwendung der äußeren Achtsamkeit empfehlenswert. Die Achtsamkeitsübungen im DBT sind kurz und erfordern nicht unbedingt ein Schließen der Augen. Damit werden die Übenden vor einer emotionalen Überflutung geschützt. Das innere Zusammenspiel von Gedanken und Gefühlen kann langsam und dosiert erkundet werden. Mit zunehmender Sicherheit und Erfahrung kann das Surfbrett der Emotionen bestiegen werden. Das achtsame Surfen auf der Welle von herausfordernden Emotionen braucht Balance und Selbstregulation. Es gilt, dem Suchtdruck und dem Druck, impulsiv selbstschädigend zu handeln, nicht nachzugeben. Aus der Akzeptanz entstehen Möglichkeiten für Veränderung und ein bewussteres, gesünderes Handeln. Eine dynamische Balance von Akzeptanz- und Veränderungsstrategien zeigt sich im Bild der Waage in Abbildung 1.4. Die Waagschalen müssen nicht immer ausgewogen sein, sondern je nach Situation und zu bewältigender Aufgabe gilt es, das Verhältnis von Akzeptanz und Veränderung flexibel auszuloten.

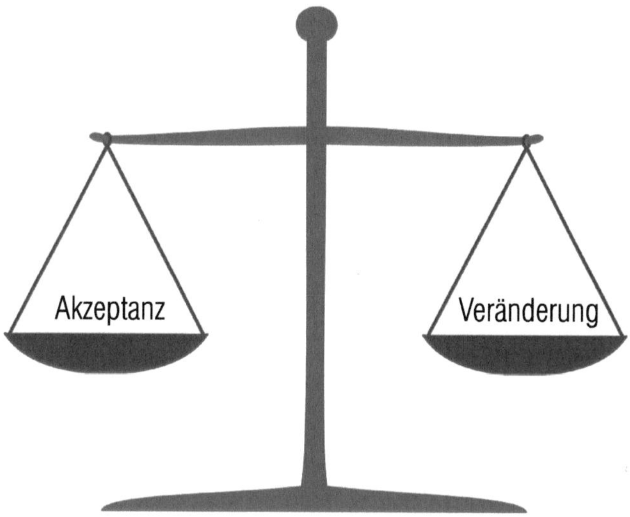

Abbildung 1.4 Die Balance von Akzeptanz und Veränderung

Die Methoden der Achtsamkeit können unabhängig von den anderen Modulen in der Psychotherapie im Einzel- oder Gruppensetting vermittelt werden und ermöglichen einen dosierten, vorsichtigen Zugang zum Erleben von Achtsamkeit. Auch die konkreten Beschreibungen der Was- und Wie-Fertigkeiten macht Achtsamkeit für Patienten leichter versteh- und erlebbar. DBT wurde als störungsspezifisches Vorgehen konzipiert, findet aber auch bei Süchten, Essstörungen und posttraumatischen Belastungsstörungen Anwendung. Zentral ist die Wirksamkeit im Bereich der Affektregulation. DBT-Therapeutinnen müssen nicht unbedingt selbst meditieren oder Achtsamkeit üben, es wird aber empfohlen, um die Übungen authentisch vermitteln zu können.

Beispiel

Eine 25-jährige Frau M. leidet an Essanfällen und Depressionen, sie verletzt sich bei inneren Spannungszuständen häufiger selbst. In der Einzeltherapie wird sie mit dem Konzept der äußeren Achtsamkeit vertraut gemacht. Sie lernt verschiedene, kürzere Achtsamkeitsübungen kennen. Sie macht sich mit der Übung des achtsamen Sehens vertraut. Gerne schaut sie nach draußen in den Himmel, fokussiert den Blick auf Details und erweitert dann den Fokus wieder. Damit lernt sie, die Aufmerksamkeit flexibler zu lenken. Sie übt sich in einem möglichst bewertungsfreien Wahrnehmen und darin, mehr im gegenwärtigen Moment zu sein. Das Lenken der Aufmerksamkeit auf äußere visuelle Reise ermöglicht es, sich nicht so in inneren Anspannungen zu verlieren. Die Bewegung der Wolken am Himmel erlebt Frau M. als beruhigend und sie erfährt, dass es einen Fluss der Erfahrung gibt, einen ständigen Wandel.

Die Übung »Achtsames Sehen« ermöglicht, die äußere Achtsamkeit zu schulen. Der Fokus des Sehens kann zunächst weit ausgerichtet sein, mit der Neugier, was alles im Feld des Sehens wahrzunehmen ist. Formen, Farben, bewegte Objekte, das Spiel von Licht und Schatten können wahrgenommen werden. Das Gesehene soll nicht bewertet oder eingeordnet werden. Wenn Bewertungen auftauchen, können diese als solche wahrgenommen werden. Der Fokus des Sehens kann auch enger gestellt werden und ein Detail kann genauer angeschaut werden. Die Übung des achtsamen Sehens eignet sich sehr gut für das flexible Einstellen der Achtsamkeitslinse. Wie bei der Linse eines Fotoapparates sind Wechsel von Heranzoomen und Weitwinkel möglich. Die oben beschriebenen Was- und Wie-Fertigkeiten der Achtsamkeit können bei der Sehmeditation gut erkundet werden. Diese Übung ist auch für Menschen mit Ängsten und Depressionserfahrungen sehr hilfreich, weil sie die Schulung von Präsenz ermöglicht und oft als ein sicherer Anker erlebt wird, wenn innere herausfordernde Zustände anklopfen.

1.4.2 ACT – Akzeptanz- und Commitmenttherapie

Die Akzeptanz- und Commitmenttherapie ist ein von Stephen Hayes entwickeltes Verfahren, das nicht die Beseitigung von Symptomen zum Ziel hat, sondern vielmehr einen neuen, flexibleren Umgang mit herausfordernden Gedanken und Gefühlen anstößt und zu einem werteorientierten Handeln ermutigt (Pfleger et al., 2017). Der Begriff der psychischen Flexibilität ist dabei zentral. Das Hexaflex-Modell der psychischen Flexibilität beinhaltet: Kognitive Defusion, Akzeptanz, Achtsamkeit und das Selbst als Kontext, Klärung der Werte und ein wertebezogenes Handeln. Die Bezugsrahmentheorie bildet die theoretische Basis von ACT und macht deutlich, wie durch sprachliches Denken Probleme erzeugt und verstärkt werden. Menschen verschmelzen mit negativen Vorstellungsbildern und Selbstkonzepten, die als real erfahren werden, obwohl sie weitestgehend nur imaginativ und sprachlich konstruiert sind. Es ist innerhalb von ACT immer wieder wichtig, Herausforderndes nicht mehr zu vermeiden, sondern zu fühlen und zu erfahren. Defusion und Desidentifikation ermöglichen es, sich in Beziehung zu schmerzhaften Gefühlen und Gedanken zu setzen, ohne damit zu verschmelzen. Die Arbeit mit Akzeptanz in der ACT bedeutet, sich der eigenen Kontroll- und Vermeidungsstrategien bewusst zu werden und aufzuhören, gegen die Erfahrung anzukämpfen. Es entsteht die Erlaubnis zu fühlen und sich, vielleicht entgegen der eigenen Intuition, den Gedanken, Gefühlen und Körperempfindungen wirklich zuzuwenden und sie zu spüren. Damit werden der Kontakt zur Gegenwart, ein Präsenzerleben und Resonanz möglich. Diese Hinwendung zur Erfahrung ist eine Form der Konfrontation und Exposition. In der ACT werden dafür kürzere, aber auch längere Achtsamkeitsübungen wie z. B. der Body Scan aus dem MBSR angeleitet, um eine flexible und fließende Aufmerksamkeit zu ermöglichen. Sie werden auch als Audiodateien mitgegeben, um zwischen den Sitzungen zu üben. ACT arbeitet kreativ mit Geschichten, Metaphern und didaktischem Material (z. B. Wertekarten) und macht damit sowohl alte Muster als auch neue Möglichkeiten erfahrbar, erinnerbar und damit nachhaltiger. So wird zum Beispiel das beobachtende Selbst mit dem Himmel und die Gedanken und Gefühle mit dem Wetter verglichen. Unabhängig von der jeweiligen Wetterlage ist der Himmel ist immer da und erreichbar.

Beispiel

Der 40-jährige Herr S. ist nach der Trennung von seiner Ehefrau und Mutter seiner Kinder immer wieder in depressiven Spiralen gefangen, obwohl er die Trennung initiiert hat und sie auch als stimmig erlebt. Er verfängt sich in selbstabwertenden Gedanken und in einem Selbstnarrativ des Scheiterns. In einem Einzelgespräch wenden wir uns mit Hilfe der ACT-Wertekarten (Harris, 2016) seinen Werten zu. Es entsteht die Frage: »Welche Werte möchte ich wieder mehr leben?« Ich bitte den Klienten, dazu die passenden Karten auszuwählen, ohne zu viel nachzudenken. Dann schauen wir uns diese Karten an. Folgende Begriffe werden sichtbar: Spaß, Intimität, Sinnlichkeit, Sexualität, Neugier, Liebe. Herr S. schaut mich fast etwas erschrocken an und wir müssen lachen. Mit einer derartigen Eindeutigkeit haben er und auch ich nicht gerechnet. Ich sage: »Da wissen Sie ja genau, wie Sie den inneren Kompass mehr ausrichten möchten.« Herr S. begegnet einige Wochen später einer interessanten Frau und fühlt sich nun bereit für erste Schritte eines Kennenlernens. Dazu muss er sich auch den Ängsten stellen, die damit einhergehen.

Bei Menschen mit Ängsten und Depressionen besteht die Tendenz, mit Gedanken und Gefühlen zu verschmelzen und sich mit negativen Erfahrungen zu stark zu identifizieren – es geschieht also eine Fusion mit Erfahrungen. Die Möglichkeit, einen guten

Raum zwischen sich und der Erfahrung entstehen zu lassen, kann z. B. in der Übung »Der Fluss« ausgelotet werden. Folgendes Beispiel zeigt die Anwendung der Flussmeditation

Beispiel

Eine 32-jährige Frau ist immer stark um Kontrolle bemüht und erlebt Panikattacken. Sie verbringt viel Zeit mit Sorgengedanken, besonders in Situationen, in denen Entscheidungen anstehen. Durch die Übung »Am Fluss« lernt sie an einem Flussufer zu sitzen, das fließende Wasser repräsentiert dabei ihren Geist. Sie übt sich darin, Gedanken und Gefühle imaginativ auf Blätter zu legen und auf das fließende Wasser zu setzen. So kann sie einen Raum entstehen lassen, zwischen sich und den Gedanken und Gefühlen und gerät dadurch nicht so stark in den negativen Sog. Sie kann sich der Erfahrung zuwenden, ohne im Fluss der Erfahrung verloren zu gehen oder ihn vermeiden zu müssen.

In Abbildung 1.5 sehen Sie die Übung auch nochmal verbildlicht. Die Übende stellt sich vor, an einem Fluss zu sitzen und die Gedanken auf Blätter zu legen. Der Fluss nimmt die Blätter mit, es geht nicht darum, etwas festzuhalten oder etwas schnell loszuwerden, sondern sich der Gedanken bewusst zu werden und nicht mehr mit ihnen zu verschmelzen. Eine Defusion und Desidentifikation werden möglich. ACT wird störungsübergreifend in der Einzeltherapie eingesetzt und bietet sich besonders bei Vermeidungstendenzen, Kontrollversuchen und Grübelneigungen an. ACT stellt auch viele Methoden und psychoedukative Einheiten für die Arbeit mit Gruppen zur Verfügung. Das Hexaflex-Modell der psychischen Flexibilität bietet eine hilfreiche Grundlage für die Entwicklung einer Fallkonzeption und supervisorischer Reflexion. ACT kann mit KVT (Ciarrochi & Bailey, 2010) oder auch mit systemischer Therapie gut verbunden werden (Böser, 2016). Die Weiterbildung zur ACT-Therapeutin erfordert keine eigene meditative Übungspraxis. Für die Vermittlung von längeren Meditationen wie Atemmeditation oder Body Scan ist es meiner Erfahrung nach dennoch unerlässlich, über eine eigene Meditationspraxis zu verfügen.

1.4.3 CFT – Compassion Focused Therapy und MBCL – Mindfulness Based Compassionate Living

Die Kultivierung von Freundlichkeit und Mitgefühl hilft, um mit schmerzhaften Erfahrungen sein zu können. CFT ist in der Evolutionspsychologie, Neurobiologie und Bindungsforschung verwurzelt und verwendet buddhistische Konzepte zur Entwicklung von Mitgefühl. Der englische Psychologe Paul Gilbert (Gilbert, 2011), erkannte in seiner Arbeit mit Menschen im psychiatrisch stationären Kontext die Bedeutung von Mitgefühl. In der Beschäftigung mit dem Thema Depression erkundete er die Erfahrung des Scheiterns und die Bedeutung der Gefühle von Scham und Schuld. Gil-

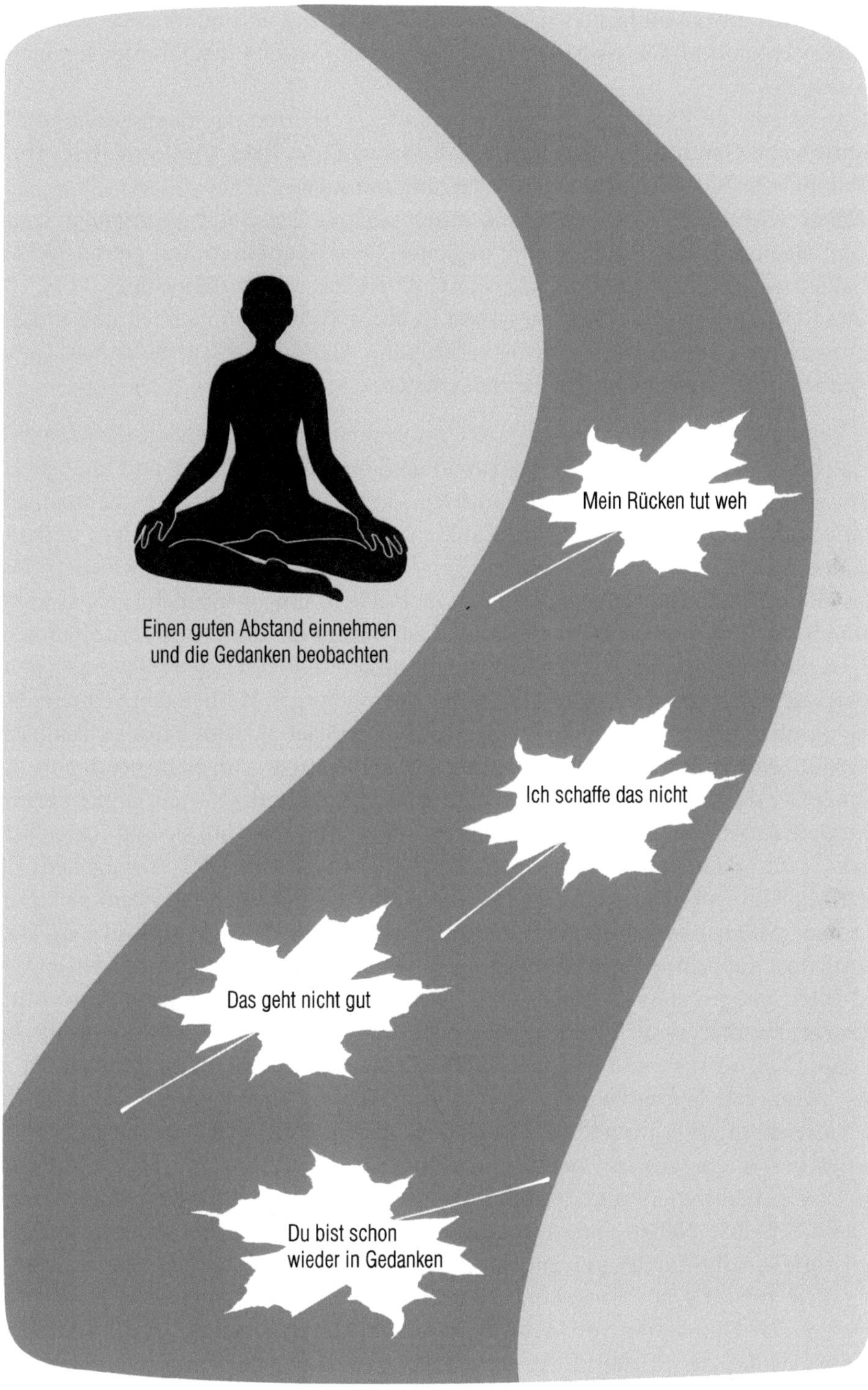

Abbildung 1.5 Die Flussmediation

bert entwirft ein vereinfachtes und für die Psychotherapie praktikables Modell der Emotionsregulation. Dieses Modell beinhaltet drei Systeme der Emotionsregulation (Tanner, 2015):

- Das Alarm- und Selbstschutzsystem, das hilft, Gefahren zu erkennen und zu beantworten. Gefühle sind Angst, Ärger, Eifersucht und Ekel. Das Verhalten kann in Kampf oder Flucht oder auch in Erstarrung münden.
- Das Antriebs- und Anreizsystem ist durch positive Gefühle wie Erregung, Verlangen, Genuss, Freude und Vitalität begleitet. Charakteristisch sind getriebene Verhaltensweisen, motiviert durch Leistung, Anerkennung und Konsum.
- Das Beruhigungs- und Fürsorgesystem ist auf soziale Verbundenheit und Bindung ausgerichtet und ermöglicht Selbstberuhigung. Gefühle der Zufriedenheit, Geborgenheit, inneren Ruhe und Sicherheit entstehen.

Wie bereits im Abschnitt über geistige Gewohnheiten benannt, neigt das Gehirn zu Negativität. Alarm und Selbstschutzreaktionen können sehr schnell und intensiv ausgelöst werden. Gleichzeitig kann das Antriebs- und Belohnungssystem uns anfällig für positive, oft nur kurz andauernde Gefühle machen und in ein suchtartiges Verhalten münden. Bei vielen psychischen Störungen lässt sich häufig ein Zusammenspiel von Vermeidung und suchtartigem Verhalten bemerken, um unangenehme Spannungszustände und Emotionen zu moderieren. Das Bindungs- und Selbstberuhigungssystem ist durch verletzende, nicht ausreichend stärkende Beziehungserfahrungen wenig entwickelt. Selbstzuwendung und Freundlichkeitsübungen können den Schmerz über vergangene negative Beziehungserfahrungen aktualisieren. Dies kann sich zunächst überwältigend anfühlen. Deshalb ist hier ein vorsichtiges Vorgehen notwendig. Die Balance der drei Systeme gilt als eine gute Basis für Gesundheit. Achtsamkeit ermöglicht, wahrzunehmen, in welchem System wir uns befinden. Und sie hilft dabei, Schädigendes zu erkennen und zu stoppen und wohlwollend mit sich umzugehen. CFT nutzt Mitgefühlsübungen und -meditationen, um das Beruhigungssystem zu schulen und neue Möglichkeiten der Selbstberuhigung zu vermitteln. Mitgefühl wird dabei als Antwort auf schmerzhafte Erfahrungen betrachtet und lässt sich durch Übungen und Meditationen stärken. Dabei wird zwischen Mitgefühlsfertigkeiten und Mitgefühlseigenschaften unterschieden. Mitgefühlsfertigkeiten wie Vorstellungskraft, Aufmerksamkeit, Körperempfindungen helfen Leiden ganz konkret zu lindern. Die Eigenschaften von Freundlichkeit, Wärme und Weisheit sind wichtige Qualitäten für die Entwicklung von Mitgefühl und fördern als Erlebnisqualitäten Mitgefühl. CFT scheint besonders wirksam bei den Themen Schuld, Scham und Selbstabwertung. Ziel ist die Ausbalancierung der Emotionsregulation und die Etablierung eines mitfühlenden Selbst. Neben der Anwendung von CFT im therapeutischen Kontext, ist auch eine Vermittlung im präventiven Bereich sinnvoll, z. B. in der Geburtsvorbereitung, dem Umgang mit Neugeborenen und als Schulung für Menschen in helfenden Berufen. Das Kultivieren von Achtsamkeit und Mitgefühl gehen in der CFT Hand in Hand, wobei der Schwerpunkt beim Mitgefühl liegt. Die Übungen lassen sich in folgende Gruppen einteilen: Achtsamkeitsübungen, Akzeptanz stärken, Mitgefühl stärken, Aufbau eines mitfühlenden Selbst und die Ausweitung des Mitgefühls auf andere Wesen. Die Methoden beinhalten Schreibübungen, Selbstbeobachtungsaufgaben, Vorstellungsübungen z. B. eines mitfühlenden, wohlwollenden Wesens, eines sicheren Ortes und Meditationen wie z. B. die Mettameditation. Die eigene Übungspraxis des Therapeuten ist in der CFT wichtig. Ein mitfühlender Therapeut sollte sich der eigenen Vermeidungsstrategien in der Therapie bewusst werden, z. B. zu viel reden, nicht konfrontieren, sofort trösten usw. Die Entwicklung von Selbstmitgefühl und Mitgefühl für Klienten stellt eine wichtige Selbsterfahrungsgrundlage für CFT dar. Die drei Systeme der Emotionsregulation können zur Fallkonzeption verwendet werden und auch für die Intervision und Supervision hilfreich sein. Es soll hier nur kurz auf mit CFT verwandte Schulen hingewiesen werden. Kristin Neff und Christopher Germer begründeten das Mindful self compassion (MSC) Programm (Neff & Germer, 2019). Eric van den Brink und Frits Koster entwickelten Mindfulness based compassionate Living (MBCL) als ein 8-Wochen-Programm für Gruppen (van den Brink & Koster, 2012). Sie verstehen ihren Ansatz als Aufbau- und Vertiefungsangebot für ehemalige Teilnehmerinnen eines MBSR Kurses, nicht als Therapie. MBCL stützt sich auf das bei CFT von Gilbert beschriebene System der Emotionsregulation. Methoden im MBCL sind die Arbeit mit Selbstbeobachtung, Tagebuchnotizen und dem Schreiben von wohlwollenden Briefen, Vorstellungsübungen und Meditationen (z. B. Mitgefühlsbodyscan, Mettameditation für sich und andere). MBCL ist als Aufbaukurs nach Besuch eines MBSR- oder MBCT-Kurses gedacht und besonders empfohlen bei Scham und Schuldgefühlen und Selbstabwertung. Die Übungsreihenfolge ist flexibler als beim MBSR, es wird von »Übungsvorschlägen« gesprochen, die Teilnehmerinnen werden ermutigt, zwischen den Kurstreffen zu üben und dabei auf ihre Bedürfnisse zu achten. MBCL ist als Gruppentraining konzipiert, einzelne Übungen lassen sich auch in der Einzeltherapie anwenden. Sowohl CFT als auch MBCL legen den Schwerpunkt auf die Entwicklung von Mitgefühl. Wohlwollende innere Haltungen und die Mettameditation werden auch im MBSR-Programm geschult und Freundlichkeit gilt als wichtige verkörperte Haltung der Kursleitung, bleibt aber impliziter und steht nicht so im Fokus. Ich empfehle oft, erst durch MBSR oder MBCT Achtsamkeit zu schulen und einen Einstieg in eine achtsamkeitsbasierte Meditationspraxis zu finden. Dann ist die vertiefende Entwicklung von Mitgefühl einfacher. Letztendlich kommt es nicht nur auf die Reihenfolge an, sondern auf die sinnvolle Verbindung von Achtsamkeit und Mitgefühl. Sie sind wie die beiden Schwingen eines Vogels. Es braucht beide, um fliegen zu können. Die Übung »Das wohlwollende Wesen« ermöglicht, durch die Imagination einer warmherzigen, unterstützenden Helferfigur Qualitäten von Akzeptanz, Freundlichkeit und Großherzigkeit zu stärken. Die hilfreichen Aspekte werden durch ein vorgestelltes Wesen, eine Fee, ein Tier, eine Mentorin verkörpert und durch die Imagination auch im Inneren des Übenden gefördert. Die Imagination hilft auch, um Verletztes zu beruhigen und Selbstfürsorge und Selbstmitgefühl anzustoßen.

Beispiel

Die 29-jährige Frau R. ist sehr erfolgreich im Beruf, neigt aber zu starkem Grübeln und Ängsten. Es fällt ihr schwer, sich selbst zu beruhigen und wohlwollend mit sich umzugehen. In der Einzeltherapie imaginiert sie zunächst einen sicheren Ort, einen Garten mit einem Schaukelstuhl, der durch eine hohe Rosenhecke geschützt ist. Dort begegnet ihr ein wohlwollendes Wesen, eine weise alte Frau, die ihr unterstützend und liebevoll zunickt. Die weise Frau ermutigt durch ihre liebevolle Präsenz zum Handeln. Diese Ermutigung hat biografisch gefehlt und es kann in der Meditation eine Form der Nachbeelterung stattfinden. Frau R. sagt in der anschließenden Reflexion: »Ich überlege schon, in welchen Situationen ich diese Unterstützerin gebrauchen kann, es wäre gut, sie immer in der Handtasche zu haben, wie ein kleine Buddhafigur.«

1.5 Das Kapitel in einer Nussschale

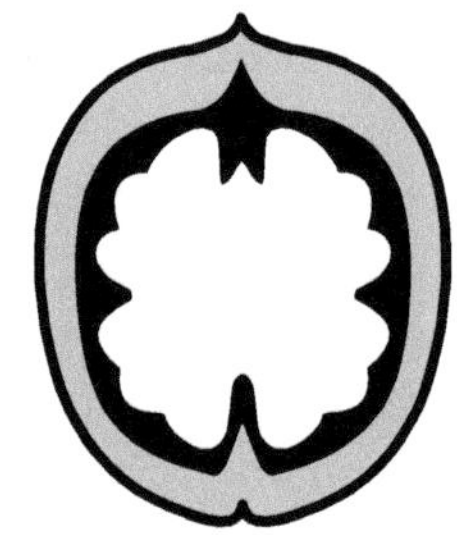

- Verletzlichkeit und Leiden sind Teil der menschlichen Grunderfahrung. Durch Erfahrungsvermeidung, Grübeln, Kampf und Selbstabwertung kann das Leiden verstärkt werden, die Resonanz mit dem Leben geht verloren.
- Gewohnheitsmuster im Fühlen, Denken und Handeln entlasten. Doch Gewohnheiten schränken die Bandbreite des Erlebens auch ein. Muster und Gewohnheiten bilden sich auch im Umgang mit Herausforderungen. Durch bewusstes Wahrnehmen und Überprüfen von Gewohnheiten können neue Wahlmöglichkeiten entstehen. Das Training der Achtsamkeit hilft bei diesem Prozess.
- Buddhistisches Lehr- und Praxiswissen stellt Modelle für das Entstehen und den Umgang mit Leiden zur Verfügung. Durch die Schulung von Geist und Herz wird es möglich, sich dem Schwierigen zuzuwenden und zu erfahren und zu erkennen, wie Leiden entsteht und aufrechterhalten wird. Dadurch wird eine Befreiung aus leidvollen Kreisläufen möglich. Die Ruhemeditation, die Einsichtsmeditation und die Mettameditation ermöglichen die Kultivierung von Ruhe, Erkenntnis und Mitgefühl.
- Achtsamkeit meint eine bewusste, akzeptierende Aufmerksamkeit für die gegenwärtige Erfahrung. Damit entsteht ein Raum, der das Wählen von Handlungsmöglichkeiten eröffnet. Durch Meditation kann Achtsamkeit kultiviert werden. Diese mündet nicht in Passivität, sondern soll zu einem bewussten und heilsamen Handeln führen.
- Die buddhistischen Wurzeln der Achtsamkeit sind unterschiedlich in therapeutische Achtsamkeitsverfahren eingegangen. Die Ansätze betonen bestimmte Facetten der Achtsamkeit und vermitteln spezifische Methoden. DBT unterscheidet innere und äußere Achtsamkeit und bietet kurze Übungen für Menschen mit starken emo-

tionalen Impulsen an. ACT beschreibt ein Modell für psychische Flexibilität und vermittelt z. B. Übungen zur Defusion von Gedanken und Gefühlen. Im CFT ist die Balance verschiedener Systeme der Emotionsregulation zentral, der Vermittlung von Selbstmitgefühl und Mitgefühl kommt dabei eine besondere Bedeutung zu.

2 Achtsamkeitsbasierte Stressbewältigung (MBSR) als Basis von MBCT

2.1 Die Entwicklung von MBSR

Jon Kabat Zinn hat MBSR basierend auf eigenen Meditationserfahrungen in der Vipassana- und Zen-Tradition und mit Hatha Yoga 1979 am Medical Center der Universität von Massachusetts entwickelt und als säkulares Trainingsprogramm formuliert. MBSR wurde zunächst für Menschen mit chronischen Erkrankungen und Schmerzen ergänzend zu den anderen medizinischen Verfahren angeboten. Das Programm versteht sich störungsübergreifend als Stressbewältigung und ist kein psychotherapeutisches Verfahren, sondern ein Achtsamkeitstraining, das andere medizinische und psychotherapeutische Angebote unterstützt und ergänzt. Man kann MBSR auch als Einführung und Schulung in Achtsamkeitsmeditation betrachten. Konzipiert ist das Training als ein 8-wöchiger Gruppenkurs mit einem 2,5-3-stündigen wöchentlichen Treffen und einem mehrstündigen Tag der Achtsamkeit. Von den Teilnehmerinnen wird erwartet, dass sie Meditationen in Ruhe und Bewegung täglich ca. 45 Minuten mit Audiodateien üben (Lehrhaupt & Meibert, 2010). Kabat Zinn hat MBSR für große Gruppen angeboten (30 Teilnehmer), in Deutschland variiert die Gruppengröße zwischen 6-15 Teilnehmenden. Der Kurs ist als Präventionskurs bei der Zentralen Prüfstelle Prävention zertifiziert und kann somit von den Krankenkassen bezuschusst werden. Als formelle Meditationen werden der Body Scan als Körperwahrnehmungsübung, die Sitzmeditation mit verschiedenen Varianten, die Gehmeditation und die achtsame Bewegung vermittelt. Die informellen Übungen schulen Achtsamkeit im Alltag, indem Alltagshandlungen z. B. Zähneputzen oder Treppen steigen mit Bewusstheit durchgeführt werden. Selbstbeobachtungsaufgaben, z. B. angenehme Erfahrungen aufschreiben, ergänzen das Programm. Es könnte der Eindruck entstehen, MBSR vermittle nur ein Repertoire an Methoden. Die Meditationen und Übungen dienen aber vielmehr dazu, sich auf eine neue Art in Beziehung zu setzen, mit dem, was sich in der Erfahrung zeigt.

Achtsamkeit als Lebenshaltung

In seinem Buch *Gesund durch Meditation* (Kabat-Zinn, 2007), das im amerikanischen Englisch viel zutreffender *Full Catastrophy Living* heißt, betont Kabat Zinn, dass Menschen durch MBSR lernen, sich der vollen Katastrophe des Lebens, und besonders auch dem Leidvollen des Menschseins bewusst zuzuwenden. Der Mensch wird mit einem Segler verglichen, der lernt, das Segelboot in unterschiedlichsten Wetterbedingungen zu navigieren. Anknüpfend an diesen Vergleich lässt sich MBSR als Schulung sehen, die lehrt, mit dem unterschiedlichen Wetterbedingungen, dem äußeren und besonders dem inneren Wetter von Gedanken, Körperempfindungen und Gefühlen geschickter umzugehen. Das bedeutet, auf die Dinge Einfluss zu nehmen, auf die wir Einfluss haben, und aufzuhören, die Aspekte unseres Lebens kontrollieren zu wollen, die wir nicht im Griff haben können. Die Kultivierung von Achtsamkeit wird als eine Lebenshaltung verstanden, die die Möglichkeit bietet, sich dem Angenehmen und dem Herausfordernden gegenüber zu öffnen und sich damit vertraut zu machen. MBSR ist ein Verfahren, das die Selbstverantwortung der Kursteilnehmenden und die Bedeutung der eigenen Übungspraxis betont, und sich als Selbsthilfe und Selbstermächtigung versteht. Die Kursstruktur des 8-wöchigen MBSR Trainings soll nun überblicksartig dargestellt werden.

2.2 Die MBSR-8-Wochen-Kursstruktur

Neulich kam eine junge Frau zum MBSR-Vorgespräch und sagte, sie wünsche sich eine Struktur, um Meditation zu lernen, alleine würde es ihr trotz großer Motivation nicht gelingen. MBSR bietet genau diese Struktur, die wie ein unterstützendes Geländer hilft, einen eigenen Übungsweg aufzubauen und auch nach den 8 Wochen weiter zu verfolgen und zu vertiefen. Strukturgebend sind ein manualisiertes Vorgehen, das Handbuch und die Audiodateien, die durch den Kurs begleiten. Auch der ritualisierte Ablauf der Kurstreffen gibt eine haltgebende, verlässliche Struktur. In Abbildung 2.1 sehen Sie einen Überblick der Kursstruktur, die ich jetzt weiter erläutern möchte.

Für die Darstellung orientiere ich mich an dem aktualisierten, autorisierten MBSR-Curriculum (Lehrhaupt & Meibert, 2017).

Das Vorgespräch

Häufig wird das Vorgespräch telefonisch durchgeführt. Grundsätzlich ist aber meine Erfahrung, dass ein persönliches Vorgespräch von mindestens 30 Minuten sehr sinnvoll ist. Ziel des Vorgesprächs ist, dass der Interessent eine informierte und bewusste Entscheidung für oder gegen eine Kursteilnahme treffen kann. Grundsätzlich ist es wichtig, darauf hinzuweisen, dass MBSR kein Entspannungstraining ist und kein Wellnesskurs, sondern eine Schulung in Achtsamkeit, die Herausforderungen und Begegnung mit Schwierigem mit sich bringt. Die folgende Übersicht zeigt, welche irrtümlichen Vorstellungen über Meditation bestehen können und wie Achtsamkeitsmeditation im Rahmen eines MBSR-Kurses verstanden wird (in Anlehnung an Lehrhaupt & Meibert, 2010; Gunaratana, 1996)

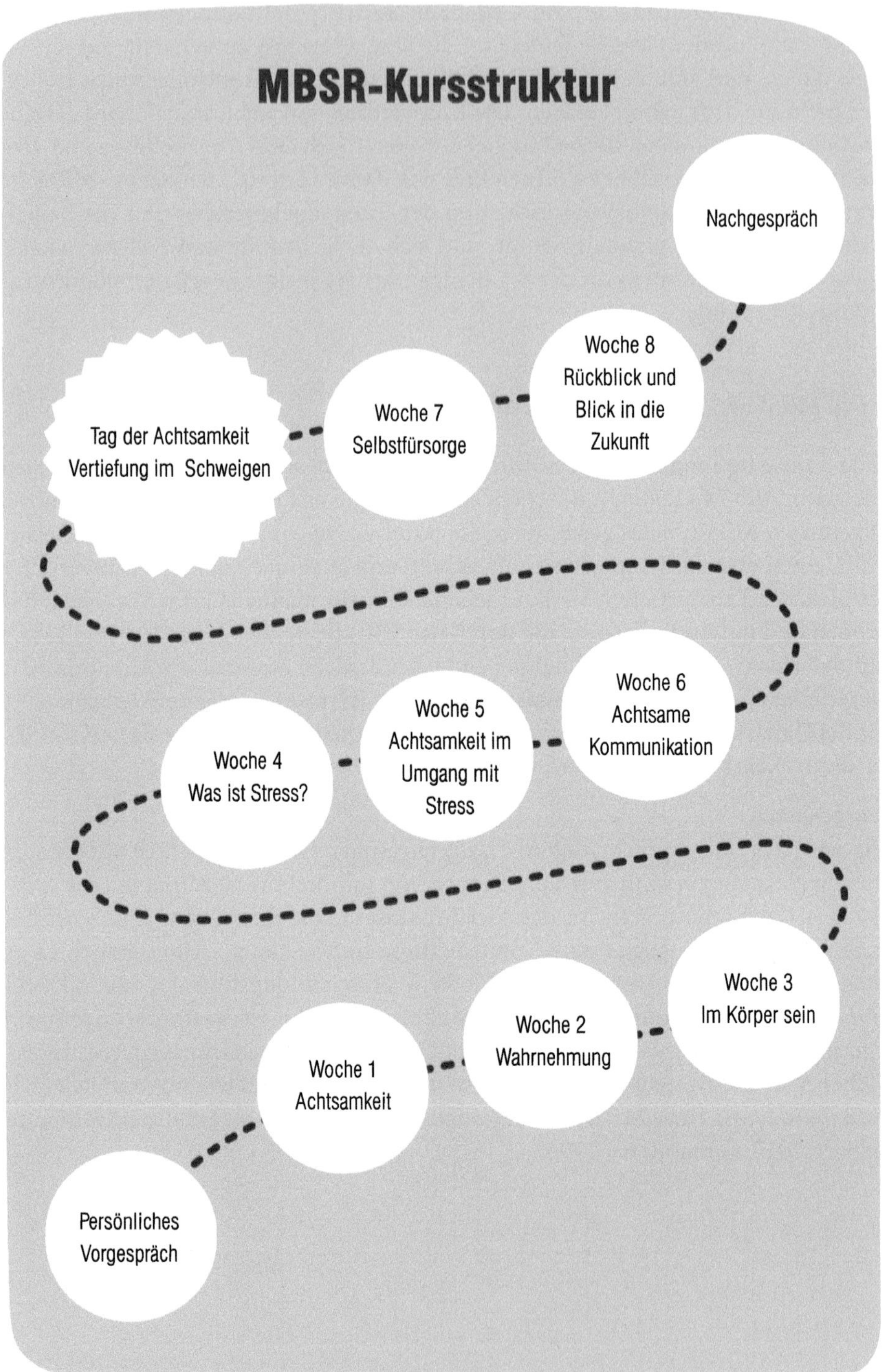

Abbildung 2.1 Die Struktur des MBSR-8-Wochen-Kurses

Irrtümliche Annahmen über Meditation, Meditation ist ...

- Entspannung: Wenn ich mich entspannt habe, ist das Ziel der Meditation erreicht.
- wie eine Fantasiereise: Ich träume, habe viele Bilder, gehe in meine Fantasie.
- Streben nach außergewöhnlichen Zuständen: Ich fühle mich anders, ungewöhnlich, high.
- ein Leeren des Kopfes: Ich muss die Gedanken loswerden.
- Wellness: Es geht um Wohlfühlen, ich werde positive Gedanken und Gefühle in der Meditation haben.
- körperfeindlich: Ich muss aus dem Körper heraustreten, der Körper ist beim Meditieren nicht wichtig.
- weltfremd: Ich wende mich von der Erfahrung ab, ich beame mich weg, ich handle nicht mehr.
- religiös und rituell: Ich muss an etwas glauben, beinhaltet singen, Om und Räucherstäbchen.
- Selbstoptimierung: Dann werde ich noch leistungsfähiger, brauche weniger Schlaf, funktioniere besser.
- passiv: Ich ziehe mich zurück und nehme nur wahr, was ist.

Was Meditation im Rahmen von MBSR wirklich ist, Meditation ...

- schult eine Haltung von wacher und entspannter Präsenz
- fördert eine freundliche, neugierige Hinwendung und Erkundung der gegenwärtigen Erfahrung
- ist im Körper verankert und schult die Freundschaft mit dem Körper
- gewährt Ruhe und Einsicht in Gewohnheiten und Muster
- ermöglicht, auch mit herausfordernden Gefühlen und Gedanken zu sein
- stärkt die Urteilskraft, heilsame Geisteszustände zu unterscheiden
- wird weltanschaulich neutral und säkular vermittelt
- dient dem Verringern von Leid bei sich und anderen
- ist ethisch eingebettet und mündet in ein hilfreiches, sinnvolles Handeln

Unerlässlich ist es, die Motivation für das Üben und den Aufbau einer eigenen Übungspraxis im Vorgespräch zu thematisieren. Für die Kursteilnahme benötigt es die Bereitschaft, täglich ca. 45 Minuten formelle Meditationen zu üben. Darüber hinaus braucht es Zeit zum Lesen des Handouts und für schriftliche Selbstbeobachtungsaufgaben. Manchmal wird Anfragenden erst im Gespräch deutlich, dass sie viel Zeit investieren müssen und dass sie das gerade nicht ermöglichen können oder wollen. Wichtig ist die Frage, ist jetzt ein guter Zeitpunkt, mit dem Training zu beginnen?

Was kann gegen eine Kursteilnahme sprechen?

Das Erlernen von Meditation erfordert eine psychische und physische Grundstabilität. Während einer Chemotherapie, bei sehr starker Erschöpfung oder Belastung, krisenhaftem Erleben wird eine Kursteilnahme vermutlich zu herausfordernd sein. Wie wir noch sehen werden, bedeutet Meditation eine Begegnung und Konfrontation mit sich selbst. Wenn die Erfahrung dann zu überwältigend ist und Formen der Selbstregulation fehlen, kann Meditation schaden. Bei Suizidalität, akutem Suchtverhalten und bei aktuellem psychotischem Erleben oder psychotischem Erleben in der Vorgeschichte ist ein MBSR-Kurs nicht anzuraten. Im Unterschied zu DBT oder ACT vermittelt MBSR von Beginn an lange Meditationen (40-45 Minuten), die in der Gruppe angeleitet werden. Das heißt, als Anleiterin weiß ich, anders als in der Einzeltherapie, nicht, was in der Erfahrung des Einzelnen passiert. Dies kann bei zu großer Instabilität risikoreich sein. Die psychischen und körperlichen Belastungen und die zur Verfügung stehenden Ressourcen müssen im Vorgespräch abgewogen werden. Bei Traumafolgestörungen hat sich MBSR und, wie wir im nächsten Kapitel sehen werden, auch MBCT als wirksam erwiesen.

In Abbildung 2.2 sehen Sie die erste Phase, die ersten drei Übungswochen des MBSR-Kurses. Sie sehen das jeweilige Thema des Kurstreffens und die Icons zeigen die vermittelten Übungen. In Woche 1-3 werden die Grundlagen für die eigene Übungspraxis gelegt. Das Konzept von Achtsamkeit wird erfahrbar gemacht, der Body Scan, das achtsame Yoga und eine kürzere Atemmeditation ermöglichen, präsenter im Körper zu sein. Die Körperachtsamkeit wird in der Phase 1 besonders gestärkt und bildet die Basis für die weiteren Meditationen. Die Achtsamkeit im Alltag wird durch Beobachtungsaufgaben geschult, z. B. angenehme und unangenehme Erfahrungen werden beobachtet und Alltagstätigkeiten wie Duschen oder Treppensteigen werden mit mehr Bewusstheit gemacht.

Ab Woche 4 wird das Üben von Achtsamkeit mehr mit dem Thema Stress verbunden. Abbildung 2.3 zeigt die Phase 2 des MBSR-Kurses, die Wochen 4 bis 6.

Beim Kurstreffen 4 beschäftigen sich die Teilnehmenden in einem Kleingruppenaustausch mit eigenen Stresserfahrungen. Zunächst wird reflektiert und notiert, was Stress auslöst und dann, wie sich Stress auswirkt.

In den folgenden Wochen wird das Thema Stress immer wieder aufgegriffen, z. B. die Bedeutung von herausfordernder Kommunikation. In Abbildung 2.4 sehen Sie die dritte Phase des MBSR-Kurses, sie beinhaltet den Tag der Achtsamkeit, an dem mehrere Stunden im Schweigen, aber mit Anleitung, geübt wird. Dieser Tag findet meist an einem Wochenende statt und wird von den Teilnehmenden oft als Vertiefung der Übungspraxis erlebt. Viele empfinden auch das Üben in Stille als sehr berührend und bereichernd.

Durch den Tag der Achtsamkeit wird auch das Ende des letzten Kursabschnittes markiert. Es geht in den letzten Kurstreffen um das Thema Selbstfürsorge und darum, das erworbene Wissen und die Übungspraxis mit in die Zukunft hineinzunehmen und weiter zu meditieren. Der MBSR-Kurs ermöglicht eine Entwicklung von unbewussten, automatischen Stressreaktionen hin zu einem bewussten, heilsameren Antworten auf Stress. Wir werden uns jetzt zusammenfassend anschauen, wie MBSR bei Stress hilft.

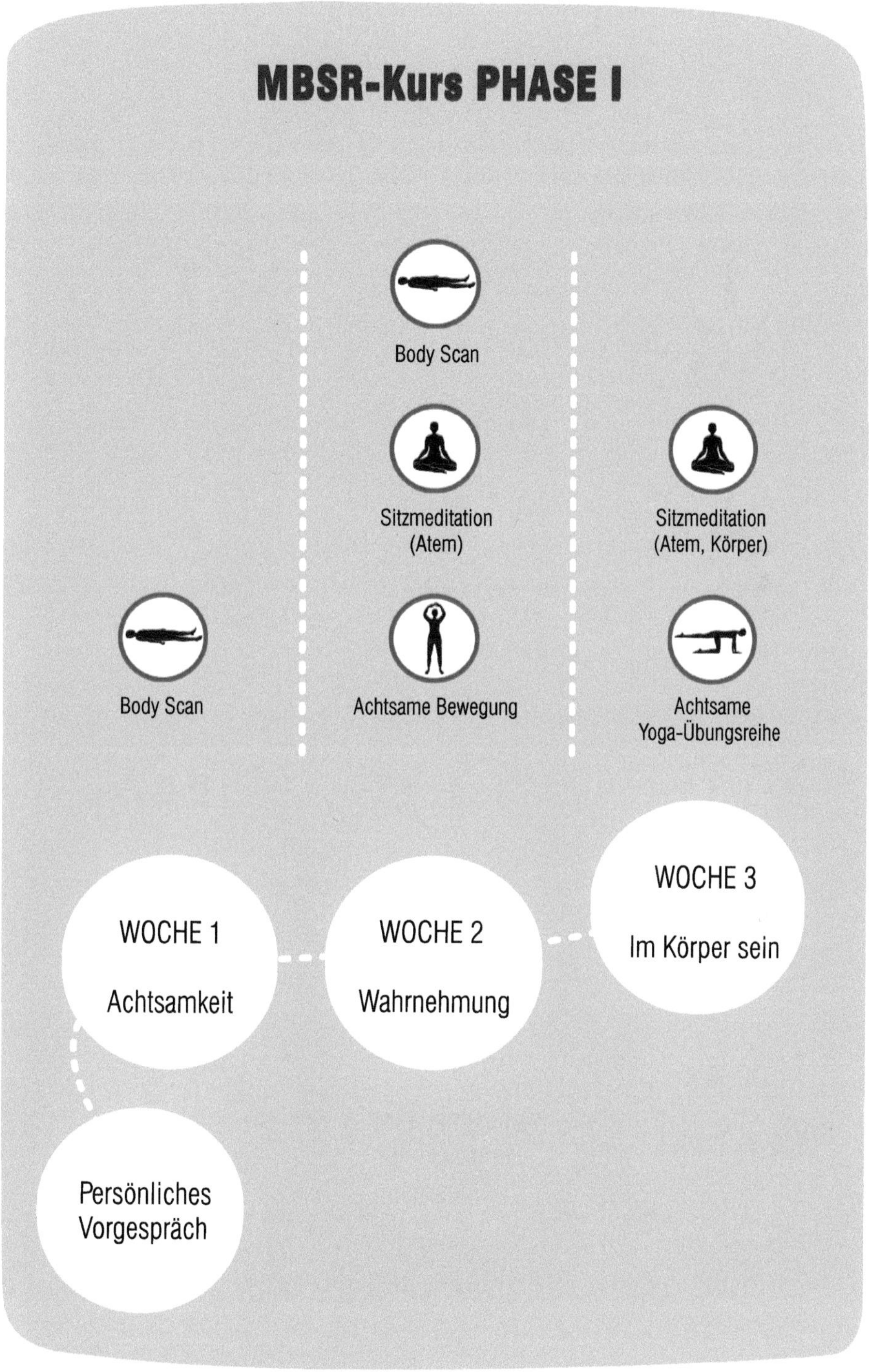

Abbildung 2.2 Die Phase I des MBSR-Kurses

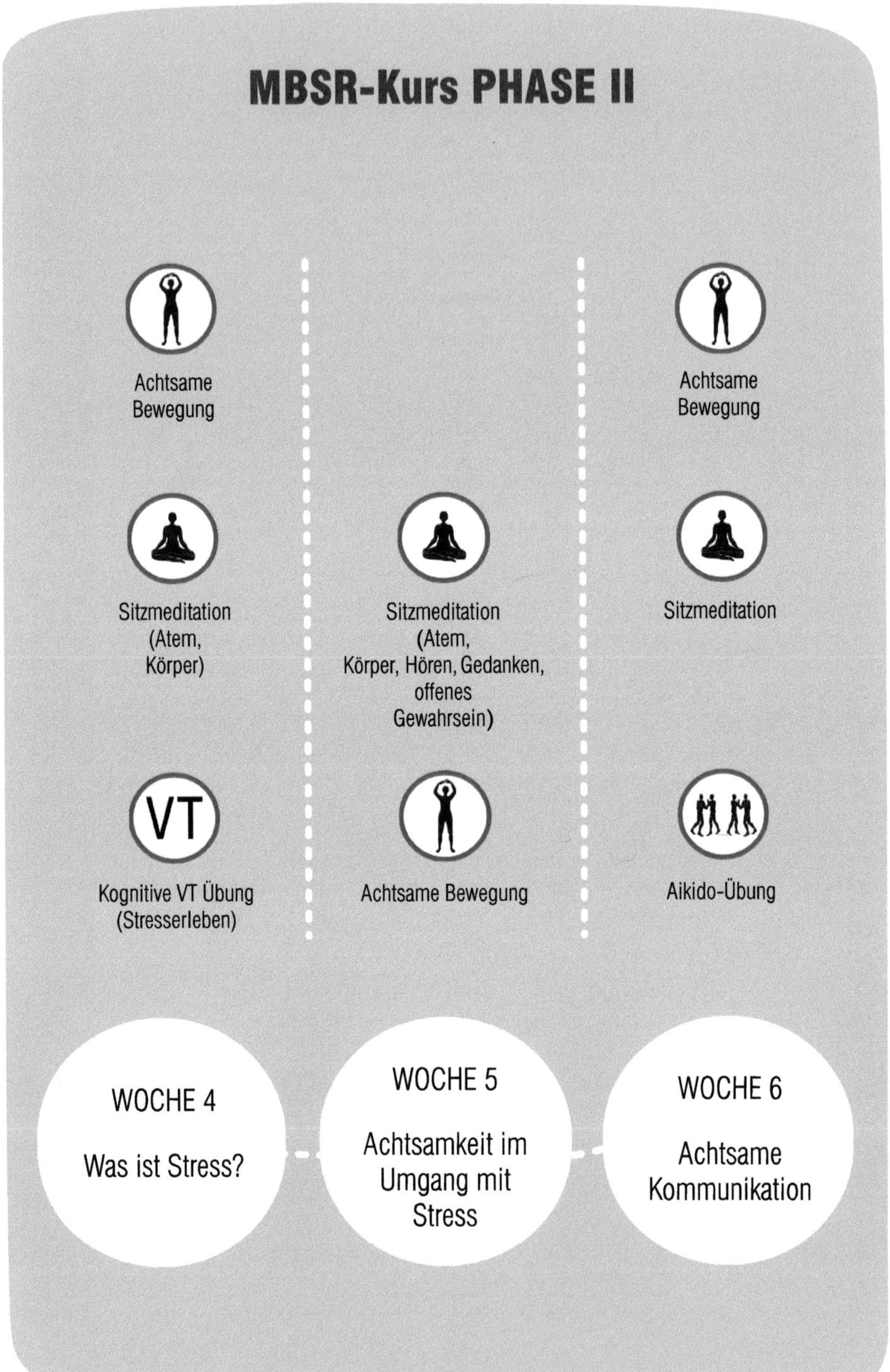

Abbildung 2.3 Die Phase II des MBSR-Kurses

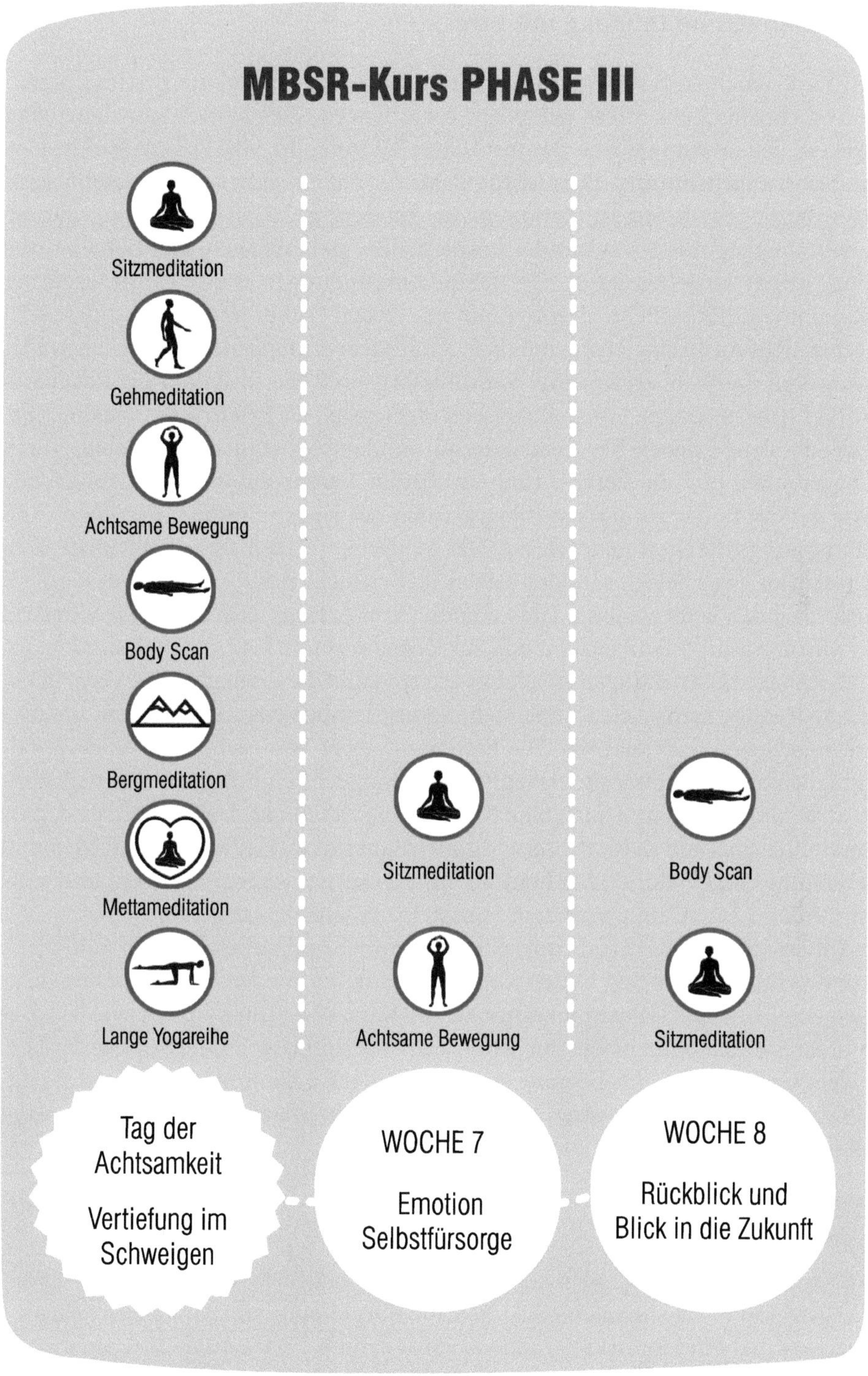

Abbildung 2.4 Die Phase III des MBSR-Kurses

2.3 Achtsamkeit im Umgang mit Stress

Das MBSR-8-Wochen-Training ermöglicht es, bewusster mit akutem Stress umzugehen und chronischem Stress präventiv vorzubeugen. Das Lernen von bewusster Aufmerksamkeitslenkung durch das meditative Training im MBSR-Kurs fördert eine bessere Selbstwahrnehmung. Dies ist die Basis für das Erkennen von Stressmustern und Gewohnheiten in Stresssituationen. In Abbildung 2.5 ist dargestellt, wie ein achtsamer Umgang mit Stress auf der körperlichen, gedanklichen, emotionalen und Handlungsebene aussehen kann. Die Körperempfindungen werden differenzierter wahrgenommen, körperliche Stresssymptome werden früher erkannt und damit ist eine rechtzeitige Ausbalancierung möglich. Außerdem ermöglichen die täglichen Meditationszeiten die Etablierung einer Selbstfürsorge und bieten Zeiten für Regeneration. MBSR lehrt, in akuten Stresssituationen nicht gegen die Erfahrung anzukämpfen, sondern sich dem Erleben bewusst, spürend und beobachtend zuzuwenden. Durch diese Bewusstheit und die Verankerung im Körper werden automatisiert ablaufende Prozesse gestoppt oder zumindest transparenter, der eigene Einfluss, die Wahl- und Gestaltungsmöglichkeiten nehmen zu. Die Menschen fühlen sich nicht mehr dem Stress machtlos ausgeliefert, sondern setzen sich weniger reaktiv und bewusster zum Herausfordernden in Beziehung. Die Schulung von Achtsamkeit durch MBSR stärkt eine bewusste Aufmerksamkeitslenkung zur Gegenwart und lässt deutlich werden, wo Bewertungen und Einstellungen die Sicht verzerren und die Erlebens- und Verhaltensmöglichkeiten einengen. Viele Kursteilnehmer beschreiben das auch als »Tunnelblick« im Stressgeschehen und erfahren eine Einengung ihrer Wahrnehmung- und Gestaltungsmöglichkeiten. Achtsamkeitsmeditation ermöglicht eine flexible Aufmerksamkeit in Stresssituationen und auch eine Erweiterung des Blicks. Dabei ist zentral, dass das Zusammenspiel von sich wechselseitig aufschaukelnden Gedanken, Gefühlen und Körperempfindungen durch Meditation differenzierter wahrgenommen und entschärft werden kann. Damit wird dem Stresserleben seine Spitze genommen.

Die Differenzierung der Erfahrungsebenen nimmt dem Erleben die überwältigende Kraft und verhindert den Sog in den Kontrollverlust. Ich vergleiche das mit dem Entschärfen einer Bombe. Teilnehmer eines MBSR-Kurses berichten immer wieder, dass ihnen in Stresssituationen bewusster wird, »ach, das sind jetzt meine Stressgedanken, mein Herz klopft stärker, ich beginne zu schwitzen, ich bekomme Angst« und sie damit das Zusammenspiel bemerken und eher auf der Stresswelle surfen können als in ihr unterzugehen.

Beispiel

Ein Kursteilnehmer meint: »Ich konnte in einer herausfordernden Situation meine Angstgefühle wahrnehmen und auch im Körper spüren, aber es entwickelte sich daraus nicht der Stresskreis, den ich sonst kannte. Das Gefühl ebbte ab.«

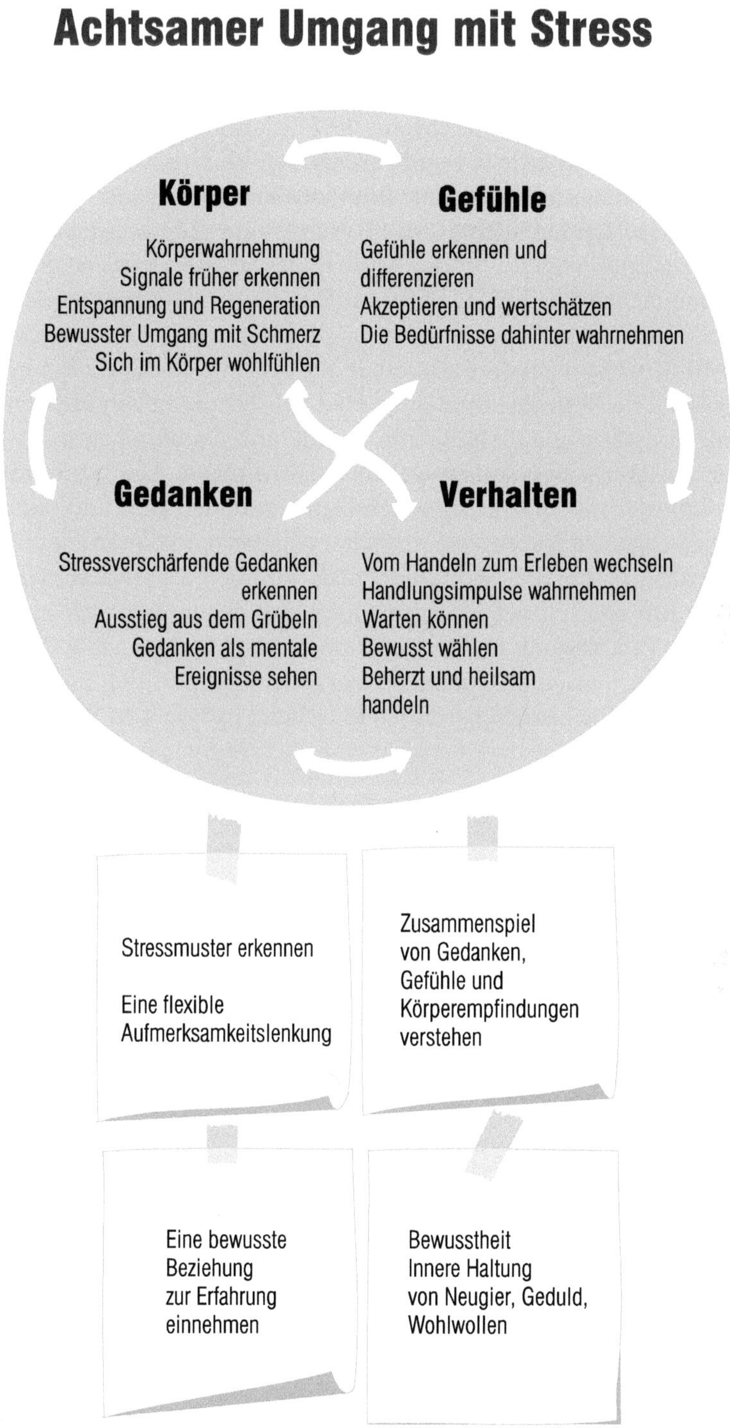

Abbildung 2.5 Ein achtsamer Umgang mit Stress

Durch den Body Scan und die Entwicklung von inneren Haltungen von Gelassenheit und Akzeptanz nimmt die Entspannungsfähigkeit zu. Die im MBSR-Programm eingeübten Methoden ermöglichen nach einer akuten Stressphase eine schnellere Regeneration und verhindern damit eine chronische Erschöpfung. Eine regelmäßige Meditationspraxis trägt zur körperlichen und psychischen Rhythmisierung bei. Auf aktive und anstrengende Phasen kann Regeneration und Erholung folgen. Die Schlafqualität verbessert sich oft im Laufe eines MBSR-Kurses und die Konzentrationsfähigkeit nimmt wieder zu. Entscheidend für das Ausmaß des Stresserlebens ist der Zugang zu Bewältigungsmöglichkeiten. MBSR stellt durch die Meditationsmethoden neue Bewältigungsstrategien zur Verfügung und ermöglicht es, sich als kompetenter im Stress zu erleben. MBSR stärkt auch die emotionale Kompetenz. Gefühle können frühzeitiger und differenzierter wahrgenommen werden. Die Schulung von inneren positiven Haltungen fördert stärkende Gefühle von Freude und Dankbarkeit und ermöglicht es, mit Ärger und Angst besser umzugehen. Es wird klarer, dass bestimmte Gedanken und Denkmuster mit spezifischen Gefühlen verbunden sind und daraus schnell destruktive Aufschaukelungsprozesse entstehen. Gedanken können identifiziert und beobachtet werden. Durch die meditative Praxis wird den Kursteilnehmern deutlich, dass Gedanken nur ein Teil der Erfahrung sind, mit denen man sich nicht identifizieren muss. Die Verankerung im Körper ermöglicht es, von einem anderen, verkörperten, präsenten Ort aus, die Gedanken wahrzunehmen und sich nicht in ihnen zu verlieren. Eine Kursteilnehmerin beschrieb es treffend mit eigenen Worten.

Beispiel

»Ich lerne Schritt für Schritt, mehr in meinem Körper zu sein und die Gedanken nur als einen Teil zu sehen. Mir kommt es vor wie eine Waagschale. Gedanken können so stark und mächtig sein, da werfe ich etwas in die andere Waagschale. Wenn ich dort eine positive Haltung hineinlege und die Verbindung mit meinem Atem, dann kommt die Waage in Balance. Manchmal lege ich auch Humor dazu, das ist sehr wirksam, wenn Gedanken mich wieder sehr abwerten. Ich fühle mich meinen Gedanken nicht mehr so ausgeliefert und bin freundlicher mit mir.«

Viele Kursteilnehmer bemerken während des MBSR-Kurses, wie streng und auch abwertend sie oft mit sich umgehen. In der Anleitung der Meditationen, den Audiodateien und auch den live-Anleitungen im Kurs, spielt die Wortwahl und die Art des Sprechens eine große Rolle. Oft wird zu einer neugierigen, erforschenden und freundlichen Haltung eingeladen.

MBSR vermittelt eine neue Art, an Herausforderungen heranzutreten. Mit Neugier, Forschergeist und Freundlichkeit kann Stresserleben anders wahrgenommen werden. Kursteilnehmende werden ermutigt, wirklich hinzuschauen und hinzuspüren und den Stress zu erleben. Diese beherzte Selbstwahrnehmung kann sich manchmal sehr konfrontierend anfühlen. Doch die Selbstbegegnung ist unerlässlich, um auch selbstschädigendem Verhalten auf die Spur zu kommen und stattdessen gesundheitsförderliches Verhalten zu wählen. Meditation stärkt die Urteilskraft, es wird deutlich, wo Veränderungsmöglichkeiten liegen und wann es weiser ist, sich akzeptierend und annehmend zu verhalten. Meditation ist hier aber nicht als Anpassungstool an gegebene Situationen und Strukturen gedacht, sondern vielmehr eine Ermutigung zur Selbstwahrnehmung und Selbstermächtigung. Das kann sich auch in einer bewussteren Abgrenzung zeigen, in einer Fähigkeit, sich Konflikten mutiger zu stellen oder gegebenenfalls zu einem Verlassen von belastenden Lebens- oder Arbeitssituationen führen. Hier mündet die achtsame Selbsterkundung dann in ein bewussteres, heilsameres Handeln.

In Abbildung 2.6 sehen Sie, wie Kursteilnehmer MBSR erleben. Diese Aussagen wurden in einem Kurs spontan zum Schluss an den Flipchart geschrieben.

2.4 Forschung zur Wirkung von MBSR

In den letzten Jahren sind die Forschungsstudien zur Wirkung von Achtsamkeitsverfahren und Meditation sprunghaft in die Höhe geschnellt. Die Fülle der Studien darf nicht darüber hinwegtäuschen, dass die Qualität der Arbeiten oft nicht zufriedenstellend ist. Größere randomisierte und kontrollierte Stichproben, aktive Kontrollgruppen, Langzeitstudien und verbesserte Erhebungsinstrumente und die Unabhängigkeit der Forschenden sollten bei zukünftigen Studien berücksichtigt werden (Goleman & Davidson, 2017; Britton, 2016). Britton weist zurecht auch auf ethische Prinzipien im Umgang mit Forschungsergebnissen hin. Neben den möglichen positiven Wirkungen von MBSR und Achtsamkeitsmeditation sollten auch die Grenzen der Aussagekraft von Studienergebnissen und Risiken und Gefahren von Achtsamkeitsansätzen vermittelt werden.

Ich möchte hier einige exemplarische Studien und Achtsamkeitsprogramme bei Krebserkrankungen und Schmerz aufzeigen.

MBSR bei Krebserkrankungen

In einer über sechs Jahre angelegten, randomisierten, klinischen Studie wurden an verschiedenen Kliniken in Chicago Frauen mit Brustkrebs in einem Frühstadium, nach der Operation, zufällig einem MBSR-Kurs (n=63) oder einer aktiven Kontrollgruppe (n=61, erhielten eine gesundheitsbezogene Psychoedukation) zugewiesen (Witek-Janusek et al., 2019). Die Frauen, die einen MBSR-Kurs besuchten, zeigten, durch Fragebogen erhoben, eine Reduktion des wahrgenommenen Stresses, geringere Symptome von Fatigue, weniger Schlafstörungen und depressive Symptome als die Kontrollgruppe. Es konnte anhand von Blutmarkern nachgewiesen werden, dass das MBSR-Training sich auch auf der immunologischen Ebene als wirksamer zeigte. Damit gibt es Hinweise, dass MBSR das Immunsystem stärken kann. Hier sind Replikationsstudien und weitere Forschung sinnvoll. Mehta et al. (2019) geben einen Überblick über Studien zur Wirkung von Achtsamkeit bei Krebs. Die häufigsten Effekte finden sich bezüglich der Reduktion von Stress und der Stärkung des Immunsystems. Carlson und Speca (2010) haben aufbauend auf MBSR ein spezifisches Achtsamkeitstraining

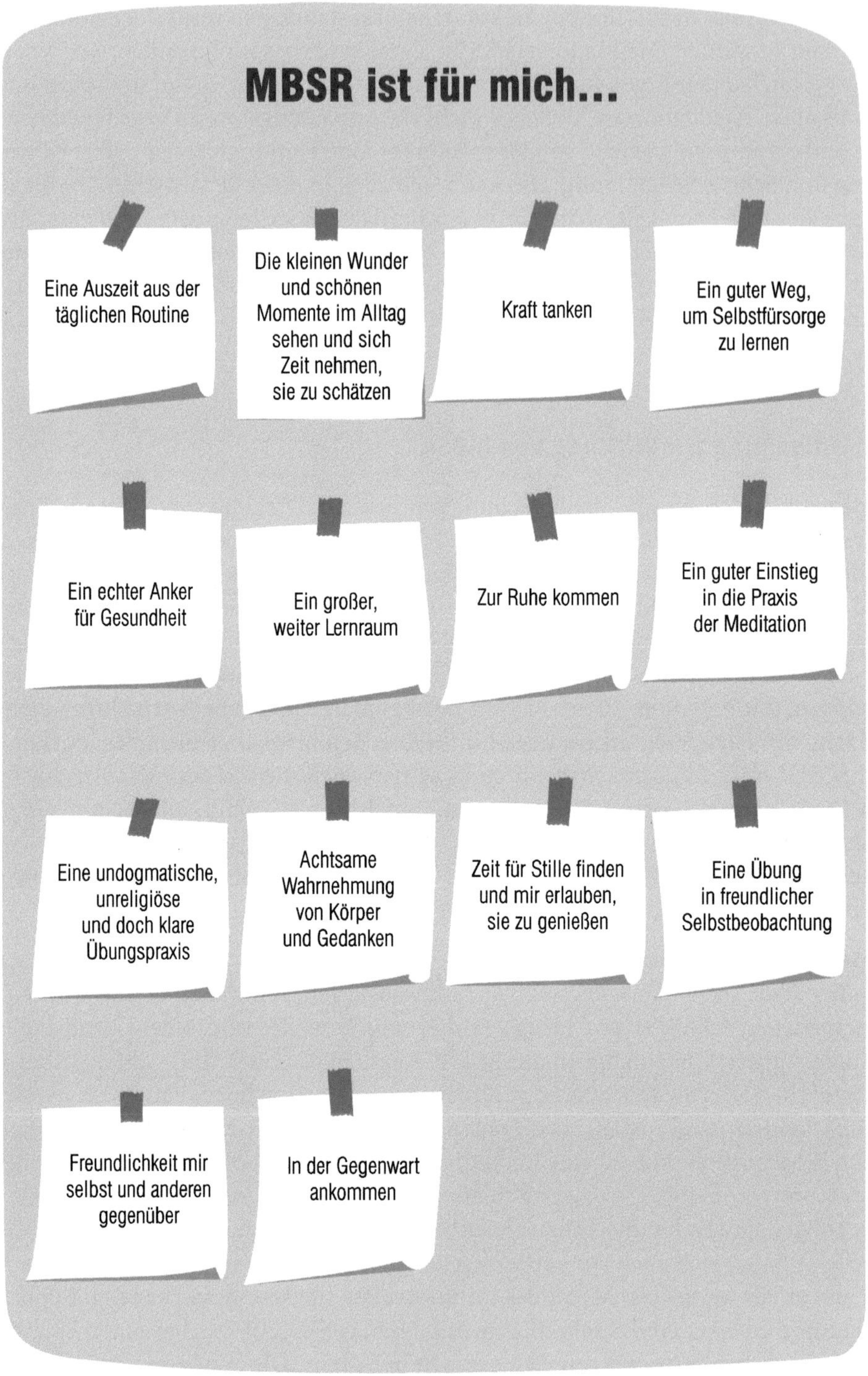

Abbildung 2.6 Wie Kursteilnehmende MBSR erleben

als Nachsorge bei Krebserkrankungen entwickelt, MBCR (Mindfulness-Based Cancer Recovery). Dabei gehen sie auch auf den achtsamen Umgang mit Krebssymptomen und Nebenwirkungen wie Haarausfall, Erschöpfung, Übelkeit und Ängste ein. Dobos und Kümmel (2011) zeigen einen integrativen Behandlungsansatz bei Krebserkrankungen auf, der in der Mind-Body-Medizin verankert ist und MBSR dabei als einen wichtigen Teil begreift.

MBSR bei Schmerz

In einer Pilotstudie der Universität Freiburg (Simshäuser et al., 2019) wurden Migränepatienten zufällig einem MBSR-Training oder einer aktiven Kontrollgruppe, die progressive Muskelentspannung und Psychoedukation vermittelte, zugewiesen. Das primäre Zielkriterium, die Reduktion der Migränehäufigkeit, zeigte keinen signifikanten Gruppenunterschied. Die MBSR-Gruppe wies aber insgesamt eine Verringerung der psychischen Beeinträchtigung durch die Schmerzen auf und bessere Bewältigungsstrategien im Umgang mit den Migräneanfällen. Diese Effekte bestanden noch ein Jahr nach dem MBSR-Kurs. Die Forschergruppe sieht trotz einiger Limitierungen der Studie einige ermutigende Hinweise für eine Wirksamkeit von MBSR für Migränepatienten. Sie hält es auch für sinnvoll, das MBSR-Programm um spezifische Interventionen für Schmerzpatienten zu erweitern.

Gardner-Nix und Costin-Hall (2012) beschreiben ein achtsames Praxisprogramm gegen chronischen Schmerz, das Elemente von MBSR und auch Mal- und Schreibübungen enthält. Vidyamala Burch (2009) hat mit Breathworks ein achtsamkeitsbasiertes Vorgehen für Menschen mit Schmerzen entwickelt. Dabei sind fünf Schritte wichtig: Erstens das Kultivieren von Achtsamkeit, zweitens sich dem Unangenehmen zuwenden, drittens das Angenehme suchen, viertens offenes Gewahrsein und Gleichmut und fünftens dem Schmerz bewusst begegnen. Die Autorin leidet selbst unter einer angeborenen Wirbelsäulen-Instabilität und nach einem Autounfall unter starken Schmerzen. Sie geht vielleicht auch deshalb besonders einfühlsam auf die Grenzen von Achtsamkeitsmeditation ein und schreibt über die Kombination von Medikation und Meditation. Spezifische Methoden und auch Informationen können das MBSR-Programm bereichern und auf die Bedürfnisse von Menschen mit starken, herausfordernden Schmerzen möglicherweise besser eingehen. Dies kann auch ein Gebiet für zukünftige Forschungsarbeiten sein.

Daniel Goleman und Richard Davidson (2017) zeichnen die Entwicklung der Meditationsforschung anhand ihrer persönlichen Meditationserfahrung und Forschungsarbeit über viele Jahrzehnte nach. Dabei weisen sie auch auf Veränderungen von Aktivitätsmustern und Strukturen spezifischer Gehirnareale durch Meditation hin. So reduziert ein MBSR-Training die Reaktivität der Amygdala und stärkt die Verbindung zwischen dem Präfrontalen Cortex und der Amygdala. Grundsätzlich sehen die Wissenschaftler Gehirnareale durch Meditation gestärkt, die die Selbstwahrnehmung und Selbstregulation fördern. Bereiche des präfrontalen Cortex werden durch Meditation vergrößert, sie sind zuständig für Aufmerksamkeitslenkung und Metakognition. Oft werden in Studien ganze Trainingskonzepte, z. B. MBSR oder

MBCT untersucht, die verschiedene Meditationen vermitteln. Goleman und Davidson (2017) weisen darauf hin, dass Meditation nicht eine einheitliche mentale Aktivität umschreibt. Vielmehr bestimmt die spezifische Form der Meditation die jeweilige Wirkung.

Jede Meditation hat spezifische Wirkung. Das, was geübt wird, verbessert sich. In der großangelegten ReSource Studie am Max Planck Institut für Kognitions- und Neurowissenschaft in Leipzig wurde nachgewiesen, dass Atemmeditation, Body Scan, Metta-Meditation und das Üben von Gedankenbeobachtung jeweils einen eigenen »mentalen Fingerabdruck« der Veränderung zeigen (Kok & Singer, 2016). Das Üben des Body Scans verbessert mehr als die drei anderen Meditationen die interozeptive Wahrnehmung. Die Metta-Meditation fördert positive Gedanken, die Meditation der Gedankenbeobachtung stärkt metakognitive Bewusstheit und hilft, Gedankeninhalte gruppieren zu können. Diese Forschungsergebnisse zeigen, dass die Art der geübten Meditation von Bedeutung für die jeweilige Wirkung ist. Dies ist für die klinische und psychotherapeutische Arbeit von großer Relevanz. So kann in Zukunft die Wahl der Meditation besser auf die Bedürfnisse einzelner Menschen und Symptomatiken abgestimmt werden und damit die Wirkung verbessert werden. Folgende Fragen sind für die weitere Forschung interessant: Welche Personen können von welchen Meditationen besonders profitieren? Wie wirkt die jeweilige Meditation? Wie lang sollte geübt werden, besser einmal länger am Tag oder mehrmals täglich in kleineren Einheiten?

2.5 MBSR innerhalb der Mind-Body-Medizin

MBSR wurde von Beginn an in einem klinischen, medizinischen Setting vermittelt und von Jon Kabat Zinn als Teil der medizinischen Versorgung, nicht als deren Ersatz, gesehen. Der Leiter der Klinik für Naturheilkunde und integrative Medizin in Essen, Prof. Dobos, und seine Mitarbeiter und Mitarbeiterinnen beschreiben die Mind-Body-Medizin in ihrer Entwicklung, Anwendung und Wirkung (Dobos & Paul, 2019). Sie beziehen sich in ihren Praxisbeispielen z. B. auf Menschen mit Krebserkrankungen, chronischen Schmerzerkrankungen, rheumatischen Erkrankungen, arterieller Hypertonie und chronisch entzündlichen Darmerkrankungen. Kabat-Zinn wird als einer der Pioniere dieses Mind-Body-Ansatzes verstanden. Es soll kurz skizziert werden, wodurch die Mind-Body-Medizin charakterisiert ist. Das Zusammenspiel von Gehirn, Geist, Körper und Emotion wird als grundlegend für Krankheit und Gesundheit angesehen. Dabei gelten Krankheit und Gesundheit als ein interaktives, ganzheitliches Geschehen und nicht als dichotome Kategorien, sondern als Kontinuum. Es kann Bereiche des Lebens geben, die durch Krankheit und Leid betroffen und herausgefordert sind und gleichzeitig gibt es gesunde, stärkende, heilende Faktoren. Aus der Sichtweise, dass Geist und Körper untrennbar miteinander verbunden sind, bestimmt sich auch die interdisziplinäre und verschiedene Methoden integrierende Herangehensweise. Der Aufbau einer Kompetenz im Umgang mit Stress und der Entwicklung von gesundheitsförderlichen Einstellungen und Verhaltensweisen sind in der Mind-

Body-Medizin zentral. Deshalb sind übende Verfahren wie Entspannungsmethoden, Bewegungsansätze wie Qi Gong, Yoga, Meditation, Ernährungsberatung und auch MBSR feste Bestandteile. Die innere Haltung, die Einstellung, wie Menschen sich ihrem Körper und überhaupt dem Leben zuwenden, gilt dabei als wichtige Wirkkraft. Die Entwicklung von gesundheitsförderlichen Sicht- und Verhaltensweisen wird angeregt und die Motivation zur Veränderung gestärkt. Die Arzt-Patient oder Therapeut-Patient-Beziehung wird als eine Begegnung auf Augenhöhe verstanden. Der Patient wird in seiner Individualität gesehen und als Experte für seinen Heilungsprozess angesprochen. Das Mind-Body-Konzept geht von einem positiven Menschenbild aus, das die Ressourcen und das Selbstheilungspotenzial jeder Person in den Blick nimmt und individuell unterstützen möchte. Das Prinzip der Hilfe zu Selbsthilfe und Prozesse der Selbstwahrnehmung, Selbsterkenntnis und Selbstfürsorge werden gefördert. Auch spirituelle und existenzielle Fragen und Themen finden in dieser Sichtweise Platz. Die Gruppe gilt als wichtiger Lern- und Resonanzort. Die Patienten lernen in der Gruppe von anderen, erweitern ihre kommunikativen Kompetenzen, fühlen sich in der Gruppe getragen und unterstützt. Nahezu alle der beschriebenen Aspekte der Mind-Body-Medizin können wir sowohl beim Menschenbild, das MBSR zugrunde liegt, als auch bei den Methoden und der Art der Vermittlung wieder finden (Kabat-Zinn, 2007).

2.6 Interpersonelle Achtsamkeit in MBSR- und MBCT-Kursen

In diesem Abschnitt wird die interpersonelle Achtsamkeit beschrieben und durch Übungen veranschaulicht. Die achtsame Kommunikation ist sowohl für das MBSR-Training als auch für das MBCT-Curriculum unerlässlich.

MBSR fördert eine individuelle Meditationspraxis, die alleine im stillen Kämmerchen stattfindet. Es besteht die Gefahr, sich in der Meditation nur um sich selbst zu drehen und den zwischenmenschlichen Aspekt zu vernachlässigen. In der Kurswoche 5 und 6 des MBSR-Kurses wird das Thema Stress und Kommunikation erfahrbar gemacht und erforscht. Eine Woche lang beobachten die Kursteilnehmer herausfordernde kommunikative Situationen und halten ihre Erfahrungen schriftlich fest. Im Kurs wird dann eine Partnerübung durchgeführt, die an Aikido-Haltungen erinnert (Meleo-Meyer, 2016). Aikido ist eine japanische Kampfkunst, in der die Energie des Kampfpartners aufgegriffen und transformiert wird, möglichst ohne sich selbst und dem Gegner zu schaden. Im MBSR-Kurs wird mit einfachen körperlichen Gesten und Haltungen geübt, die kein besonderes Training erfordern. Die Partner stehen sich in einigem Abstand gegenüber und erproben verschiedene Formen der nonverbalen Kommunikation. Person A geht mit ausgestreckten Armen auf Person B zu, Person B antwortet auf unterschiedliche Weise. Abbildung 2.7 zeigt den Ablauf der Übung.

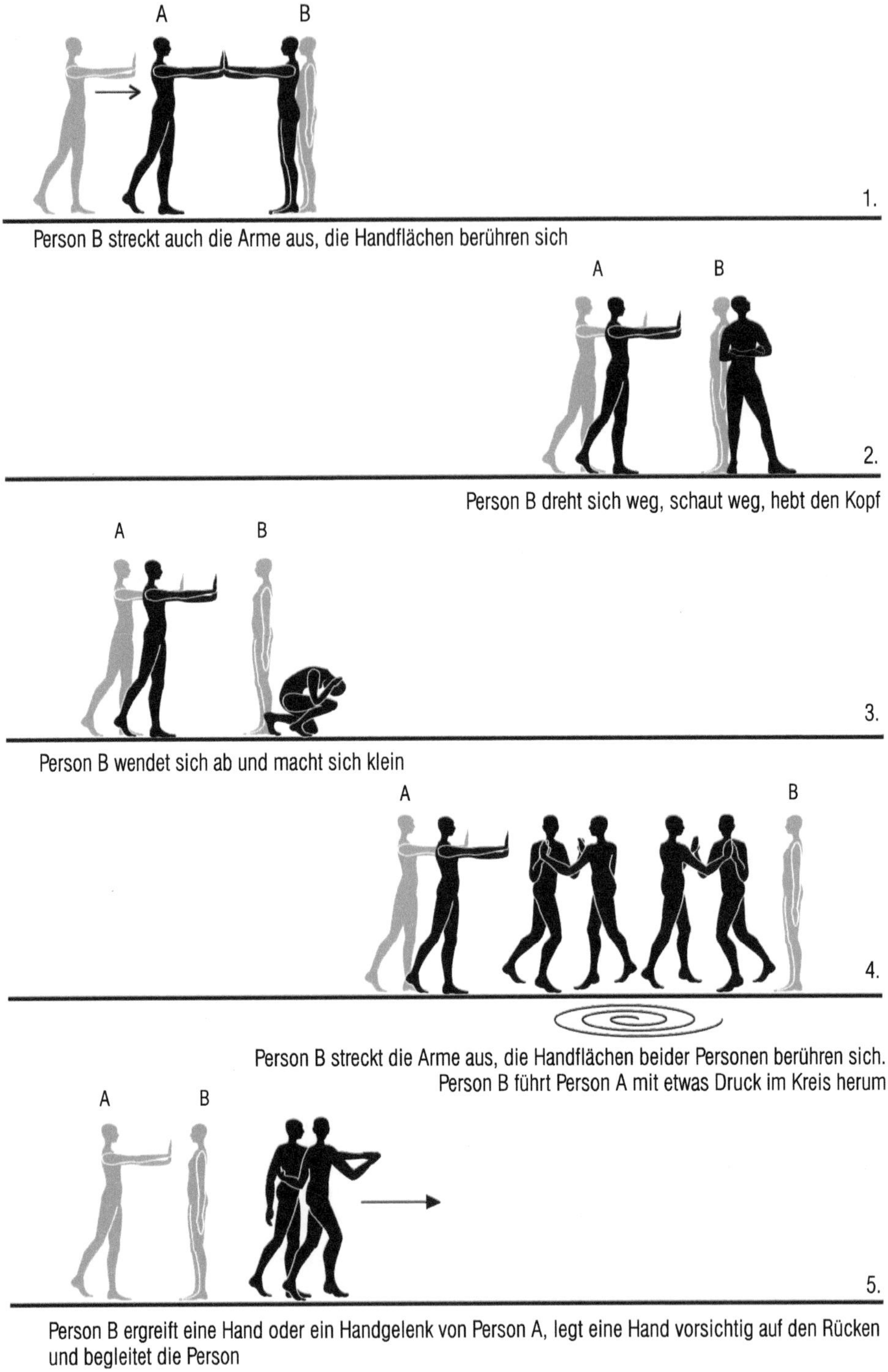

Abbildung 2.7 Partnerübung zur nonverbalen Kommunikation

Alle Positionen werden nacheinander eingenommen, dann erfolgt ein Rollenwechsel. Im Anschluss tauschen sich die Übungspartner über ihre Erfahrungen aus. Leitend sind dabei folgende Fragen:

- Was war mir vertraut? Was kenne ich?
- Was ist mir unvertraut? Und was fällt mir schwer?
- Welche Gefühle und Impulse tauchten beim Üben auf?
- Was möchte ich mehr ausprobieren?
- Wie können die Erfahrungen meine Begegnungen und die Kommunikation mit anderen bereichern?

Beispiel

Zwei Freundinnen führen die nonverbalen Aikidoübungen in einem MBSR-Kurs miteinander durch. Sie sind beide sichtlich berührt von ihren Erfahrungen: Frau M.: »Ich würde mich bei dir nie trauen, Grenzen zu setzen, obwohl ich manchmal den Impuls habe und das für mich wichtig wäre.« Frau S.: »Ja das geht mir auch so. Ich fände das ganz gut, wenn du wie in der Übung die Arme ausstreckst und ich deine Kraft spüre. Ich habe auch meine Kraft im Kontakt gespürt und gedacht, das fühlt sich gut an, stark. Auch den Gegendruck zu spüren, fand ich angenehm, ich war im Kontakt. Ich habe aber auch bemerkt, dass ich mich oft seitlich wegducke und klein mache. Beim Üben habe ich gespürt, wie unangenehm es für mich war, als du dich weggeduckt hast. Das hat mich ärgerlich gemacht. Wahrscheinlich ärgern sich meine Mitmenschen oft über mich, weil ich mich selbst klein mache.«

Viele Kursteilnehmende erleben diese Partnerübung und das Thema der achtsamen Kommunikation als sehr bereichernd. Sie profitieren sowohl vom gemeinsamen Meditieren in der Gruppe als auch vom Austausch nach den Meditationsübungen. Nach jeder längeren Meditation in einem MBSR- oder auch MBCT-Kurs gibt es den Raum, sich über die Erfahrungen auszutauschen. Der sich entfaltende Dialog soll dabei nah am unmittelbaren Erleben bleiben und Achtsamkeit auch innerhalb des Sprechens kultivieren. Es ist Gregory Kramers Verdienst, sich der interpersonellen Achtsamkeit gezielt zuzuwenden (Kramer, 2009). In seinem Buch *Einsichts-Dialog* fasst er die Grundlagen achtsamer Begegnung und Kommunikation zusammen. Man könnte den Einsichtsdialog auch als Meditation zu zweit begreifen. Die Erfahrungen der individuellen Achtsamkeitspraxis werden in die Dialogsitzungen eingebracht, der Dialog wird und wirkt meditativ. Kommunikation geschieht schnell, oft automatisch und unbewusst. Die eigene Art zu kommunizieren ist von Gewohnheiten und Erwartungen an sich und andere geprägt. Durch Kommunikation - schriftlich, in Emails, Telefonaten oder auch in Gesprächen - können wir Menschen verletzen und uns und anderen Leid zufügen. Als zuhörende Person werden wir vielleicht schnell ungeduldig und unterbrechen den Sprecher, hören nicht richtig zu und bereiten innerlich schon unsere Meinung und Antwort vor. Als sprechende Person reden wir vielleicht ohne Punkt und Komma, reden uns in Rage, verletzen andere durch unser Sprechen oder sagen nicht wirklich das, was uns bewegt und berührt. Wie auch in der individuellen Meditationspraxis ist es im Einsichtsdialog wichtig, sich der eigenen Gewohnheitsmuster bewusst zu werden und Freiraum für etwas Neues entstehen zu lassen. Die folgenden sechs Aspekte, von Kramer auch »Leitlinien« genannt, bilden das Gerüst für den Einsichtsdialog, sie bauen aufeinander auf und wirken hilfreich im Dialog zusammen (Kramer, 2009).

Innehalten. Wie beschrieben ist Kommunikation oft automatisiert und läuft unbewusst ab. Ein Innehalten erlaubt das Stoppen der Automatismen, ermöglicht dadurch den Wechsel von Reaktivität zu Achtsamkeit und schafft die Voraussetzung für bewusste Wahrnehmung. Innehalten erlaubt, sich der gegenwärtigen Erfahrung zuzuwenden, zu spüren und zu fühlen. Es ist ein Anhalten, um sich der eigenen Erfahrung zuwenden und bewusst werden zu können. So kann deutlich werden, dass man vielleicht redet ohne das Eigentliche zu sagen oder gar nicht zuhört, sondern mit dem eigenen Denken beschäftigt ist. Innehalten ermöglicht, das Tempo zu drosseln, das Tempo rauszunehmen. Dies ist besonders wichtig, weil in Dialogen ein Wort oft das andere gibt. Aus einer Impulsivität heraus können Aussagen unreflektiert und verletzend sein. Innehalten schafft neue Räume in jeder Person und auch zwischen den Kommunikationspartnern und kann dann zu einer wohlwollenderen, offeneren, dialogischen Kommunikation beitragen.

Entspannen. Erinnern Sie sich an ein Gespräch, in dem Sie sich angespannt gefühlt haben? Worum ging es in dem Gespräch, mit wem haben Sie gesprochen? Anspannung in der Kommunikation kann verschiedene Ursachen haben. Vielleicht fühlen wir uns im Gespräch nicht wohl, setzen uns unter Druck oder fühlen uns bedrängt. Anspannung kann aber auch ein Zeichen von Konflikten sein, inneren Konflikten oder Meinungsverschiedenheiten mit dem Gesprächspartner. Oft führen Anspannungen im Dialog dazu, dass wir uns verschließen, den Kontakt zu uns und unserem Gegenüber verlieren. Missverständnisse und Verletzungen können aus Anspannungen entstehen, besonders wenn sie unbewusst bleiben und zu einem impulsiven Verhalten führen. Das Innehalten ermöglicht es, Anspannungen zu spüren. Vielleicht kann durch das Wahrnehmen des Atems und das Schließen der Augen mehr Entspannung entstehen und ein Ankommen im eigenen Körper wird möglich. Die Entspannung im Körper und im Geist löst überstarke Identifikationen auf, beruhigt Impulse und schafft dadurch eine wirkliche Offenheit für den wechselseitigen Austausch. Wenn wir entspannt sind, erlauben wir uns ein ruhiges Sprechen, machen vielleicht auch Pausen, wir lassen das Gesagte mehr entstehen. Ein entspanntes Sprechen ermöglicht es, sich selbst beim Sprechen zuzuhören und auch das Sprechen nicht so stark zu kontrollieren, sondern auf den Prozess zu vertrauen. Entspanntes Zuhören gewährt wirkliches Interesse am Gesagten, ein Sich-Einlassen und ein Verzicht auf frühzeitiges Reagieren.

Öffnen. Durch Innehalten und Entspannen kommen die Gesprächspartner im eigenen Körper an und nehmen Kontakt zu sich selbst auf. Durch den Aspekt der Offenheit wird die Tür, der Zugang zu zwischenmenschlicher Begegnung geöffnet. Sich zu öffnen bedeutet eine freundliche Zuwendung zu sich und dem Gegenüber. Offenheit meint den Verzicht auf vorschnelle, einengende Wertungen und Aussagen. Sie ermöglicht eine Rezeptivität, eine Empfangsbereitschaft, die offen ist für verschiedene Inhalte, Aussagen und Haltungen. Die Grenzen zwischen Innen und Außen, zwischen mir und einem Gegenüber werden wahrgenommen, erkundet und erweitert. Ein Sowohl-als-Auch wird erfahrbar, mit sich im Kontakt sein und gleichzeitig mit dem Gegenüber im Kontakt sein. Es wird möglich, zwischen Selbstwahrnehmung und der Wahrnehmung des anderen flexibler wechseln zu können. Weite und Raum für Begegnung entstehen und damit neue Möglichkeiten im Dialog, ein Austauschen, ein sich wechselseitig Bereichern. Wie wir in Abschnitt 2.3 über die Achtsamkeit gesehen haben, ermöglicht eine flexible Aufmerksamkeitslenkung eine Erweiterung des Fokus und ein Verweilen im Fluss der Erfahrung, ohne sich darin zu verlieren. Diese Offenheit, auch offenes Gewahrsein genannt, wird hier im Dialog erfahrbar und führt organisch zum nächsten Aspekt des Einsichtsdialoges. Dem Fluss der Erfahrung und dem Entstehen der Erfahrung vertrauen zu lernen.

Dem Entstehen vertrauen. Es fällt uns oft schwer, Kontrolle abzugeben und dem Fluss der Erfahrung zu vertrauen. Das ist in der individuellen Meditation für sich selbst nicht leicht, und im Dialog vielleicht noch herausfordernder. In der Einsichtsmeditation wie auch im Einsichtsdialog haben wir die Möglichkeit, die ständige Veränderung, die Prozesshaftigkeit des Geschehens zu erleben. Im Dialog würde das bedeuten, dass ich Pläne und starre Meinungen zur Seite legen kann, mir der Erwartungen, die ich an das Gespräch habe, bewusst werde und den Mut fasse, mich dem Prozess des Gespräches anzuvertrauen. Dieses Vertrauen bezieht sich auf das Prozesshafte der Erfahrung, dass sich etwas entwickeln, wandeln und zeigen darf. Ein vertrauensvolles Sich-Einlassen bedeutet auch ein Ankommen in der Gegenwart. Pläne und Erwartungen dürfen zur Seite treten und der wechselseitigen, gegenwärtigen Begegnung im Moment Platz machen. Schweigen, Pausen, Nichtwissen sind somit erlaubt und sogar erwünscht im Einsichtsdialog und führen zur Frische der Begegnung. Der Schritt, dem Entstehen zu vertrauen, lockert festgefahrene Gewohnheiten, Automatismen und schafft Raum für Begegnung, Weisheit und Mitgefühl.

Tief zuhören. Welche automatischen Muster lassen sich beim Zuhören erkennen? Oft bereitet der Zuhörer schon eigene Antworten vor, unterbricht frühzeitig oder hört gar nicht richtig zu. Es gibt die Tendenzen, widersprechen oder zustimmen zu wollen, helfen zu wollen oder etwas Kluges zu erwidern. Doch tiefes Zuhören ist wie ein Geschenk an den Sprechenden, dieses Geschenk scheint Momo, die Protagonistin in Michael Endes gleichnamigen Buch, anderen Menschen machen zu können.

> »Momo konnte so zuhören, dass dummen Menschen plötzlich sehr gescheite Gedanken kamen. Nicht etwa, weil sie etwas sagte oder fragte, was den anderen auf solche Gedanken brachte, nein, sie saß nur da und hörte einfach zu, mit aller Aufmerksamkeit und aller Anteilnahme.« (Ende, 1973, S. 15)

Momo scheint es zu gelingen, dem Gegenüber durch Zuhören Raum zu geben und ihm das Gefühl zu vermitteln, wichtig zu sein. Zuhören ist nichts Passives, sondern benötigt Aufmerksamkeit für sich und das sprechende Gegenüber. In der individuellen

Meditation lauschen wir in uns hinein und hören uns freundlich zu, wir üben uns auch darin, nicht jedem Gedanken, Gefühl blindlings zu folgen oder darauf zu reagieren. Im Einsichtsdialog meint tiefes Zuhören ein entspanntes, offenes Sich-Zuwenden zum Sprechenden. Wir lauschen, wir empfangen zuhörend nicht nur die Inhalte des Gesagten, sondern die Stimme, die Pausen, die Mimik, die Gestik, das, was zwischen den Zeilen mitschwingt. Tiefes Zuhören geht mit einem offenen Geist und Herz einher, wir hören mit allen Sinnen, mit dem gesamten Körper zu. Wir gehen in Resonanz und schwingen mit, erliegen aber nicht der Gefahr, uns selbst beim Zuhören zu verlieren. Tiefes Zuhören ist ein Zuhören aus der eigenen inneren Mitte und Verwurzelung heraus. Wir wenden uns dem Sprechenden mit Freundlichkeit zu und stellen einen Raum zur Verfügung. Diesen Raum zuhörend zu gewähren und zu halten, kann sich wie bei Momo als sehr hilfreich, heilsam für das sprechende Gegenüber auswirken. Mit der Art unseres Zuhörens ermutigen wir den Sprechenden, sich Raum zu nehmen und die eigene Stimme zu finden. Wir ermutigen den Redenden mit Freundlichkeit, sich der eigenen Wahrheit zuzuwenden und wahrhaftig zu sprechen.

Die Wahrheit sagen. In der Psychotherapie und in helfenden Feldern hat das gesprochene Wort eine große Bedeutung. Sprechen und Sprache können sehr heilsam, tröstlich, erhellend und bereichernd sein. Beim Sprechen ist aber auch vieles kulturell und biografisch konditioniert. Es ist amüsant zu lesen, wie die Amerikanerin Linda Leaming (2013) in Buthan per Anhalter fährt und beginnt, ohne Punkt und Komma zu reden. In Buthan gilt aber das Einfach-los-Reden als unhöflich. Während, wie die Autorin meint, in Amerika eine Gesprächspause schnell zu Unwohlsein führt und darum versucht wird, jedes auch noch so kurze Schweigen zu vermeiden. Sprechen und Schweigen vermitteln Bedeutungen. Wichtig ist dabei auch, mit welcher Absicht wir sprechen oder schweigen. Wollen wir etwas verbergen, wollen wir beeindrucken und uns gut darstellen? Wollen wir uns abgrenzen oder andere angreifen? Die Wahrheit sagen im Einsichtsdialog ermöglicht ein Sprechen aus der Stille und ruhigen Präsenz heraus. Maßgabe ist ein rechtes Sprechen, das mit der Absicht des Wohlwollens und der Freundlichkeit geschieht. Es geht um die Ökonomie des Sprechens, was möchte wirklich gesagt werden, was ist wichtig, bedeutsam? Was entsteht aus dem Abwarten und der Stille heraus, ohne dass ich mein Sprechen vorbereite und plane? Ein authentisches Sprechen wird dadurch möglich. Es entsteht eine Wahrhaftigkeit, ein lebendiges Verbundensein mit dem eigenen Erleben. Aussprechen beinhaltet die Chance, sich etwas deutlich und bewusst zu machen. Beim Aussprechen können plötzlich Gefühle erlebbar werden.

Die beschriebenen, unterschiedlichen Qualitäten können einzeln geübt und erforscht werden, das reduziert die Komplexität und ermöglicht einen klaren Fokus. Zum Beispiel ist es möglich, sich mehr auf das Innehalten zu beziehen und in Gesprächen oder vor Gesprächen bewusster zu pausieren. Oder eine körperliche und mentale Entspannung kann vor oder während eines Gespräches geübt werden. Die Leitlinien können aber auch als Paare zusammen gesehen und erprobt werden. Innehalten und Entspannen bilden dabei ein Paar, Öffnen und dem Entstehen-Vertrauen ein weiteres und letztlich bilden tiefes Zuhören und die Wahrheit-Sagen auch eine gute

Kombination. In der ReSource Studie des Max-Planck-Instituts für Kognitions- und Neurowissenschaften in Leipzig wurden in einem groß angelegten Trainings- und Forschungsprogramm verschiedene Meditationen miteinander verglichen.

Die Dyade. Der meditative Dialog, in der Studie Dyade genannt, wurde neben anderen Meditationen wie z. B. dem Body Scan, der Atemmeditation oder der Gedankenbeobachtung vermittelt und erforscht. Der Austausch in der Dyade ist klar strukturiert und in Abbildung 2.8 dargestellt. Die zuhörende Person reagiert nicht verbal oder nonverbal, sondern fokussiert sich auf ein aktives, einfühlsames Zuhören. Die sprechende Person berichtet über eine herausfordernde Begebenheit der letzten 24 Stunden und dann über eine Situation, für die Dankbarkeit empfunden wird. Doch es geht beim Erzählen nicht so sehr um die Geschichte, sondern vielmehr um das Spüren der Emotionen und der eigenen Körperempfindungen, die mit der Erfahrung einhergehen. Der Sprecher erzählt aus dem gegenwärtigen Erleben heraus. Bei dem Sprechen und Zuhören in den dyadischen Übungen können die beschriebenen Prinzipien von Gregory Kramer Anwendung finden.

Ich habe selbst als Trainerin an der Studie teilgenommen und konnte erleben, wie einige Probanden zunächst skeptisch waren, einer ihnen unbekannten Person etwas sehr Persönliches zu erzählen und dann auch noch in dieser zunächst etwas künstlich wirkenden Form. Doch viele der Studienteilnehmer waren von der Verbundenheit, die durch das dyadische Üben entsteht, sehr berührt und einige haben diese Übung auch nach Ende der Studie noch lange weiter fortgesetzt. Die Forschungsergebnisse zeigen, dass das Üben der beschriebenen Dyade bei den Probanden zu positiven Emotionen führte und zu einem Erleben von Verbundenheit während des Übens (Kok & Singer, 2016). Diese Ergebnisse sind auch für den klinischen, therapeutischen Bereich interessant. Viele Menschen mit psychischen Problemen, z. B. Depressionen, fühlen sich isoliert, das dyadische Üben kann Erfahrungen von Verbundenheit und einer positiven Resonanz mit anderen fördern.

2.7 MBSR und Psychotherapie

Ein MBSR-Training dient als übende Stressbewältigung, geht aber nicht auf die biografischen Themen des Einzelnen ein. Psychotherapie hat das Ziel, Symptomatiken im Zusammenhang mit der individuellen Biografie verstehbar zu machen und zu erkennen, wo Entwicklung blockiert ist. Die eigene Lerngeschichte, die Dynamik der Herkunftsfamilie werden beleuchtet und fühlbar gemacht. Frühe Beziehungserfahrungen werden in ihren stärkenden und schwächenden, schädigenden Auswirkungen deutlich. Ressourcen und neue Bewältigungsstrategien können wiederentdeckt und gelernt und eingeübt werden. Im psychotherapeutischen Setting kommt der haltgebenden, nährenden und auch freundlich konfrontierenden therapeutischen Beziehung eine zentrale Rolle zu. Ein MBSR-Kurs kann auch völlig unabhängig von einer psychotherapeutischen Begleitung sinnvoll sein. Aber die Praxis zeigt, dass viele Menschen, die sich für einen MBSR-Kurs entscheiden, in ärztlicher und psychotherapeu-

Zuhörende Person:

- Reagiert nicht verbal oder nonverbal
- Hört aktiv, offen und empathisch zu

Sprechende Person:

- Spricht aus dem Moment heraus
- Nimmt die eigenen Gefühle und Körperempfindungen wahr

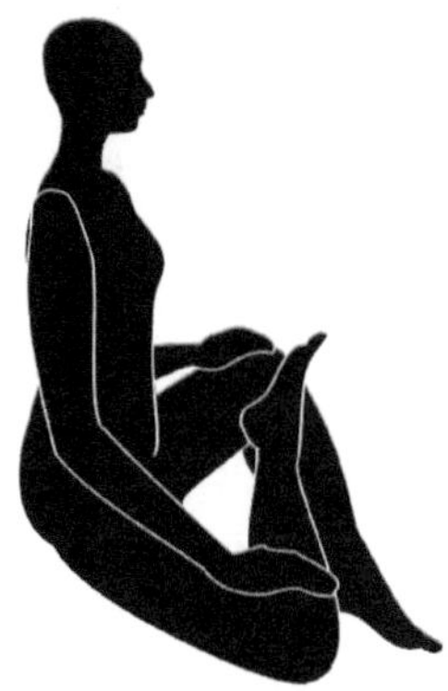

1. Gemeinsame Einstimmung: Beide schließen die Augen und spüren den Atem im Körper
2. Herausforderung: Der Sprecher berichtet eine herausfordernde Situation der letzten 24 Stunden und erzählt, wie sich das Erleben emotional und im Körper angefühlt hat
3. Bewusstes Innehalten: Beide schließen die Augen und spüren den Atem im Körper
4. Dankbarkeit: Der Sprechende berichtet über eine Situation der letzten 24 Stunden, die Dankbarkeit ausgelöst hat und erzählt wie sich das Erleben emotional und im Körper angefühlt hat
5. Beide schließen die Augen und spüren den Atem im Körper
6. Rollenwechsel

Abbildung 2.8 Achtsames Sprechen und Zuhören in einer meditativen Dyade

tischen Behandlung sind. Heinrichs et al. (2015) weisen darauf hin, bei welchen ICD-10-Diagnosen Stress in der Entstehung oder als Folge eine Rolle spielen. Die Liste ist beeindruckend lang und enthält z. B. depressive Störungen, somatoforme Störungen, phobische Störungen, sonstige Angststörungen. Das Thema Stress sollte also in vielen therapeutischen Prozessen aufgegriffen werden. In diesem Abschnitt möchte ich deshalb zusammenfassend einige praktische Impulse für die Psychotherapie vermitteln. Leitend ist dabei die Frage, wie sich MBSR-Training und Psychotherapie ergänzen und bereichern können?

Die meditierende Psychotherapeutin. MBSR und Achtsamkeitsverfahren sollten grundlegend in der Ausbildung zur Psychotherapeutin vermittelt werden. Die Teilnahme an einem MBSR-8-Wochen-Kurs ist aus mehreren Gründen für eine Psychotherapeutin zu empfehlen. Zum einen brauchen auch Therapeutinnen eine Selbstfürsorge und Psychohygiene. Hier kann das Erlernen von MBSR eine wichtige Basis für die eigene Meditationspraxis sein. Zum anderen wissen Psychotherapeutinnen, die selbst einen MBSR-8-Wochen-Kurs absolviert haben, aus eigener Erfahrung um die Herausforderungen und Wirkungen des Trainings. Dieses eigene Erfahrungswissen hilft, Klienten MBSR kompetenter empfehlen zu können und auch die Teilnahme an einem Kurs besser psychotherapeutisch begleiten zu können.

Beispiel

Herr R. arbeitet schon lange in eigener Praxis als Verhaltenstherapeut. Er entdeckt Yoga für sich und nimmt an einem mehrtägigen MBSR-Training für Psychologen teil. Besonders die achtsame Bewegung erlebt er als stärkend und möchte den Körper mehr in sein psychotherapeutisches Handeln einbeziehen. Doch nach der Weiterbildung ist ihm klar, dass er zunächst mit einer eigenen meditativen Übungspraxis fortsetzen möchte.

Aus der eigenen Übungspraxis heraus ergeben sich dann ganz organisch Impulse für das psychotherapeutische Handeln.

Vorbereitung und Begleitung eines MBSR-Kurses durch Psychotherapie. Psychotherapeutinnen in Kliniken und auch im ambulanten Setting können Menschen den MBSR-Ansatz nahelegen und beraten, wann eine Kursteilnahme hilfreich ist. Besonders wichtig ist die Stabilisierung vor einem Kurs, wenn sich Klienten in Krisen befinden oder Traumaerfahrungen erlebt haben. Wie im nächsten Kapitel beschrieben wird, ist hier ein traumasensitives Vorgehen wichtig. Auch während der Kursteilnahme können die Psychotherapeutinnen ermutigen, dabei zu bleiben, zu üben und auch die individuellen, biografischen Themen in der Therapie aufzugreifen. Es ist wünschenswert, dass MBSR und Psychotherapie nicht einfach unabhängig nebeneinander herlaufen, sondern sich stärkend aufeinander beziehen.

Psychoedukation und Vertiefung von Themen. MBSR enthält Themen, die auch vertiefend in der Psychotherapie im Einzel- und im Gruppensetting gut aufgegriffen werden können. Modelle über Stress, den Zusammenhang von Gedanken, Gefühlen und Körperempfindungen, die Gewohnheitsmuster und Automatismen. In einem MBSR-Kurs können viele Themen nur angedeutet werden. Je nach therapeutischer Schule und Kompetenz der Therapeutin können Themen und Übungen des MBSR vertieft werden. Die einzelnen Übungen in diesem Buch können sowohl im Einzel- als auch im Gruppensetting genutzt werden.

Stress als Thema mehr in den Blick nehmen. In der Verhaltenstherapie wird mit dem Vulnerabilitäts-Stress Modell gearbeitet. Im MBSR-Kurs wird Stresserleben als menschliche Alarmreaktion und ein Zusammenspiel von körperlichen, gedanklichen und emotionalen Aspekten direkt erfahrbar gemacht. In der Psychotherapie können sowohl die individuellen biografischen Stressfaktoren als auch die aktuellen Belastungs- und Resilienzfaktoren vertieft in den Blick genommen werden. Die äußeren Faktoren von Stress, die Arbeitssituation sollten beim Thema Stress nicht vergessen werden. In der Psychotherapie kann es sinnvoll sein, sich ein Organigramm der Arbeitssituation anzuschauen und es mit dem Genogramm der Herkunftsfamilie in Beziehung zu setzen.

Die Beziehung zu sich selbst und die Beziehung zu anderen. Meditation macht die Beziehung zum Körper, zu den eigenen Gedanken und Gefühlen erfahrbar. Es ist davon auszugehen, dass die bewusstere Beziehung zur eigenen Person sich auch auf den zwischenmenschlichen Bereich auswirkt. Aber dies ist kein Selbstläufer. Wie wir schon gesehen haben, besteht die Gefahr, sich durch Meditation zurückzuziehen und Gefühle, Handlungen, aber auch Konfrontation, zu vermeiden. Das fällt im Kursgeschehen wahrscheinlich nicht auf. Hier kann Psychotherapie vertiefen und ermutigen, sich der eigenen Kommunikations- und Beziehungsmuster klarer zu werden. Die Prinzipien der interpersonellen Achtsamkeit können in der therapeutischen Kommunikation aufgegriffen werden. Der Therapeut kann beispielsweise darauf aufmerksam machen, wenn durch zu viel Sprechen möglicherweise Gefühle vermieden werden.

Mit Klienten meditieren. Das therapeutische Setting hat oft einen knapperen Zeitrahmen als die 2,5 Stunden eines MBSR-Treffens, dennoch können kürzere meditative Übungen sehr sinnvoll in die Psychotherapie integriert werden. Voraussetzung ist, dass die Therapeutin selbst übt, im besten Fall selbst MBSR-Lehrerin ist. Ein kurzes Innehalten zum Ankommen im Körper zu Beginn der Therapiestunde, Körperübungen, wenn Klienten sehr aufgewühlt sind oder sich in endlosem Sprechen verlieren. Eine Atemmeditation, um sich zu beruhigen und im Anschluss hinzuspüren, wie geht es mir im Moment, was brauche ich. In der Psychotherapie gibt es die Chance, Muster direkt zu erkennen und zu erforschen, ob sie sinnvoll sind und ob ein Innehalten eine Neuausrichtung auch in der Stunde ermöglicht. Das Anleiten von Meditationen in der Psychotherapie eröffnet einen Spür- und Wahrnehmungsraum, der auch Stille beinhaltet und Pausen zulässt.

Die Kraft des Handelns. Eine der Wirkkräfte von Meditation besteht darin, vorläufig nicht zu handeln im Außen, sondern sich für die innere Erfahrung und Reaktivität zu interessieren und zunächst auf ein Agieren zu verzichten. Aber es braucht auch direkte Handlungsvorsätze, Reflexion und Verhaltensexperimente im Alltag, damit das

Handeln auf eine positive Weise wirksam werden kann. Im MBSR-Kurs gibt es viele Verhaltensaufgaben, neben der täglichen Meditationspraxis gilt es Alltagshandlungen mit mehr Bewusstheit zu tun, eine Mahlzeit bewusster einzunehmen oder Erfahrungen täglich aufzuschreiben. Hier kann die Psychotherapeutin etwas aufgreifen und ermutigen im Sinne der Ziele des Klienten, weiter an Verhaltensexperimenten dran zu bleiben und das Gelernte umzusetzen. MBSR und Psychotherapie können sich dabei wechselseitig unterstützen und inspirieren.

Interview mit einem MBSR-Kursteilnehmer – achtsame Stressbewältigung bei Erschöpfung

Der 47-jährige Herr O., der viele Jahre beruflich sehr herausgefordert war und viel reisen musste, gerät in eine Phase der Erschöpfung mit Schlafstörungen, Ängsten und körperlichen Beschwerden wie Nasenbluten und Bauchschmerzen. Er beginnt eine Psychotherapie bei einer Kollegin und beginnt einen MBSR-Kurs bei mir. Zwei Monate nach Abschluss des Kurses führen wir ein Gespräch über die Erfahrungen und Wirkungen des MBSR-Kurses.

Th: Was hat Sie zu MBSR geführt?

Herr O.: Ich war gar nicht mehr belastbar. Der Urlaub hat mich nicht mehr regeneriert. Ich hatte vorher in meinem Leben nie Angst und plötzlich erlebte ich Panikattacken und konnte nicht mehr gut schlafen. Ich habe mich gar nicht mehr gespürt. Ich habe mich einem Kollegen anvertraut und der empfahl mir MBSR, ich hatte davon noch nicht gehört. Meditation war für mich irgendwie esoterisch, ich war skeptisch und dachte dann aber »Im Sturm tut's jeder Hafen«.

Th: Und wie war es dann, im Kurs zu sein und mit dem Üben zu beginnen?

Herr O.: Es war alles neu für mich, ich war skeptisch, aber auch neugierig. Alles war ziemliches Neuland, Yoga hatte ich noch nie gemacht. Ich war krankgeschrieben und hatte Zeit zum Üben zu Hause. Ich habe immer nur den Text für die jeweilige Woche im Handout gelesen, früher hätte ich alles sofort gelesen. Dieses Schritt-für-Schritt mit den Inhalten des Kurses zu gehen, mich darauf einzulassen, das war gut. Im Kurs gingen dann plötzlich meine Bauchschmerzen weg, die waren über Monate ständige Begleiter gewesen. Da war ich erstmal verunsichert. Die achtsame Bewegung war für mich ein totales Aha-Erlebnis. Die Übung der Energiekugel (s. Kap. 4) war eine Entdeckung. Ich spürte so viele verschiedene Körperempfindungen, den Fluss der Bewegung und fühlte mich wieder verbunden mit mir. Das hat mich sehr berührt, auch wenn ich es jetzt erzähle, merke ich das. Das tibetische Heilyoga gehört seitdem mit der Sitzmeditation zu meiner Übungspraxis, das mache ich täglich.

Th: Gab es wichtige Erkenntnisse während des Kurses für Sie?

Herr O.: Da gab es viele, manchmal waren es einzelne Sätze, die mich berührten. Zum Beispiel diese Formel »Schmerz x Widerstand = Leiden«. Das hat gesessen. Ich war eigentlich immer sofort gegen alles, ich habe immer gekämpft und viel Widerstand geleistet. Das war mein Muster, ich dachte, das muss einfach so sein. Etwas Schwieriges war dafür da gelöst zu werden, bekämpft zu werden. Ich musste auch immer ganz weit nach oben, ganz oder gar nicht war ein Motto von mir. Jetzt denke ich oft »Berge sind auch von unten schön« (lacht). Dann diese Einsicht »Gedanken sind keine Tatsachen«, ich bin nicht mehr so sehr Sklave meiner Gedanken. Ich habe durch das Meditieren bemerkt, wie assoziativ meine Gedanken sind. Habe auch verstanden, wie sehr Gedanken auch Spuren hinterlassen, wenn ich ihnen folge. Ich habe meinen Geist besser kennen gelernt. Es kling vielleicht etwas komisch, aber meine Übungsmatte ist ein sicherer, geborgener Ort für mich geworden.

Th: Wie war das Zusammenspiel von Psychotherapie und MBSR-Kurs?

Herr O.: Das war gut. Meine Psychotherapeutin hat das sehr begrüßt, dass ich einen Kurs mache, sie hat das unterstützt. Der Kurs war etwas ganz anderes, ich habe ganz praktisch Methoden gelernt. Das Sprechen hatte immer nur mit dem Meditieren zu tun und nicht mit biografischen Themen. Das hat sich gut ergänzt. Ich habe durch den MBSR-Kurs etwas gelernt, was ich alleine für mich tun kann. Gleichzeitig war es gut, in der Gruppe zu meditieren und Achtsamkeit auch zu begreifen. Ich fand es toll beim Tag der Achtsamkeit im Schweigen, da war eine so große Gruppe, viele kannte ich nicht und doch habe ich mich so getragen gefühlt.

Th: Was hat sich geändert durch das Üben?

Herr O.: Ich bin langsam wieder eingestiegen in meinen alten Arbeitsbereich, mit dem Hamburger Modell. Ich übe fast täglich, achtsame Bewegung und Sitzmeditation, das tut mir gut. Ich brauche es auch, das merke ich. Morgens frühstücke ich jetzt und mache auch Pausen während des Arbeitstages und nehme mich überhaupt auch selbst bei der Arbeit mehr wahr. Ich bin viel toleranter geworden mir gegenüber, aber auch meinen Mitmenschen gegenüber. Ich schlafe wieder gut und fühle mich wieder erholt, meine körperlichen Schmerzen sind fast weg. Ich nehme viel weniger Gedanken von der Arbeit mit nach Hause, früher gab es dazwischen wenig Trennung, ich habe gelernt loszulassen. Ich kann besser Nein sagen. Meine Lebensqualität hat sich so sehr verbessert. Vielleicht kann ich noch eine Geschichte erzählen. Wir saßen zusammen mit Nachbarn im Garten und sprachen darüber, dass die Schulferien zu Ende sind und wir morgen wieder arbeiten gehen müssen. Wir Erwachsenen waren beim Sprechen schon sehr in der Zukunft. Die 7-jährige Nachbarstochter aber saß mit gekreuzten Beinen im Gras und lächelte. Sie war einfach in der Gegenwart. Das wäre mir früher nie aufgefallen, jetzt habe ich einen offenen Blick dafür.

2.8 Risiken und Kontroversen – ein verantwortungsvoller Umgang mit Meditation

Meditation als Allheilmittel? In diesem Abschnitt möchte ich zunächst auf potenzielle Risiken von Achtsamkeitsmeditation eingehen (Baer et al., 2019). Und dann in einem weiteren Schritt Fragen ansprechen, die kontrovers diskutiert werden. Das Wort »Achtsamkeit« wird mittlerweile schon fast inflationär gebraucht und Achtsamkeitsverfahren wie MBSR haben Eingang in den Mainstream gefunden. Das bringt Herausforderungen auch für das Feld der Psychotherapie mit sich. Oft wird suggeriert, Meditation sei etwas für jeden, sei einfach zu erlernen, wirke sofort. Es sollte aber schon deutlich geworden sein, dass es gründlich zu erwägen gilt, welche Meditationen und Ansätze besonders auch im psychotherapeutischen Bereich für wen hilfreich sein können. Bei psychotischen Vorerfahrungen ist Vorsicht geboten und dann ist auch von längeren Phasen im Schweigen und langen Meditationen abzuraten. Gerade das Erlernen von Meditation erfordert eine psychische Grundstabilität, die zum Beispiel durch die Vermittlung von Reorientierungsmethoden und stützender Psychotherapie aufgebaut werden kann. Die Idealisierung von Meditation und die Überschätzung ihrer schnellen Wirkung kann zu einem Leistungsanspruch und -druck führen. Es muss nicht jeder meditieren, es gibt viele Wege zu Gesundheit und Wohlergehen und persönlicher Entwicklung. Wenn Meditation als Vorgehen und Weg gewählt wird, dann ist es wichtig, die Reflexion und Selbstwirksamkeit der Übenden zu stärken, damit sie selbst jederzeit wählen können und selbst herausfinden, was ihnen guttut. Hierbei sind gut ausgebildete Meditationslehrerinnen und Achtsamkeitslehrer unabdingbar. Wenn diese auch mit Menschen arbeiten, die psychische Schwierigkeiten und Symptomatiken aufweisen, ist eine psychologische und therapeutische Wissens- und Erfahrungsbasis vorauszusetzen. Meditation ist nicht schnell zu erlernen, ein Einstieg kann in 8 Wochen gut vermittelt werden, aber dies sollte als Start und Voraussetzung für das weitere Üben markiert werden. Ein transparenter Umgang mit Risiken und der Prozesshaftigkeit des Meditationsweges ist wichtig. Der Beginn mit Meditation kann zunächst zu einem Erleben von Verschlimmerung der Symptome führen, die Gedanken und Gefühle werden möglicherweise zunächst als noch belastender erlebt. Auch dies sollte vor dem Trainingsbeginn deutlich gemacht werden. Sedlmeier (2016) fasst unterschiedliche Gefahren von Meditation zusammen. Eine davon ist das Spiritual Bypassing, die Vermeidung der eigentlichen psychischen und emotionalen Probleme durch Meditation (Masters, 2010). Ich habe ein drastisches Beispiel dafür in einem Meditationszentrum erlebt, als ein Teilnehmer in einem Kleingruppenaustausch sagte: »Mein Leben ist so schrecklich, da hilft die Meditation dem möglichst schnell zu entkommen. Ich werde dann anders wieder geboren oder gar nicht mehr.« Dies ist vielleicht ein extremes Beispiel, aber nicht selten wird Meditation auch benutzt, um sich mit unangenehmen Themen nicht konfrontieren zu müssen. Das fällt in Gruppen und Meditationszentren oft leider nicht auf. Es besteht auch die Gefahr, dass Meditation empfohlen wird, wo eigentlich Psychotherapie angeraten ist. Dissoziative Erlebnisse, Fühllosigkeit werden manchmal als Ruhe erlebt und mit einem meditativen Zustand verwechselt, auch hier ist eine sachkundige Begleitung wichtig.

Buddhismus und Psychotherapie. Oft diskutiert wird die Frage, ob buddhistische Konzepte durch das Herausnehmen von Ideen und Meditationsübungen verwässert werden. Meditation findet immer in einem Bezugsrahmen statt, der auch die Bedeutung und die theoretische Einordnung von Meditation mitbestimmt. Es ist wichtig, die jeweiligen Kontexte wahrzunehmen und kritisch mit zu reflektieren. Auch hier sind Erfahrung und kritisches Urteilsvermögen unerlässlich. Ich habe immer wieder erlebt, dass Menschen, die schon buddhistische Meditationserfahrungen hatten, trotzdem von einem MBSR-Kurs profitierten. Es gibt viele Kursteilnehmende, die weiter meditieren und sehr wohl einen Zugang zu den vertiefenden Dimensionen von Meditation finden. Den Dialog mit Menschen unterschiedlicher psychotherapeutischer, buddhistischer, biografischer und professioneller Ausrichtung habe ich persönlich oft als inspirierend erlebt. Meiner Erfahrung nach ist es wichtig, nicht einfach naiv Unterschiede und Diskrepanzen zu leugnen, sondern in einen Austausch zu treten, der auch kritische Reflexionen begrüßt. Ich habe für meine persönliche und psychotherapeutische Tätigkeit unschätzbar viel von buddhistischen Retreats, Ansätzen, Lehrenden und Büchern gelernt. Viele dieser Lehrenden und Autorinnen hatten und haben meist Wurzeln in psychologischen und buddhistischen Gebieten und reflektieren dieses Zusammenspiel kritisch. Mich selbst auf einen langen, vertieften meditativen Erfahrungs- und Reflexionsweg einzulassen, der weit über eine therapeutische Anwendung hinausgeht, war und ist für mich sehr bereichernd und auch eine wichtige Grundlage für die Vermittlung von MBSR und MBCT. Die Anwendung von buddhistischen Meditationsformen im medizinischen oder psychotherapeutischen Kontext erzeugt ein Lernfeld, das es immer wieder neu auszuloten gilt.

Wenn Achtsamkeitsmeditation missbraucht wird. Ich finde es auch wichtig, die Klienten und Kursteilnehmer zu ermutigen, eigene Fragen und Reflexionen einzubringen und skeptisch zu sein. Dabei wird auch die Frage, ob säkulare Achtsamkeitstrainings Selbstbezogenheit, Selbstoptimierung und Individualisierung zu sehr betonen, adressiert. Ronald Purser (2019) weist in seinem Buch *McMindfulness* auf die Gefahren der Individualisierung von Stress und der Instrumentalisierung von Achtsamkeit zu wirtschaftlichen und politischen Zwecken hin. Auch das Thema missbräuchlicher Dynamiken in buddhistischen und meditierenden Systemen wird zunehmend sichtbar und endlich in der Öffentlichkeit mehr thematisiert. Werner Vogd (2019) beschreibt in seinem Buch *Der ermächtigte Meister* systemische Dynamiken, die dazu geführt haben, dass der tibetische Meditationslehrer Sogyal Rinpoche sich über Jahre missbräuchlich verhalten hat und in seinen Zentren darüber lange geschwiegen wurde. Der Autor reflektiert dabei anhand von Interviews mit Betroffenen und Schülern des Lehrers eine Dynamik aus Dogmen, einem autoritären Lehrer-Schüler-Verhältnis und Mechanismen des Leugnens und Schweigens. Wenn wir in der psychotherapeutischen Praxis mit Achtsamkeit arbeiten oder auch MBSR- und MBCT-Lehrende sind, dann ist es wichtig, transparent zu arbeiten und sich auch kritischen und kontroversen Themen zu stellen. Die eigene Arbeit sollte dabei immer wieder supervisorisch begleitet werden. Meiner Erfahrung nach braucht es hier Supervisorinnen, die sich mit buddhistischer Praxis, Achtsamkeitsverfahren und Psychotherapie oder Psychologie vertieft auskennen.

2.9 Das Kapitel in einer Nussschale

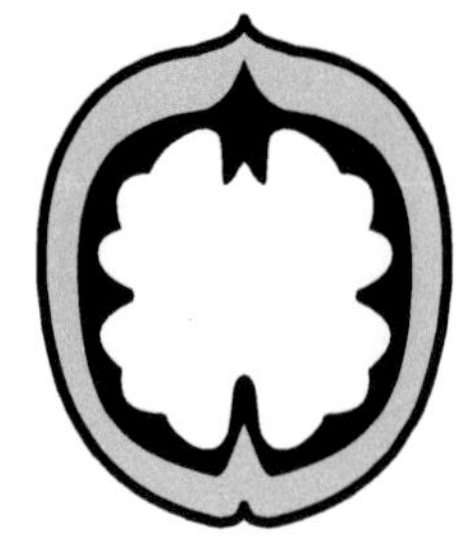

- MBSR wurde von Jon Kabat-Zinn als 8-wöchiger achtsamkeitsbasierter Stressbewältigungskurs für Gruppen konzipiert. Das Training vermittelt formelle Meditationen (Body Scan, achtsame Bewegung, Sitzmeditation und Gehmeditation) und stärkt die Achtsamkeit im Alltag durch schriftliche Selbstbeobachtungsübungen und informelle Übungen, z. B. bewusst Tee kochen und trinken.
- Meditation ist dabei kein Entspannungsverfahren oder ein Selbstoptimierungstool, sondern eine Geistesschulung, die im Körper verankert ist und Ruhe, Einsicht und heilsames Handeln ermöglicht.

- Die Teilnahme an einem MBSR-Kurs erfordert psychische Stabilität und die Bereitschaft, täglich 45 Minuten zu üben.
- Achtsamkeit im Umgang mit Stress ermöglicht, die eigenen Muster besser wahrzunehmen und frühzeitiger zu erkennen, wenn sich Stress entwickelt. Der Wahrnehmung des Körpers kommt dabei eine besonders wichtige Rolle zu. Die automatisierten Aufschaukelungsprozesse von Gefühlen wie Ärger, Angst, stressverschärfenden Gedanken und körperlichen Empfindungen von Unruhe, Anspannung werden frühzeitig erkannt und können entschärft werden. MBSR fördert Bewusstheit, Regeneration und heilsame innere Haltungen von Geduld, Freundlichkeit. Statt eines automatischen Reagierens kann ein bewusstes Antworten in Stresssituationen entstehen. Dies ermöglicht auch ein selbstwirksameres und beherztes Handeln.
- Grundsätzlich sollte die Qualität der Forschungsstudien zu MBSR noch verbessert werden. Es gibt Hinweise, dass MBSR bei Krebserkrankungen und chronischen Schmerzen wirksam sein kann und besonders den Umgang mit den Herausforderungen erleichtert und die Lebensqualität erhöht. Die Wirkung von Achtsamkeit zeigt sich in den Bereichen Aufmerksamkeitsregulation, Emotionsregulation und Erleben der eigenen Person. Es gibt Hinweise, dass die jeweiligen Meditationen spezifische Wirkungen entfalten. So verbessert das Üben des Body Scans die Körperwahrnehmung, die Mettameditation scheint mit positiven Emotionen assoziiert zu sein.
- In der Body-Mind-Medizin ist MBSR z. B. in der Behandlung von Krebs, Schmerz und entzündlichen Darmerkrankungen fest etabliert.
- Gregory Kramer (2009) stellt Leitlinien für achtsame Kommunikation auf und ermöglicht in seinem Format des Einsichtsdialoges ein Meditieren zu zweit. Die Leitlinien der achtsamen Kommunikation helfen bei einem erforschenden Dialog, dem Inquiry, nach langen Meditationen im Kurs.
- Viele psychische Erkrankungen sind stressassoziiert. Die Kombination von MBSR und Psychotherapie kann positive Synergieeffekte bewirken. Psychotherapeutinnen können selbst meditieren, Klienten während eines MBSR-Kurses gut unterstützen und Themen aufgreifen und biografisch individueller vertiefen. Psychotherapeuten können auch Klienten darin unterstützen, einen Weg aus Vermeidungsverhalten zu finden und mutiger und entschiedener zu handeln.
- In einem Interview mit einem MBSR-Kursteilnehmer wird deutlich, wie ihm der Kurs geholfen hat, einen Weg aus Erschöpfung und alten, stressassoziierten Mustern zu finden.
- Meditation birgt Risiken. Eine psychische Grundstabilität ist für das Erlernen von Meditation notwendig. Kontrovers wird diskutiert, ob die buddhistischen Praktiken durch die Anwendung im Gesundheitsbereich verwässert werden. Missbräuchliche Dynamiken in buddhistischen und spirituellen Kontexten werden zunehmend öffentlich und auch theoretisch zu verstehen gesucht.

3 MBCT – achtsamkeitsbasierte Psychotherapie bei Depressionen und Ängsten

In diesem Kapitel wird es um die Entwicklung und die Struktur des MBCT-Kurses gehen. MBCT adressiert die Vulnerabilität für wiederkehrendes depressives Erleben und Ängste. Die Übung des 3-Minuten-Atemraums wird dabei als Rückgrat des MBCT-Kurses verstanden und die verhaltenstherapeutischen Übungen werden vorgestellt. In den Kapiteln 4 und 5 werden dann alle Meditationen des MBCT-Kurses ausführlicher dargestellt. Die Meditationen des MBCT-Kurses finden Sie als Audiodateien in den Online-Materialien. Die Didaktik des MBCT-Kurses wird in Kapitel 6 genauer erläutert und die Kunst des bewussten Übens wird dort vertieft.

3.1 Die Entwicklung von MBCT als Rückfallprophylaxe bei Depressionen

Es ist spannend, die Entwicklung von MBCT zu beleuchten, weil die Erarbeitung des MBCT-Programms selbst so viel über die Essenz des Verfahrens verrät. Segal et al. (2015), die Entwickler von MBCT, beschreiben den Weg zum MBCT-8-Wochen-Programm als langjährigen Prozess mit Vor-, Rück- und wichtigen Erkenntnisschritten. Als klinische Verhaltenstherapeuten und Forscher bekamen sie den Auftrag, eine Rückfallprophylaxe für Menschen zu entwickeln, die bereits eine oder mehrere depressive Episoden erlebt haben. Diese Prophylaxe sollte als Gruppenverfahren angeboten werden, um möglichst viele Menschen kostengünstig zu erreichen. Sie erforschten das Rückfallgeschehen bei Depressionen und begannen zu verstehen, was Menschen vulnerabel für erneute Rückfälle macht. Sie fanden heraus, dass die dysfunktionalen Einstellungen und Grundannahmen depressiver Menschen nach Abklingen einer depressiven Phase nicht stärker ausgeprägt waren als bei Menschen ohne Depressionserfahrungen. Die selbstabwertenden, negativen Grundannahmen »Ich bin nichts wert«, »Ich werde das nicht schaffen«, »Ich bin nicht liebenswert« sind aber durch negative Stimmungen sehr leicht auslösbar. Menschen mit Depressionserfahrungen sind gefährdet, durch herausfordernde Gefühle und traurige Stimmungen recht schnell in ein Karussell aus negativen Gedanken und belastenden Erinnerungen zu geraten.

Kognitive Reaktivität. Das emotionale Erleben und das selbstabwertende Denken verstärken sich wechselseitig und verstricken die Betroffenen in Teufelskreise. Die Tendenz auf kleine herausfordernde Veränderungen im Gefühlshaushalt mit starken destruktiven Denkmustern zu reagieren wird als »Kognitive Reaktivität« bezeichnet (Segal et al., 2015, S. 51). Diese Reaktivität erhöht die Wahrscheinlichkeit, eine erneute depressive Episode zu erleben. Es lässt sich davon ausgehen, dass sich die Reaktivität durch Wiederholung zunehmend automatisiert. Leider führen die Lösungsversuche von Menschen mit Depressionserfahrungen oft weiter in das depressive Erleben hinein. Die Strategie, sich aus der Negativität herauszudenken, führt wie das Bewegen im Treibsand zu tieferem Versinken. Das Feedback, dass das Denken nichts hilft, wird mit noch größerer Denkanstrengung beantwortet. Der vermeintliche gedankliche Lösungsversuch wird zu einer Falle.

Emotionen werden vermieden. Doch nicht nur das Grübeln verstärkt die traurige Stimmung, sondern auch die Tendenz, herausfordernde Emotionen zu vermeiden (Meibert, 2014), sich zurückzuziehen und zu isolieren. Die Entwickler von MBCT fragten sich, welches Vorgehen ergänzend zu der klassischen kognitiven Verhaltenstherapie das Rückfallrisiko verringern kann. Was kann helfen, die kognitive Reaktivität zunächst bewusst zu machen, ein Frühwarnsystem für den Beginn der Negativschleifen zu etablieren und andere funktionalere Bewältigungsstrategien aufzubauen? Zunächst war ein verhaltenstherapeutisch kognitives Vorgehen geplant, das einige Achtsamkeitselemente enthalten sollte. Das Programm hieß »Training der Aufmerksamkeitskontrolle« (Segal et al., 2015, S. 70). Es sollte die Patienten darin schulen, bewusster mit ihrer Aufmerksamkeit umzugehen und sich weniger mit destruktiven Gedanken zu identifizieren. Segal und seine Kollegen besuchten Jon Kabat-Zinn und schauten sich die Anleitung von MBSR-Kursen an. Sie vermuteten, dass die Schulung von Aufmerksamkeit durch Meditationen aus dem MBSR-Programm für Menschen mit Depressionen hilfreich sein kann.

Meditations-Erfahrung der Kursleitung. So wurden den Kursteilnehmern CD's gegeben, damit sie die Meditationen üben konnten. Aber die MBCT-Kursleiter meditierten selbst nicht, sie verstanden sich weiterhin als klinische, kognitive Verhaltenstherapeuten. Doch das funktionierte nicht, sie konnten die Kursteilnehmer bei Herausforderungen und aversiven Gefühlen in der Meditation nicht durch eigene Erfahrungen ermutigen. Die Patienten fühlten sich häufig während des Kurses den eigenen Gefühlen und Gedanken ausgeliefert. Sollte dies nun mit kognitiv verhaltenstherapeutischen Methoden von Seiten der Kursleiter aufgegriffen und bearbeitet werden? Segal und seine Kollegen sprechen davon, dass sie sich an einem »Scheideweg« sahen (Segal, 2015, S.73). Es ist sehr sympathisch, wie offen die Autoren über ihre Fragen, Missverständnisse und »Fehler« während des Entwicklungsprozesses von MBCT Auskunft geben. Durch eine erneute Hospitation bei Jon Kabat-Zinn wurde Segal und seinen Kollegen deutlich, dass die Kursteilnehmenden dort ermutigt werden, schwierige Gefühle zuzulassen und dass sie lernen, mit Herausforderungen zu sein und ihrer Erfahrung freundlich Aufmerksamkeit zu schenken.

Desidentifikation und Zulassen von Erfahrung. Sie entdeckten, dass neben der Möglichkeit der Desidentifikation von Gedanken in diesem Zulassen ein, wenn nicht gar der wirksame Kern von Achtsamkeitsmeditation liegt. Es wurde ihnen darüber hinaus deutlich, dass sie als MBCT-Kursleiter selbst meditieren müssen, um von der eigenen Achtsamkeitspraxis ausgehend diese Akzeptanz und das freundliche Zulassen der Erfahrung zu ermöglichen. Nur durch diese eigene Verkörperung von Achtsamkeit wurden sie befähigt, depressive Menschen bei dem Erlernen von Meditation wirklich zu begleiten. Und sie konnten die Übenden ermutigen, mit dem Schwierigen zu sein und

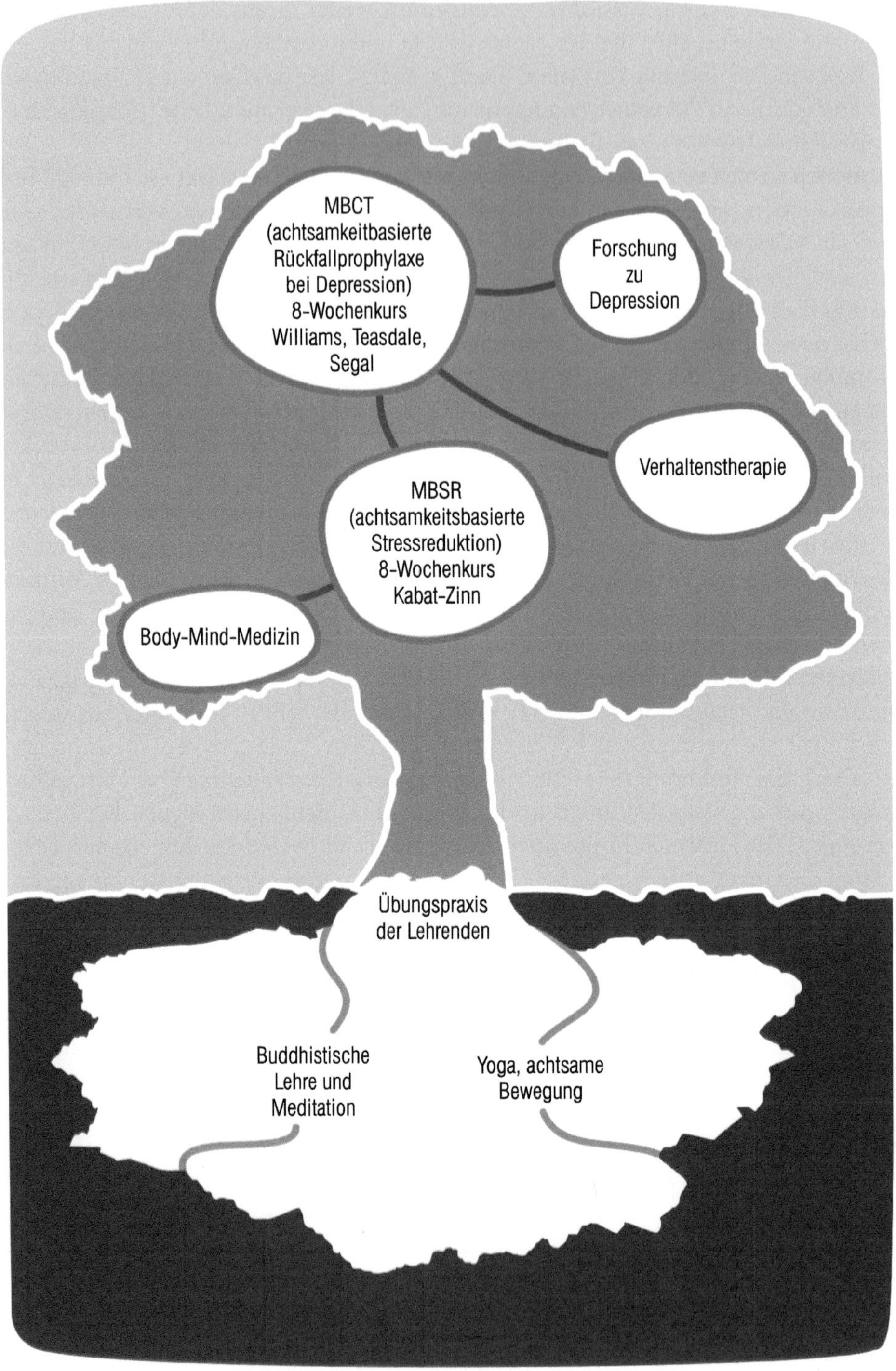

Abbildung 3.1 Die Entwicklung des MBCT-Programms

die Erfahrungen nicht mehr zu vermeiden, sondern sich ihnen zuzuwenden. Dies veränderte auch die Sichtweise auf die Patienten. Depressives Erleben wurde als allgemeinmenschliche Möglichkeit beschrieben. Es wurde nunmehr davon ausgegangen, dass die Menschen bereits ein eigenes Potenzial haben und die Ressourcen in sich tragen, um sich der herausfordernden Erfahrung achtsam zuwenden zu können. Und es wurde den MBCT- Entwicklern deutlich, dass sie als Modell für freundliche Achtsamkeit fungieren, wenn sie durch die eigene Meditationspraxis dieses Vertrauen in die transformatorische Kraft von Meditation verkörpern. Die Therapeutin wird damit gleichermaßen zu einer Mit-Übenden und zu einer Vermittlerin und Lehrerin von Achtsamkeit. Durch diesen Lernprozess entstand MBCT als ein 8-wöchiges Kursformat sehr ähnlich dem MBSR-Programm, ergänzt durch kognitive verhaltenstherapeutische Methoden und ein Handout und Psychoedukation, die sich nicht auf Stress, sondern auf das depressive Erleben beziehen. Die Abbildung 3.1 zeigt die Entwicklung des MBCT-Kurses auf der Grundlage von MBSR, klinisch verhaltenstherapeutischer Erfahrung und Forschungsergebnissen zu Rückfällen bei Depression.

Ich habe diesen Lernprozess und Entwicklungsweg des MBCT-Programms so ausführlich geschildert, weil er zeigt, was letztlich die Wirkung von MBCT ausmacht. Und ich möchte verdeutlichen, wie unerlässlich, auch für gut ausgebildete Therapeutinnen und erfahrene Kliniker, die eigene Meditationspraxis ist, um MBCT zu vermitteln. MBCT ist eigentlich keine Psychotherapie, sondern ein achtsamkeitsbasiertes Training zur Rückfallprophylaxe bei Depressionen, Ängsten und emotionalem Stress. MBCT kann vielleicht noch präziser als ein meditatives Stärkungs- und Kompetenztraining verstanden werden.

3.2 Vulnerabilität bei wiederkehrenden Depressionen

»Kintsugi ist eine traditionelle japanische Kunst der Keramikreparatur. Die Kintsugi-Meister kitten zerbrochene Teile so, dass die Bruchstellen, mit Gold hervorgehoben, sichtbar bleiben. In ihren Augen symbolisiert reparierte Keramik Zerbrechlichkeit, Stärke und Schönheit.«
(Navarro, 2019)

Das Wort Vulnerabilität kommt aus dem Lateinischen, vulnus bedeutet Wunde, vulnerare lässt sich mit »verwunden« übersetzen. Vulnerabilität heißt also Verletzlichkeit, Verwundbarkeit. Der Kern des MBCT-Trainings besteht darin, um das Verletzliche und Verletzende zu wissen und neue Wege im Umgang mit Herausforderungen zu erkunden und zu gehen. Wir wollen hier die Faktoren ordnen und zusammenfassen, die verletzlich für wiederkehrende depressive Episoden machen und somit auch den Ansatzpunkt von MBCT als Rückfallprophylaxe darstellen. Eine depressive Episode kann durch äußere oder innere Reize ausgelöst werden. Bestimmte Kontexte und Trigger sind möglicherweise besonders herausfordernd und es gibt eine biografische Basis für depressives Erleben. Wie in Abbildung 3.2 zu sehen, entsteht ein Kreislauf depressiven Erlebens. Das depressive Geschehen zeigt sich auf der körperlichen, emotionalen, gedanklichen und auch auf der Handlungsebene, wobei alle Faktoren in Wechselwirkung miteinander stehen und sich gegenseitig verstärken können.

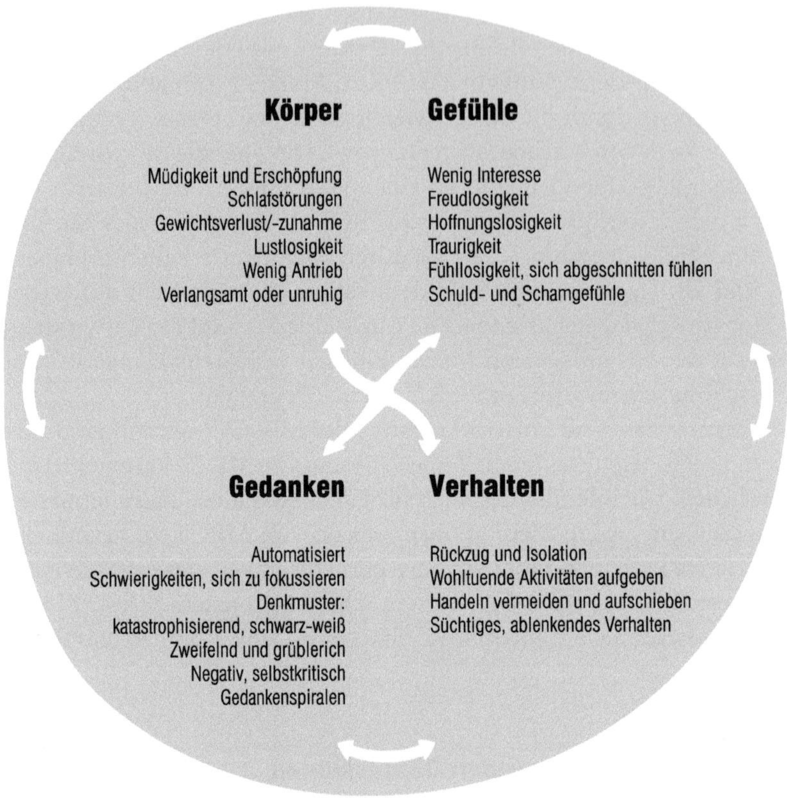

Abbildung 3.2 Der Kreislauf des depressiven Erlebens (in Anlehnung an Silverton, 2012)

Wir werden uns nun zusammenfassend den Faktoren zuwenden, die besonders verletzlich für eine erneute, depressive Episode machen.

Vulnerabilitätsfaktoren bei wiederkehrender Depression (Segal et al., 2015; Meibert, 2014):

- kognitive Reaktivität: Eine geringe Veränderung der Stimmung in Richtung Negativität führt zu einer starken Aktivierung negativer Denkmuster.
- Die Denkprogramme laufen automatisiert ab.
- Gedanken werden als Tatsachen gesehen.
- Es kommt schnell zu Aufschaukelungsprozessen von negativen Gedanken und Emotionen.
- der Versuch, Unangenehmes loswerden zu wollen
- Die Lösungsversuche aus Grübeln, Vermeiden und Selbstkritik führen stärker in den Teufelskreis hinein.
- Frühwarnsymptome werden zu spät erkannt.

MBCT ist für Menschen mit Depressionserfahrungen entwickelt worden. Das Verfahren kann aber auch bei Ängsten oder Zwangserkrankungen wirksam sein (Külz, 2017). Ängste, Depressionen und Zwänge treten oft zusammen auf und beruhen auf ähnlichen Grundmechanismen.

Grundmechanismen bei Depression, Angst und Zwangsstörungen:

- fehlende positive Verankerung im Körper
- Tunnelblick und Einengung
- Negativität
- Identifikation mit Gefühlen und Gedanken
- fehlende Flexibilität der Aufmerksamkeit
- automatisierte Prozesse, Teufelskreise
- Frühwarnzeichen werden zu spät erkannt
- nicht in der Gegenwart verankert sein, mehr in der Zukunft oder der Vergangenheit verstrickt sein
- Lösungsstrategien von Emotions- und Erfahrungsvermeidung, Selbstabwertung und Grübeln führen tiefer in das Problem hinein.
- Erhöhter Stress kann Symptomatik auslösen und verstärken.

MBCT hilft, der eigenen Verletzlichkeit nicht mehr auszuweichen, sondern sich ihr zu stellen und zu lernen, mit ihr akzeptierender und bewusster zu sein und anders zu handeln. Durch die zunehmend bewusstere Körper- und Selbstwahrnehmung können die ersten Anzeichen schneller erkannt werden und ein Ausstieg aus den negativen Aufschaukelungsprozessen gelingt. Das erfahrungsbasierte Lernen schafft eine Verankerung im Körper und macht das Wissen abrufbar. Dadurch fühlen sich die Übenden den herausfordernden Gedanken und Gefühlen nicht mehr so ohnmächtig ausgeliefert. Die Haltung von Freundlichkeit und Wohlwollen fördert eine neue Form der Selbstfürsorge und ist zentral für MBCT. Ressourcen werden gestärkt und wirksamere Bewältigungsstrategien können aufgebaut werden und fördern die Resilienz im Umgang mit der eigenen Verletzlichkeit. Wir wollen uns nun genauer anschauen, wie das 8-wöchige MBCT-Training aussieht, und was es vermittelt.

3.3 Das MBCT-8-Wochen-Programm

Genau wie MBSR wird auch MBCT in einem 8-Wochen-Format mit wöchentlich stattfindenden Übungstreffen, die jeweils ca. 2,5 Stunden dauern, und einem Tag der Achtsamkeit vermittelt. Die formellen Meditationen wechseln sich mit Austauschphasen und theoretischen Impulsen ab.

In Abbildung 3.3 sehen Sie den MBCT-8-Wochen-Kurs im Überblick. Die Themen der Kurstreffen und der Ablauf des Kurses werden deutlich.

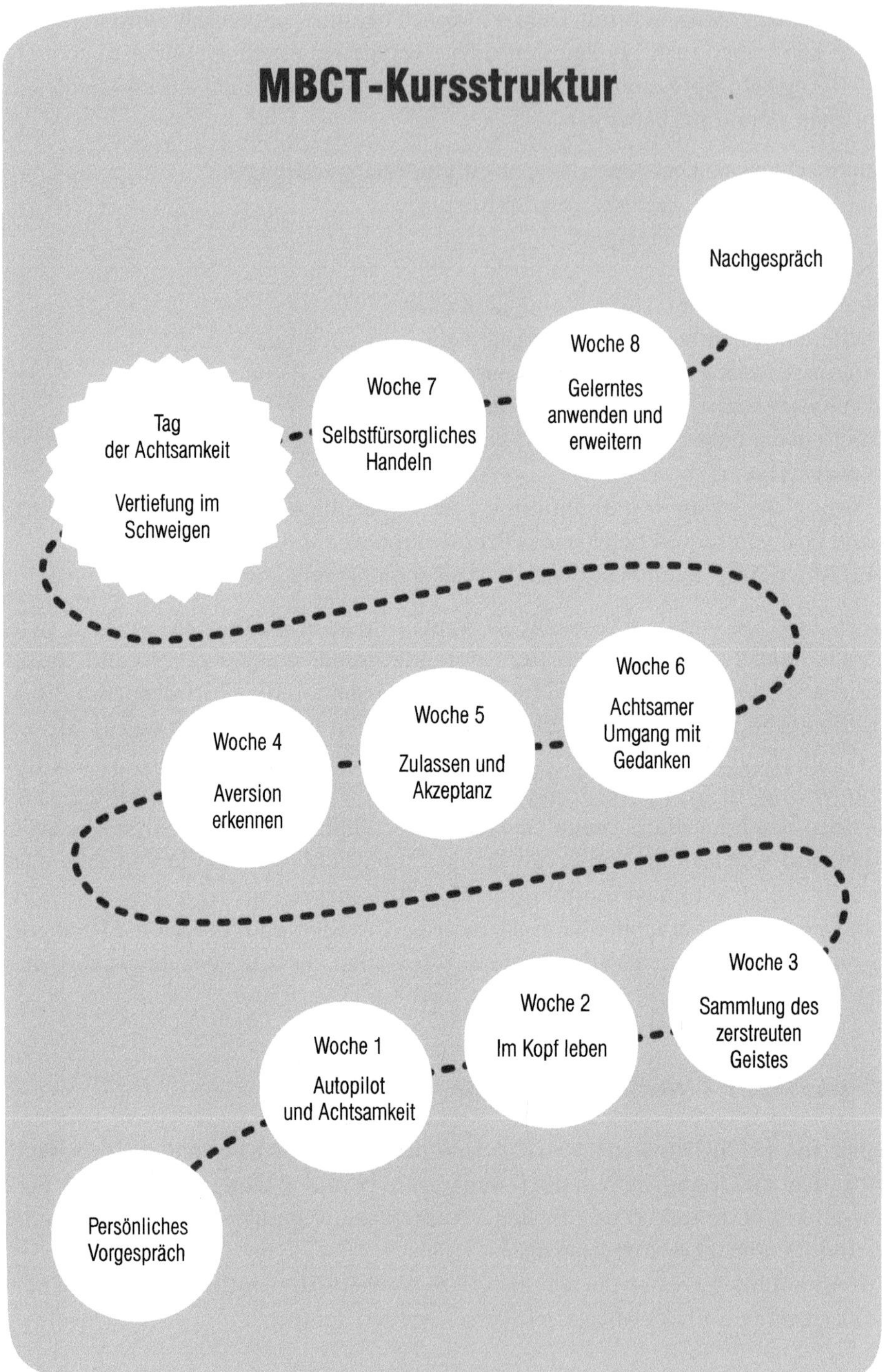

Abbildung 3.3 Die Struktur des MBCT-8-Wochen-Kurses

Der MBCT-Kurs soll hier in drei Phasen eingeteilt werden, um den Verlauf anschaulicher zu machen. Das Vorgespräch und die Wochen 1-3 bilden den Einstieg und somit Phase I. Von Woche 4 bis Woche 6, in Phase II, wird das Erlernte verstärkt mit dem Thema Depression verknüpft. Der Tag der Achtsamkeit und die Wochen 7 und 8, die Phase III, dienen der Vertiefung, dem Aufbau einer Rückfallprophylaxe und schaffen den Übergang in eine eigenständige Meditationspraxis.

In Abbildung 3.4 sehen Sie die Phase I des MBCT-Kurses mit den Meditationen und Übungen, die im Kurs vermittelt werden.

Bedeutung des persönlichen Vorgesprächs. Das Vorgespräch findet persönlich statt und dauert ungefähr 50 Minuten. Das Gespräch dient dem Kennenlernen und dem Aufbau einer vertraulichen Beziehungsbasis. Dabei steht zunächst die Motivation für die Teilnahme an einem MBCT-Kurs im Zentrum. Es werden Informationen zum Kurs, den Inhalten und Übungen vermittelt. Die Selbstverpflichtung zur eigenen täglichen 45-minütigen Übungspraxis während der Kursdauer wird thematisiert. Das Erlernen der Achtsamkeitsmeditation braucht eine gewisse psychische und physische Stabilität. Hieraus ergeben sich für die Interessenten folgende Fragen: Ist das schon der richtige Zeitpunkt für einen Kurs? Bin ich stabil genug für eine Teilnahme? Viele Menschen, die sich für einen MBCT-Kurs interessieren, haben schon Erfahrungen mit Psychotherapie, manchmal auch mit Klinikaufenthalten gemacht und sind möglicherweise in psychiatrischer Begleitung und nehmen Psychopharmaka. Mir ist es als Kursleiterin wichtig, nach den Empfehlungen und Einschätzungen der anderen Helfenden im System zu fragen. Stimmen die Ärztinnen und Therapeuten zu oder gibt es etwas, was möglicherweise von ihrer Seite gegen eine Kursteilnahme spricht? Im Vorgespräch erkunden wir auch das depressive Erleben und arbeiten heraus, was möglicherweise zu Rückfällen beigetragen hat. Die MBCT-Theorie der Vulnerabilität für Rückfälle und wie der Kurs diese adressiert wird erläutert. Viele Klienten erkennen sich in den genannten Lösungsversuchen von Grübeln, Selbstabwertung und Vermeidung wieder. Als MBCT-Lehrerin ist es herausfordernd, in nur einem Gespräch gemeinsam mit dem Betroffenen herauszufinden, ob genau jetzt ein MBCT-Kurs hilfreich sein kann. Ich berate und stelle meine langjährige Erfahrung zur Verfügung. Kontraindikationen sind psychotisches Erleben, akut oder auch in der Vorgeschichte, aktuelle Sucht, zu starke Erschöpfung und Konzentrationsschwierigkeiten, eine aktuelle Krisensituation, die vielleicht erstmal eine Klärung und Stabilisierung verlangt. Manchmal zeigt sich eine hohe Belastung schon im Vorgespräch, Tränen fließen, Verzweiflung wird spürbar. Es ist wichtig, dass im Vorgespräch wie auch später im Kurs, diesen Erfahrungen freundlich begegnet wird. Ein Raum wird angeboten, in dem alles da sein und einen Platz finden kann. Auch mögliche Traumatisierungen in der Vorgeschichte werden erkundet und Erfahrungen der Überwältigung und des Kontrollverlustes thematisiert. Herausforderndes kann sich auch während des Kurses in der Meditation zeigen, da ist es sinnvoll, vorab Stabilisierungs- und Reorientierungsmöglichkeiten zu vermitteln. Gerade für Menschen mit Traumaerfahrungen kann die Teilnahme an einem MBCT-Kurs sehr stärkend sein. Ich sehe mich in den 8 Wochen als Kursbegleiterin, als unter-

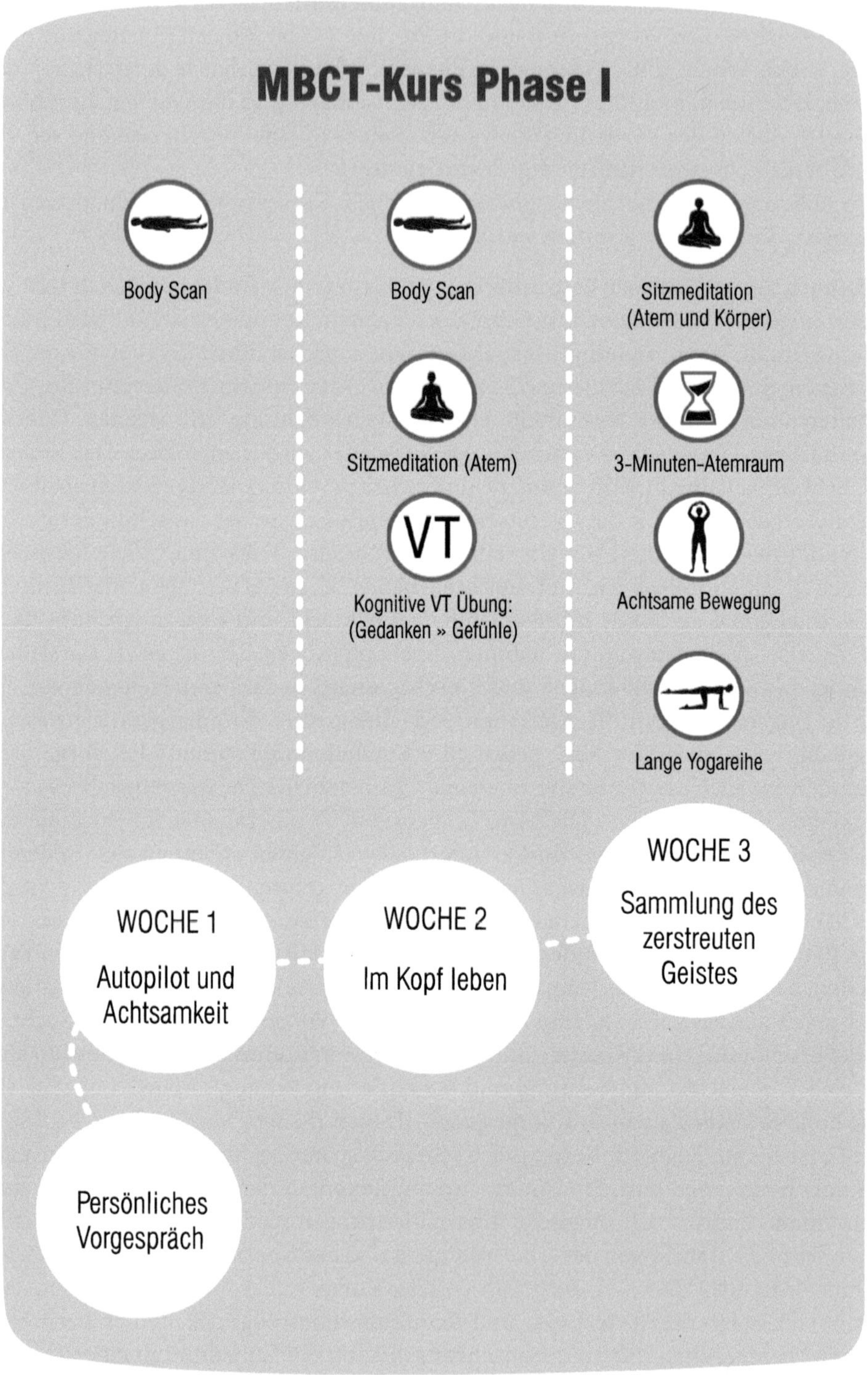

Abbildung 3.4 Die Phase I des MBCT-Kurses

stützende Achtsamkeitslehrerin mit psychologischem, klinischem und auch psychotherapeutischem Know-how. Bereits im Vorgespräch werden die Teilnehmer ermutigt, Herausforderungen in der Gruppe zu thematisieren oder sich auch persönlich an die Kursleitung zu wenden. Nachfolgende Ziele werden in den Vorgesprächen oft benannt.

Ziele für die Teilnahme an einem MBCT-Kurs

- Ich will einen Weg aus dem Grübeln finden.
- Ich möchte Methoden lernen, um mit meiner Depression anders umzugehen.
- Ich brauche nach dem Klinikaufenthalt eine Struktur.
- Ich möchte anders mit Ängsten umgehen.
- Ich möchte freundlicher werden mit mir.
- Ich möchte eine depressive Episode früher erkennen lernen.
- Ich möchte nicht mehr so überwältigt werden von meinen Gefühlen.
- Ich möchte wieder aktiver werden und wirksamer handeln.

Phase I des MBCT-Kurses: Sich vertraut machen mit Achtsamkeit

Das erste Kurstreffen dient dem Kennenlernen, das Thema Achtsamkeit wird eingeführt, der Body Scan als Körperreise im Liegen wird geübt. Das Schaffen einer vertrauensvollen Atmosphäre bildet die Basis und gewährt die Erlaubnis, dass alle Erfahrungen willkommen und wichtig sind. Viele Kursteilnehmer kämpfen mit herausfordernden Gefühlen und sind oft im Grübeln sehr gefangen. Das Ankommen im Körper, die Schulung der Körperachtsamkeit ist bei Menschen mit Depressionserfahrungen, Schmerzen oder Angstzuständen deshalb besonders wichtig. Oft ist es für die Teilnehmer neu, dass Achtsamkeit keine überbesorgte Selbstwahrnehmung ist, sondern eine bewusste, akzeptierende Art mit der Aufmerksamkeit umzugehen. Im MBCT-Kurs sind meist von Beginn an starke Belastungen spürbar, Schmerzen im Körper beim Body Scan, Grübeln und Selbstabwertung. Gleichzeitig verfügen die Teilnehmenden noch nicht über die gesamten Möglichkeiten, die sie im Kurs erst noch lernen. Das ist herausfordernd und braucht Geduld und Ermutigung durch die Kursleitung. Es geht darum, eine neue, akzeptierende Haltung zu den Herausforderungen einzunehmen. Bereits in Woche 2 wird die erste verhaltenstherapeutische Übung zum Zusammenwirken von Gedanken und Gefühlen durchgeführt. Die verhaltenstherapeutischen Übungen werden in Abschnitt 3.5 näher erläutert. In Woche 3 kommt dann zusätzlich zu der sich ausweitenden Sitzmeditation (Atem und Körper) die achtsame Bewegung und der 3-Minuten-Atemraum dazu. Diese Übung wird als Rückgrat von MBCT bezeichnet und wird ausführlicher in Abschnitt 3.4 erläutert. Das mehrmalige, tägliche Innehalten, um sich selbst bewusst wahrzunehmen, ist ein sehr wichtiger Schritt für die Rückfallprophylaxe. Das achtsame Yoga stärkt die Entwicklung von Körperachtsamkeit. Ruhe und Kraft sind in Bewegung erfahrbar und eine positivere Stimmung kann durch Bewegung angeregt werden. In Woche 2 werden angenehme Alltagserfahrungen nach Gefühlen, Gedanken und Körperempfindungen differenziert täglich dokumentiert. In Woche 3 werden unangenehme Erfahrungen bewusst wahrgenommen und schriftlich festgehalten. Diese Zuwendung zum Herausfordernden bildet den Übergang zur Phase II des MBCT-Kurses.

AB 1

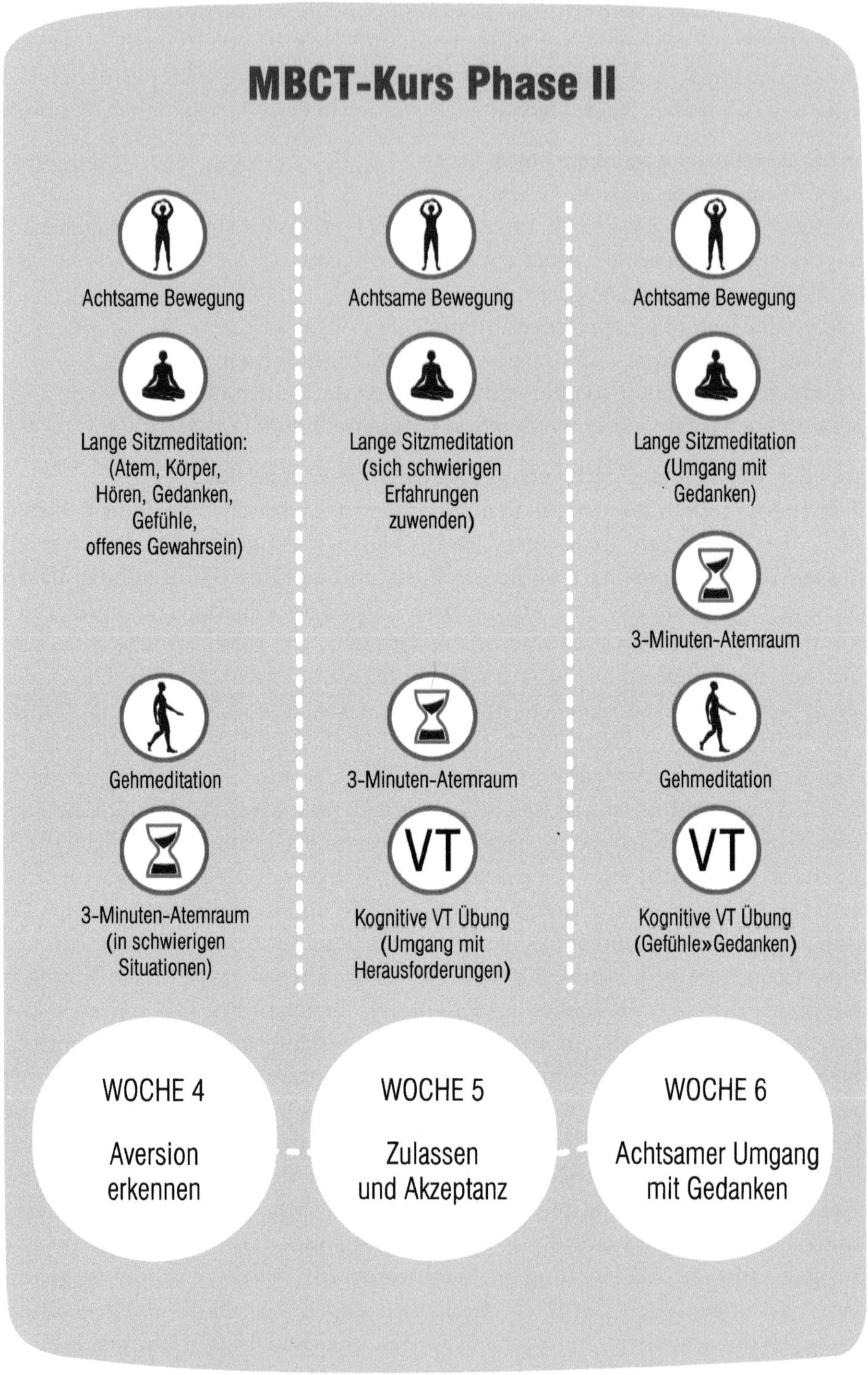

Abbildung 3.5 Phase II des MBCT-Kurses

In Abbildung 3.5 sehen Sie die zweite, mittlere Kursphase mit den jeweiligen Meditationen und Übungen der Kurseinheiten.

Phase II des MBCT-Kurses: Sich dem Schwierigen mit Akzeptanz zuwenden
Ab Woche 4 werden die bereits erworbenen Kurserfahrungen immer mehr mit dem Thema Depression verknüpft. Es wird deutlicher, wie das Üben von Achtsamkeit im Umgang mit den Vulnerabilitätsfaktoren und depressivem Erleben helfen und Rückfällen vorbeugen kann. Zentral dabei ist, Aversionen und Abneigungen zu erkennen und zu bemerken, wann Erfahrungen als schwierig und herausfordernd wahrgenommen werden. Auch das Festhalten an Vorstellungen und Idealbildern wird in seiner Wirkung erforscht. Immer wieder sind folgende Fragen bedeutsam: Was ist schmerzhaft in der Erfahrung? Wie entsteht daraus Leiden und wie wird das Leiden verstärkt? Entscheidend und für die Kursteilnehmer zunächst ungewohnt ist die bewusste Hinwendung zum Herausfordernden. Es braucht Mut, das Schwierige und das Entstehen von leidvoller Erfahrung zu erkunden und sich nicht davon abzuwenden oder dagegen anzukämpfen. Die lange, ca. 40-minütige Sitzmeditation wird oft als herausfordernd wahrgenommen. Es treten Schmerzen im Körper auf, Gedanken können quälen und Gefühle überfordern. Die Meditation bietet eine sehr gute Möglichkeit, das Schwierige zu erleben, während es passiert und sich der Erfahrung mit bewusster Aufmerksamkeit zuzuwenden. Hieraus entstehen dann neue Wahlmöglichkeiten.

In Woche 4 wird das Schwierige bewusster wahrgenommen und Abneigungen werden erkannt, wenn sie auftauchen. Dies wird im 5. Kurstreffen fortgesetzt und durch das Erforschen von Herausforderndem direkt in einer Meditation vertieft. Die Kursteilnehmer können jederzeit wählen, wie sie sich dem Schmerzhaften zuwenden und wie sie einen heilsamen Abstand nehmen können, um nicht von der Erfahrung überwältigt zu werden.

Hier exemplarisch der Ablauf des 5. Kurstreffens:

- kurze Meditation zum Ankommen
- Blitzlicht (»Wie geht es mir in diesem Moment?«)
- lange Sitzmeditation »Mit dem Schwierigen sein«
- Austausch über die Meditationserfahrungen
- 3-Minuten-Atemraum in schwierigen Momenten
- Austausch über die Übungspraxis zu Hause
- achtsame Bewegung
- am Flipchart erarbeiten: Welche Tendenzen haben wir im Umgang mit schmerzhaften Erfahrungen?
- Besprechung der Übungspraxis für die kommende Woche
- Abschlussmeditation
- Blitzlicht

Die Meditation »Mit dem Schwierigen sein« gibt es so explizit ausgearbeitet im MBSR-Kurs nicht. So herausfordernd diese Übung für die Teilnehmenden auch ist, sie wird als sehr hilfreich erlebt. Die Übenden erkunden im Schutzraum der Gruppe und unter

Anleitung Schmerzen im Körper, belastende Gedanken und Gefühle. Dabei ist es entscheidend, die Erfahrung auf der körperlichen Ebene zu erforschen. Wo genau lässt sich der Schmerz spüren? Wie fühlt sich die körperliche Resonanz auf quälende Gedanken an? Das Erleben des Schwierigen auf der körperlichen Ebene führt in die Präsenz und zur unmittelbaren Erfahrung. Die transformierende Kraft von Achtsamkeit als bewusster und akzeptierender Aufmerksamkeit wird erlebbar. Im Plenum sammeln wir gemeinsam am Flipchart, wie Menschen auf schmerzhafte Erfahrungen gewohnheitsmäßig reagieren. Die automatisierten Strategien beinhalten Kampf, Vermeidung, Ablenkung oder auch Dramatisierung des Schwierigen. Auf eine achtsame Weise mit dem Herausfordernden in Beziehung zu treten, basiert auf Akzeptanz und der bewussten Zuwendung zum Schwierigen. Für viele eine ungewohnte und zunächst auch kontraintuitive Haltung. Der 3-Minuten-Atemraum wird ab Woche 4 auch in herausfordernden Situationen im Alltag angewandt. Dadurch wird das Schwierige bewusst, während es geschieht, und Negativspiralen können im Keim erkannt werden. Das Destruktive im Moment des Entstehens zu erkennen, bietet die Möglichkeit, bewusster mit der Erfahrung zu sein und frühzeitiger und hilfreicher zu handeln. Die Voraussetzungen für eine gelingende Rückfallprophylaxe entstehen. Viele Kursteilnehmer empfinden ständiges Denken und Grübeln als belastend und energieraubend. In der Kurswoche 6 wird der Umgang mit Gedanken besonders thematisiert. Gedanken werden als ein mentales Geschehen erfahrbar, das nur einen Teil des Erlebens und keine Wahrheit darstellt. Durch die verhaltenstherapeutische Übung »Zwei Versionen einer Erfahrung« wird deutlich, wie Stimmungen und Gefühle die Einschätzung und Bewertung einer Situation stark bestimmen können. Die Kursteilnehmer lernen in diesem Kursabschnitt, sich der negativen, kritischen und selbstabwertenden Gedanken bewusst zu werden und auch Denkmuster wie das Katastrophisieren und Generalisieren zu erkennen. Durch die Verankerung beim Atem und im Körper wird es möglich, aus der Präsenz heraus auf die Gedanken zu schauen und sie als »Planungsgedanken«, »Katastrophengedanken« oder »Selbstabwertungsgedanken« zu erkennen und sich nicht mehr so stark in ihnen zu verlieren. Es wird deutlich, Gedanken sind keine Tatsachen und Wahrheiten, sondern oft wiederholte mentale Muster, die starke Gefühle auslösen und auch von negativen Stimmungen verstärkt werden können. In Abbildung 3.6 sehen sie die Phase III des MBCT-Kurses.

AB 2

Phase III des MBCT-Kurses: Vertiefung, Selbstfürsorge und Übergang in eine eigene Übungspraxis

Durch den Tag der Achtsamkeit wird die Praxis vertieft. In den abschließenden zwei Kurstreffen wird das Thema Selbstfürsorge und selbstwirksames Handeln erkundet und der Übergang zu einer weiteren, eigenständigen Übungspraxis vorbereitet. Die Themen und Übungen der letzten Phase des MBCT-Kurses werden nun erläutert.

Der Tag der Achtsamkeit: Mut zur Stille. Für Menschen mit Ängsten und Depressionen erscheint der Tag der Achtsamkeit mit mehreren Stunden Übungszeit im Schweigen als besonders herausfordernd. Der Tag findet meist am Wochenende statt und ermöglicht dadurch die Form eines Mini-Retreats. Der einige Stunden dauernde

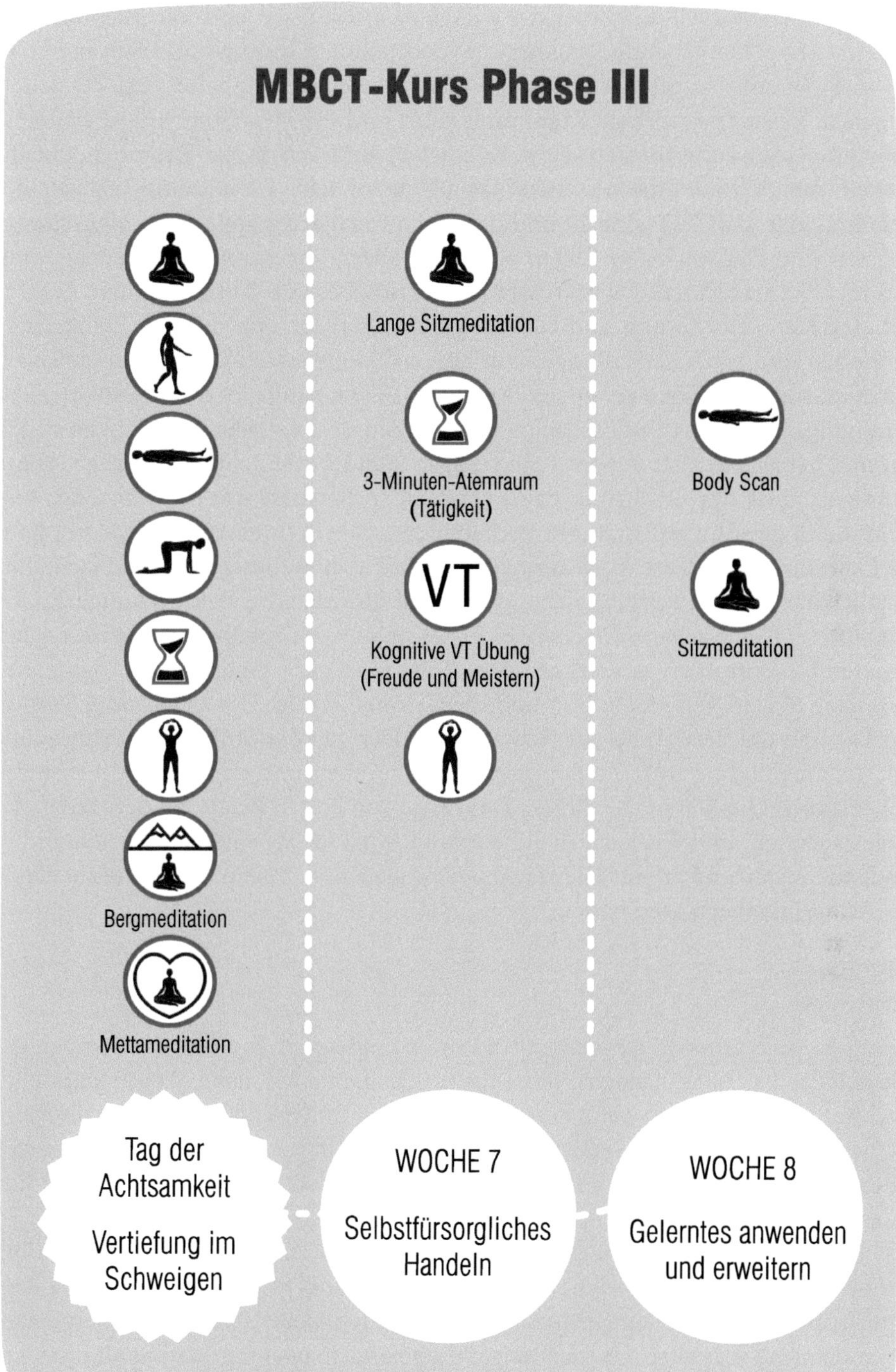

Abbildung 3.6 Phase III des MBCT-Kurses

Rückzug enthebt die Teilnehmer der alltäglichen Routinen und Verpflichtungen. Es gibt eine klare, haltgebende Struktur, die Meditationen in Ruhe und Bewegung werden nacheinander angeleitet und geübt. Das Schweigen beinhaltet den Verzicht auf Sprechen, Lesen, nonverbale Kommunikation und Handygebrauch und ermöglicht somit eine Besinnung auf sich selbst. Es entsteht ein Nach-innen-Lauschen, die Möglichkeit, mit sich auf eine bewusste Art alleine zu sein. Gleichzeitig vermitteln die Anleitung der MBCT-Trainerin und das Üben in einer Gruppe Halt. Menschen mit Ängsten und Depressionen fühlen sich oft isoliert, abgeschnitten, zurückgewiesen und meiden manchmal das bewusste Alleinsein. Deshalb ist der Tag der Achtsamkeit eine Herausforderung und Chance gleichermaßen, sich mit den neu gelernten Methoden und inneren Haltungen auf sich selbst einzulassen und sich gleichzeitig von der Gruppe getragen zu wissen. An einem solchen Tag gibt es Schwankungen der Stimmung, der Motivation, Schmerzen entstehen und vergehen, Gedanken bedrängen und beruhigen sich wieder - ein stetiger Wandel kann spürbar werden. Diesem ständigen Fluss der Erfahrung begegnet man so bewusst wie möglich und weicht nicht durch gewohnheitsmäßiges Verhalten aus. Die Teilnehmer können bei Bedarf die Leiterin in der Pause kurz ansprechen, sind aber weitestgehend auf sich alleine gestellt. Man könnte den Tag der Achtsamkeit als intensive Zeit und auch als Konfrontation mit sich selbst verstehen. Es bietet sich die Gelegenheit, die Wirkung einer längeren Übungspraxis zu erfahren. Der Body Scan nach einer langen Yogasequenz, dann eine längere Sitzmeditation und die Gehmeditation. Der Erfahrungsfluss wird spürbar und die Vertiefung der Achtsamkeit. Der Tag der Stille ermöglicht es auch, die Mettameditation und die Bergmeditation zu üben und dadurch die Verbindung zu heilsamen Qualitäten zu stärken. Das Essen von einem Buffet, zu dem jeder etwas beigetragen hat, und das auch in Stille erfolgt, wird oft als eine berührende und verbindende Erfahrung erlebt. Hier erzählen einige Kursteilnehmende, wie sie den Tag der Achtsamkeit erfahren haben.

Beispiel

Frau R.: »Ich bin mit Schmerzen und recht müde zum Tag der Achtsamkeit gekommen, ich habe gedacht, das schaffe ich nicht. Ich hatte Angst, dass alles schlimmer wird. Doch ganz langsam konnte ich mich einlassen und habe beim Üben gemerkt, dass es mir guttut. Die Schmerzen im Rücken sind weniger geworden und ich gehe gestärkt aus diesem Tag und auch mit der Erkenntnis, dass sich das Dranbleiben lohnt.«

Herr G.: »Ich hatte echt Respekt, vielleicht sogar Angst vor dem Tag. Ich bin sonst nicht so viele Stunden bewusst mit mir, ich muss viel machen und aktiv sein, mich ablenken. Bei einigen Meditationen habe ich diese Unruhe auch gespürt, es war manchmal ganz schön schwierig, ihr nicht nachzugehen. Der Tag stärkt mich, ich kann mit mir sein.«

Herr M.: »Bei der schnelleren Gehmeditation habe ich plötzlich gespürt, dass ich eigentlich immer irgendwohin will, immer etwas erreichen, verändern, das hat mich berührt, und ich empfand das langsame Gehen als ungewohnt, aber auch wohltuend.«

Der Tag der Achtsamkeit ist herausfordernd und bringt die Teilnehmer oft mit vermiedenen Gefühlen und Gedanken in Kontakt. Viele gehen aus diesem Tag gestärkt hervor, mit der Erfahrung, sich durch die Meditation auf eine neue Art in Beziehung zum Schwierigen setzen zu können. Im wahrsten Sinne empfinden sie sich ihrer selbst bewusster. Beim Kurstreffen 7 gibt es den Raum, sich über den Tag der Stille auszutauschen und zu erzählen, wie das Erlebte am Abend und in den nächsten Tagen nachgeklungen ist. Eine neue, vertiefte Vertrautheit durch die gemeinsame Erfahrung wird spürbar. Nach einer langen Sitzmeditation und der Möglichkeit zum Austausch wenden wir uns der Verbindung von Aktivität und Stimmung zu. Durch achtsame Bewegung erkunden wir, wie Bewegung die Stimmung verändert, z. B. erleben viele Kursteilnehmer die streckenden, öffnenden, dehnenden Übungen und auch das Schütteln als stimmungsaufhellend und stärkend. Der Zusammenhang zwischen Tätigkeit und Stimmung im Alltag wird verdeutlicht. In Woche 7 findet ein Austausch über die eigene individuelle Rückfallprophylaxe statt. Was sind Frühwarnzeichen für depressives Erleben und wie kann Meditation dabei helfen, sie zu erkennen? Die Teilnehmer experimentieren mit einer eigenen, selbst zusammengestellten Übungspraxis. Das Kursende und der Beginn des eigenständigen Übens werden vorbereitet. Beim letzten Kurstreffen wird der Body Scan wie zu Beginn des Kurses geübt. Viele Kursteilnehmer bemerken, dass sie bewusster mit ihrer Aufmerksamkeit umgehen können, dass sie ihren Körper besser spüren und gelassener bleiben, wenn Erfahrungen herausfordernder sind. Der Kurs wird abgerundet durch einen Rückblick und eine Vorausschau in die Zukunft. Überblicksartig werden alle Meditationen angeschaut und in ihrem Wirkungsspektrum erläutert. Jeder stellt eine individuelle, ganz konkrete Übungspraxis für die nächsten Wochen auf. Ein MBCT-Kurs ist sehr strukturiert, nun fällt dieser Rahmen weg und die Teilnehmer sind gefordert, sich selbst eine Struktur zu schaffen. Ein Nachtreffen mit der Gruppe kann vereinbart werden, ich informiere über die Möglichkeit, an einem einmal im Monat stattfindenden Vertiefungskurs teilzunehmen. Die Würdigung der Kursteilnahme, die Wertschätzung der eigenen Entwicklung in den 8 Wochen runden den Kurs ab. AB 3

3.4 Der 3-Minuten-Atemraum als Rückgrat von MBCT

Wie bereits beschrieben können bei Menschen mit Depressionserfahrungen destruktive Gedanken und negative Gefühle sehr schnell ausgelöst werden und sich aufschaukeln. Deshalb ist es besonders wichtig, im Alltag kurz innehalten zu können, um sich der eigenen Erfahrung bewusst zuzuwenden. Die Übung des 3-Minuten-Atemraums, (Segal et al., 2015) bietet dafür eine strukturierte Möglichkeit. Der Name ist etwas irreführend. Die Übung benötigt beim ersten Erlernen einige Minuten, dann aber ist die

Kurzmeditation in jedem Moment im Alltag möglich. Wie die Abbildung 3.7 zeigt ist der 3-Minuten-Atemraum ein dreischrittiges, bewusstes Innehalten. Zunächst wird absichtsvoll die Körperhaltung etwas verändert, es kann im Stehen oder Sitzen geübt werden. Diese kleine Veränderung der Körperhaltung stimmt schon darauf ein, dass der Autopilot verlassen wird und eine andere, bewusstere Haltung zur Erfahrung eingenommen wird. Das Bild der Sanduhr verdeutlicht, dass zunächst die Aufmerksamkeit geweitet wird, dann eine Fokussierung stattfindet und dann wieder eine Ausdehnung erfolgt. Die Aufmerksamkeit wird also flexibel und bewusst gelenkt. Im ersten Schritt werden die Gedanken, die Gefühle und die Körperempfindungen nacheinander bewusst wahrgenommen. Es ist so, als würde ein gezielter, erhellender Lichtstrahl auf die Aspekte der Erfahrung gerichtet. Im zweiten Schritt findet eine Fokussierung beim Atem statt, um sich zu zentrieren und in der Gegenwart zu verankern. Im dritten Schritt wird der Fokus erweitert auf den gesamten Körper, um alle Erfahrungen akzeptierend zulassen zu können. Diese Übung könnte als Miniatur-Meditation gesehen werden, die wichtige Elemente des MBCT-Kurses zusammenfasst.

Der 3-Minuten-Atemraum transferiert die Erfahrungen aus den langen Meditationsübungen in den Alltag. Er bewirkt ein Anhalten des automatischen Handelns und schafft einen Wahrnehmungsraum. Eine neugierige, erforschende Hinwendung zur gegenwärtigen Erfahrung wird möglich. Statt gegen die Gedanken oder Gefühle anzukämpfen, sie zu vermeiden oder zu entwerten, entsteht eine bewusste Begegnung mit sich und der eigenen Erfahrung. Der klare, einfache Ablauf gibt der Selbstwahrnehmung eine Struktur. Die Übenden lernen, gezielt ihre Gedanken, Gefühle und Körperempfindungen wahrzunehmen, zu differenzieren und zu validieren. Sie lernen die Aufmerksamkeit flexibler wie einen Lichtstrahl auszurichten und auch wieder loszulassen und erneut auszurichten Die innere Haltung ist dabei neugierig, gewährend, annehmend. Diese kann mit folgender Formulierung umschrieben werden: »So ist das gerade in diesem Moment, es darf so sein, wie es ist«. Es entsteht durch das Innehalten ein Raum, der es ermöglicht, von der eigenen automatischen Reaktivität zu einer bewussten Wahrnehmung und einem sinnvollen Handeln zu wechseln. Der 3-Minuten-Atemraum wird ab Kurswoche 3 zunächst dreimal am Tag geübt, wie eine heilsame Medizin mehrmals täglich verordnet wird. Es hat sich bewährt, die Übung mit einer bestimmten Zeit oder Aktivität zu verbinden, um sich an sie zu erinnern, z. B. nach dem Einparken des Autos, beim Hochfahren des Computers oder nach dem Ankommen zu Hause. Der Atemraum gilt als Rückgrat des MBCT-Kurses, weil die Übung durch die gesamte Kursdauer fortgesetzt wird und weil sie eine Komprimierung der Meditationspraxis darstellt. Gleichzeitig setzt sie genau dort an, wo die Rückfallprophylaxe bei depressiven Episoden wirksam werden soll, nämlich im Alltag, um Abwärtsspiralen frühzeitig zu erkennen. Ab Woche 4 kann der Atemraum auch bei herausfordernden Situationen angewandt werden. Wenn Stress, Schwieriges, Kränkendes erlebt werden, bietet das Innehalten die Möglichkeit, sofort zu stoppen und sich der Erfahrung bewusst zu werden. Es gilt die Herausforderung wahrzunehmen, vielleicht auch zu benennen, z. B. »Da ist Angst, ein Engegefühl in der Brust« und

3-Minuten-Atemraum

Schritt 1: Gewahrsein

Halte in deinem Tun inne. Welche Gedanken, Gefühle, Körperempfindungen nimmst du im Moment wahr?

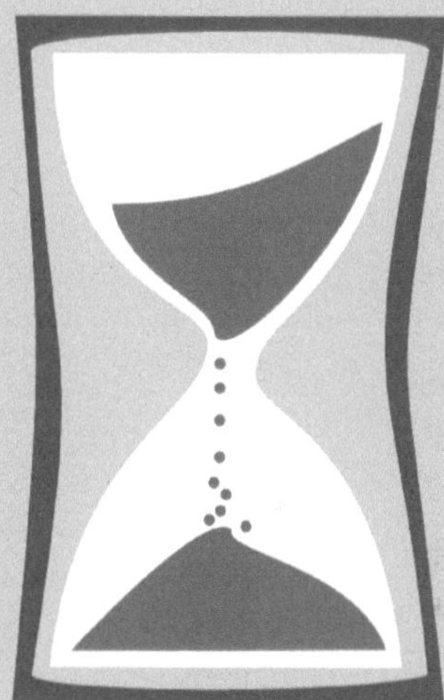

Schritt 2: Fokussierung

Bringe deine Aufmerksamkeit zum Atem, nimm das Einatmen wahr und spüre das Ausatmen.

Schritt 3: Ausdehnung

Nimm deinen Körper als Ganzes wahr, den Raum um dich herum.
Alles, was gerade da ist, findet in dieser Weite Platz.
Du kannst zu dir sagen: "So ist es in diesem Moment".

Abbildung 3.7 Der 3-Minuten-Atemraum (in Anlehnung an Meibert, 2014)

dem Schwierigen mit Akzeptanz zu begegnen. Die dritte Variante des Atemraums (in Kurswoche 7 vermittelt) öffnet »die Tür zu achtsamem Handeln« (Teasdale et al., 2015, S. 297). Durch das Innehalten entsteht der Raum, eine bewusste Handlung zu wählen und selbstfürsorglich zu handeln, nicht um ein besonderes Ergebnis zu erreichen. Durch das bewusste Anhalten und das Wahrnehmen der Erfahrung, so wie sie sich zeigt, weitet sich ein Raum, in dem Wahlmöglichkeiten entstehen. Vielleicht mögen Sie es selbst ausprobieren, setzen Sie sich etwas anders hin oder stehen Sie auf und beginnen Sie die 3 Schritte des Atemraums, einfach mit der Kurzanleitung der Abbildung oder mit der Audioanleitung. Wenn es passt, entsteht auch die Möglichkeit, sich im Anschluss kurz zu strecken und zu dehnen oder sich einen Tee zu machen und die Lektüre danach fortzusetzen. Wenn wir mit dieser Übung vertraut sind, braucht sie nur einige, wenige Minuten. Zum ersten Üben und Vertraut-Werden mit der Methode ist es gut, sich etwas mehr Zeit zu nehmen. Die Kursteilnehmenden berichten davon, dass ihnen die Übung in Fleisch und Blut übergeht und eine neue, positive Routine der Selbstwahrnehmung entstehen lässt. Der 3-Minuten-Atemraum wird von vielen Kursteilnehmenden auch nach dem Kurs weiter geübt.

Beispiel

Eine 40-jährige Frau mit wiederkehrenden Depressionen und Panikattacken sagt: »Das Innehalten hilft mir im Alltag, es ist für mich ein Ordnungsgeber. Ich mache mir meine Erfahrungen in Etappen bewusst, eine Art Standortbestimmung für mich. Und dann gehe ich im Anschluss bewusster mit mir um, dann weiß ich mehr, was ich brauche.«

Ein Kursteilnehmer, der stark unter Gedanken und Grübeln leidet, teilt in Woche 5 des MBCT Kurses mit: »Ich konnte nachts nicht schlafen und war echt verzweifelt. Der 3-Minuten-Atemraum hat mir geholfen, meinen Körper mehr zu spüren und wieder mehr ins Hier und Jetzt zu kommen. Danach war ich etwas ruhiger und weniger kopflos. Ich bin dann auch wieder eingeschlafen.«

Wichtig ist, dass der 3-Minuten-Atemraum nicht als ein Werkzeug benutzt wird, um Erfahrungen wegzuschieben oder etwas zu optimieren, sondern als die Möglichkeit, eine bewusste, akzeptierende Haltung zur Erfahrung einzunehmen. In qualitativen Interviews mit Zwangspatienten konnte gezeigt werden, dass der Atemraum von den Patienten als sehr hilfreich erlebt wurde, um Zwangsimpulsen anders begegnen zu können (Külz et al., 2013). Das Innehalten ist als eine grundlegende Übung der Selbstwahrnehmung sehr gut für psychotherapeutische Einzel- und Gruppensettings geeignet. Es kann hilfreich sein, grundsätzlich mit dieser Übung zu beginnen oder innezuhalten, wenn es herausfordernd wird, um sich der Erfahrung bewusster zu werden.

3.5 Die verhaltenstherapeutischen Übungen des MBCT-Kurses

In der Verhaltenstherapie sind Hausaufgaben, Übungsaufgaben, Selbstbeobachtung und Verhaltensexperimente für den Alltag wichtige therapeutische Instrumente, um den Klienten in seiner Expertenrolle für die eigene Erfahrung zu stärken. Selbsterkundungs- und Selbstbeobachtungsübungen ermöglichen, bestimmten Aspekten des Erlebens mehr Aufmerksamkeit zu schenken und diese bewusster wahrzunehmen. Die erkundende Selbstbeobachtung kann sich auf problematische, symptomatische Erfahrungen beziehen, z. B. das Essverhalten bei Anorexia nervosa, die Stimmung bei Depressionen oder sich auf Ressourcen und Stärken richten. Im MBCT-Kurs beobachten die Teilnehmenden angenehme und unangenehme Erfahrungen während Übungswoche 2 und 3 und halten ihre Wahrnehmungen schriftlich fest. Beides ist für depressive Menschen bedeutsam. Sich den angenehmen Erfahrungen mehr zuzuwenden und sich ihrer bewusster zu werden, lenkt die Aufmerksamkeit auf positive Erlebnisse, mögen sie auch noch so klein sein. Die unangenehmen Erfahrungen im Alltag zu erkunden, schärft den Blick für die eigene Reaktivität und schwächt die Vermeidungstendenzen. Nachdem beim zweiten Kurstreffen der Body Scan angeleitet wurde, findet ein Austausch über die Erfahrung mit dem Üben statt. Erst nach einer langen Meditationssequenz wird die Übung »Eine Straße entlanggehen« durchgeführt. AB 1

Übung

Woche 2: VT-Übung »Die Straße entlanggehen«

Stellen Sie sich vor, dass Sie eine Ihnen vertraute Straße entlanggehen. Dann sehen Sie auf der gegenüberliegenden Straßenseite eine Person, die Sie kennen. Sie lächeln und winken und machen sich vielleicht auch rufend bemerkbar, aber die Person reagiert nicht, beachtet Sie nicht und geht einfach weiter. Bitte unterteilen Sie ein Blatt Papier in drei senkrechte Spalten und notieren in eine Spalte, welche Gedanken Sie haben bei dem Ereignis. In eine zweite Spalte daneben, welche Gefühle aus den Gedanken resultieren und in eine dritte Spalte, welche Körperempfindungen mit den Gedanken und Gefühlen einhergehen.

Anschließend wird diese Übung in der Gruppe ausgewertet und Beispiele werden an den Flipchart geschrieben. Es wird deutlich, dass der Gedanke »Die Person hat ihre Brille vergessen und mich deshalb nicht gesehen« zu keinen starken emotionalen und körperlichen Auswirkungen führt. Die gedankliche Interpretation »Die Person hat mich bewusst übersehen, weil sie mich nicht mag« dagegen zu Gefühlen von Traurigkeit, Unsicherheit und vielleicht auch Scham führt. Mit negativen Gefühlen gehen möglicherweise Anspannungen im Schulterbereich, vielleicht Erröten im Gesicht und Herzklopfen einher. Es lässt sich auch eine vierte Spalte anschließen, in der die Handlungsimpulse und das mögliche Verhalten festgehalten werden. Im ersten Fall gehe ich vielleicht amüsiert weiter und vergesse das Ereignis recht bald wieder. Bei der zweiten

Variante grüble ich vielleicht lange weiter, erinnere mich an Situationen, in denen ich mich früher bereits abgelehnt gefühlt habe und sage vielleicht die Verabredung am Abend ab, weil mir plötzlich nicht mehr danach ist. Diese eigentlich einfache VT-Methode entfaltet im Kurs eine große Wirkung. Zum einen mag das daran liegen, dass sie nach einer langen Meditation durchgeführt wird, die Teilnehmenden sind durch den Body Scan stärker im Körper verankert und lassen sich deshalb vielleicht mehr auf die Erfahrung der Übung ein. Zum anderen führt der Austausch in der Gruppe dazu, mit verschiedenen Sichtweisen und Perspektiven konfrontiert zu sein. Es entstehen wichtige Aha-Erlebnisse. Und es wird deutlich, wie sehr die jeweiligen Gedanken und Interpretationen die Gefühle mit auslösen. Je nachdem, wie die Situation bewertet wird, zeigen sich spezifische Gefühle und Körperempfindungen. Oft wird es zunächst als schwierig erlebt, Gedanken, Gefühle und Körperempfindungen überhaupt voneinander zu differenzieren. Diese Unterscheidungsfähigkeit und das Zusammenspiel von Gedanken, Gefühlen und Körperempfindungen sind ein Kernthema des MBCT-Programmes und werden in den Meditationen, im Handout und im Verlauf des Kurses immer wieder aufgegriffen und vertieft. Dabei werden die Inhalte der Gedanken nicht verändert. MBCT macht vielmehr die allgemeinen Mechanismen von Denken und Fühlen erfahrbar. In der sechsten Übungswoche wird der Einfluss der Stimmung auf Gedanken und Gedankenmuster erforscht. Wenn beispielsweise eine Kollegin einfach im Büro schnell an uns vorbeigeht und signalisiert, keine Zeit zu haben. Dann hängt die Reaktion darauf von unserer Stimmung ab. Gab es vorher eine Anerkennung und die Stimmung ist positiv, werden keine negativen Gedanken aktiviert. Ging allerdings eine herausfordernde Situation voraus, werden negative Gedanken wahrscheinlicher. Die Stimmung und die Gefühle bestimmen mit, wie die Situation bewertet wird und welche Reaktion erfolgt. Die Wechselwirkung von Gedanken und Gefühlen wird deutlich, Gefühle lösen Gedanken aus und umgekehrt. Außerdem wirken sich Gefühle von Einsamkeit, Angst und Traurigkeit und negative Gedanken auf das Handeln und die Art der Aktivitäten aus. Menschen mit Depressionserfahrungen geben oft, wenn sie sich nicht wohlfühlen oder Anzeichen depressiven Erlebens auftauchen, die Aktivitäten auf, die ihnen Freude machen. Leider führt dies zu Rückzug, Untätigkeit und verstärkt den Eindruck von Müdigkeit und Lustlosigkeit. Antriebslosigkeit ist ein Symptom des depressiven Erlebens. Im MBCT-Kurs wird der Zusammenhang von Tätigkeit und Stimmung aufgegriffen. In der Übungswoche 7 steht das Thema Selbstfürsorge im Zentrum und der Zusammenhang zwischen Stimmung und Handlung wird erkundet. Nach einer 40-minütigen Sitzmeditation und dem Austausch über die Übungserfahrungen wird folgende verhaltenstherapeutische Übung in der Gruppe durchgeführt.

AB 2

Übung

Woche 7: VT-Übung »Das Zusammenspiel von Aktivität und Stimmung«

AB 3

Die Teilnehmenden schreiben auf ein Blatt Tätigkeiten eines typischen Tages auf. Dann werden die Aktivitäten mit einem F markiert, die mit Freude und Spaß einhergehen. Freudvolle Aktivitäten sind vielleicht Lesen, eine Freundin treffen, Radfahren. Die Tätigkeiten, die wir vielleicht nicht gerne machen, aber die erledigt werden müssen, können mit einem M für »meistern« markiert werden. Die zu meisternden Aktivitäten geben uns, nachdem wir sie getan haben, ein Gefühl der Entlastung und der Selbstwirksamkeit. Diese Tätigkeiten sind z. B. Rechnungen bezahlen, einkaufen gehen, ein wichtiges Telefonat erledigen.

Die Kursteilnehmenden empfinden diese Übung als sehr hilfreich, wie das folgende Praxisbeispiel zeigt.

Beispiel

Frau K. hat als Kind in ihrer Herkunftsfamilie gelernt, auf eigene Bedürfnisse zu verzichten und sehr darauf zu achten, was die anderen Familienangehörigen brauchen. Auch im Erwachsenenalter fällt es ihr sehr schwer, herauszufinden, was sie selbst braucht und sich selbstfürsorglich zu verhalten. In der Woche 7 des MBCT-Kurses schreibt sie ihre Aktivitätenliste auf. Sie teilt die Tätigkeiten in freudvolle und meisternde Handlungen ein und sagt dann in der Gruppe: »Ich bin traurig, ich bin berührt, weil ich sehe, wie sehr ich funktioniere. Ich arbeite nur meine To-Do-Liste ab und habe hier fast keine freudvollen Aktivitäten stehen. Es geht viel zu wenig um mich.« In therapeutischen Gesprächen wird es möglich, langsam herauszufinden, was eigene Bedürfnisse sind. Frau K. lernt, die eigenen Bedürfnisse zu spüren, sie zu artikulieren und auch danach zu handeln.

Bei depressivem Erleben gehen oft die Motivation zu handeln und auch die Freude an Aktivität verloren. Hier ist es wichtig, nicht dem Strudel der Passivität zu erliegen, aber auch nicht wie im Beispiel nur noch funktional zu leben. Die Übung des 3-Minuten-Atemraums ermöglicht durch das frühzeitige Wahrnehmen negativer Gedanken und Gefühle, den beginnenden Teufelskreis zu erkennen. Es wird deutlich, dass der Gedanke »Bleib zu Hause und sage die Verabredung ab« nur ein Gedanke ist, keine Wahrheit. Ein Kursteilnehmer fand treffende Worte: »Gedanken haben oft so einen Aufforderungscharakter. Seitdem ich das klarer sehe, kann ich einer Aufforderung wie einer Aufforderung zum Tanz nachkommen oder auch nicht.« Selbstfürsorgliches Handeln ist eine Möglichkeit, sich nicht in den Abwärtsspiralen zu verfangen. Wichtig dabei ist die Motivation, aus der gehandelt wird. Es geht nicht darum, negative Gefühle und Gedanken loswerden zu wollen, sondern durch ein bewusstes Handeln in ein selbstfürsorgliches Tun zu kommen. Das kann die Stimmung verändern, muss es aber nicht. Achtsameres Handeln führt trotzdem zu einem Erleben von Selbstwirksamkeit und Einflussnahme. Bei depressivem Erleben ist es oft nicht hilfreich abzuwarten, bis die Motivation für ein Handeln entsteht, sondern einfach aktiv zu werden. Die eigene Stimmung muss nicht erst gut sein, damit gehandelt werden kann. Das Tätigwerden selbst birgt die Chance, sich als handlungsfähig und lebendig zu erleben. Einige Menschen erkennen, dass sie sich den zu bewältigenden Aufgaben mehr zuwenden müssen, damit nicht Berge von Unerledigtem entstehen. Andere Kursteilnehmer bemerken, dass sie permanent handeln, aber sich selbst darüber vergessen und die Freude, die Selbstfürsorge auf der Strecke bleiben. Die verhaltenstherapeutischen Übungen werden aus einer achtsamen, erforschenden Haltung heraus durchgeführt. Die Vielfalt und Unterschiedlichkeit der Erfahrungen werden begrüßt. Die Kursteilnehmenden erkunden in der Meditation das Zusammenspiel von Körperempfindungen, Gefühlen und Gedanken und werden sich der eigenen Reaktivität und der eigenen Vulnerabilität bewusster. Auf dieser Basis bilden die verhaltenstherapeutischen Übungen eine weitere Form der Selbsterkundung, keine Selbstoptimierung. Wenn die verhaltenstherapeutischen Übungen die Teilnehmer zu einer unmittelbaren Erfahrung führen und sie ermutigen, die Wirkungen selbst zu spüren, dann stärken sie die Selbstwirksamkeit. Sie finden zu den verhaltenstherapeutischen Übungen des MBCT-Kurses Handouts im Online-Material.

3.6 Gemeinsamkeiten und Unterschiede – MBSR und MBCT

Das MBCT-Curriculum baut auf dem MBSR-8-Wochenkurs auf und verwendet viele Grundübungen und die Basisstruktur von MBSR. Hier sollen nun zunächst die Gemeinsamkeiten und dann auch die Unterschiede beider Verfahren verdeutlicht werden.

Gemeinsamkeiten von MBSR und MBCT. Die 8-Wochen-Kursstruktur, der Aufbau des Curriculums und auch die Formen des Lernens mit informellen und formellen Übungen sind bei beiden Trainings ähnlich. Die zentrale Basis ist der Aufbau einer eigenen täglichen Meditationspraxis. Sowohl MBSR- als auch MBCT-Lehrende müssen eine eigene langjährige Übungspraxis nachweisen. Um vom MBSR/MBCT-Verband Deutschland zertifiziert zu werden, braucht es eine modulartig aufgebaute Weiterbildung an anerkannten Instituten. Die Ausbildung umfasst auch das Erstellen eines Handouts, eigener Audiodateien und die Durchführung eines Kurses unter Supervision.

Unterschiede zwischen MBSR und MBCT. MBSR ist in einem medizinischen Kontext entwickelt worden und richtete sich an Menschen, die an Schmerzen oder körperlichen Erkrankungen leiden. Mittlerweile ist MBSR in Deutschland als Präventionskurs anerkannt und kann von den Krankenkassen als Stressbewältigungskurs bezuschusst werden. MBCT dagegen ist in einem verhaltenstherapeutischen Forschungsfeld entstanden und war ein Auftragswerk, um eine Rückfallprophylaxe in Gruppen für Menschen nach depressiven Erfahrungen anzubieten. MBSR wird in Deutschland meist in Gruppen von 6 bis 15 Teilnehmenden angeboten. Aus meinen Erfahrungen liegt die optimale Gruppengröße für MBCT-Kurse bei ca. 10 Teilnehmenden. Wenn die Gruppe zu klein ist, dann fehlt die Vielfalt an Erfahrungen und damit die Möglichkeit voneinander zu lernen. Außerdem birgt eine kleine Gruppe die Gefahr, dass die Teilnehmer zu viel in ein Geschichtenerzählen kommen und die Gruppe als Gesprächstherapie sehen. Hier ist natürlich die Gruppenleitung gefragt, um Grenzen zu setzen. Zu große MBCT-Gruppen lassen sich mit nur einer Leiterin nicht gut überblicken, die einzelnen Kursteilnehmer können dann in ihrer Verletzlichkeit und mit ihren individuellen Bedürfnissen zu wenig gesehen werden. Einigen Übenden fehlt auch in einer größeren Gruppe der Mut, sich am Austausch zu beteiligen und sich zu Wort zu melden. MBSR-Gruppen sind oft heterogener in ihrer Zusammensetzung. In MBCT-Kursen haben die meisten Teilnehmenden Depressionserfahrungen oder leiden unter Ängsten, Zwängen und Schmerzen. Die Homogenität des MBCT-Kurses ist einerseits eine Chance, weil die Betroffenen sich nicht mehr so alleine fühlen. Andererseits gibt es in einer Gruppe, die sich aus sehr belasteten Teilnehmenden zusammensetzt, auch die Gefahr, dass Verzweiflung, Hoffnungslosigkeit und Schwere sich verstärken. Als MBCT-Lehrerin weiß man nach den Vorgesprächen nicht, wie sich die Gruppendynamik entwickeln wird. Die Teilnehmenden eines MBCT-Kurses brauchen meiner Erfahrung nach mehr Unterstützung, um den Kurs kontinuierlich zu besuchen, Schwierigkeiten zu meistern und auch regelmäßig zu üben. Einige begleitende Gespräche wären für die meisten MBCT-Übenden sehr hilfreich, das ist aber im Kurskonzept so nicht vorgesehen. Es wäre sogar wünschenswert, die MBCT-Kurse zu zweit anbieten zu können, um auf Herausforderungen und auch Überforderungen der Kursteilnehmer flexibler eingehen zu können. Meine Erfahrung ist, dass es einige MBCT-Gruppen gibt, in denen mehr Kursabbrecher zu finden sind. Bei meinen MBSR-Gruppen hört nahezu nie jemand auf. Für den Kursabbruch wurden mir bisher folgende Gründe genannt: kein aktueller Leidensdruck, sich überfordert fühlen in der Gruppe oder auch durch das Übungspensum und die Länge der Meditationen, die Gruppe als Belastung zu sehen, sich selbst nicht genug einbringen zu können, soziale Ängste. MBCT wird in Deutschland gemäß der S3-Leitlinien für Menschen mit Depressionen empfohlen. Leider werden MBCT-Kurse nur durch Einzelfallentscheidungen von Krankenkassen bezuschusst. Es fehlt eine allgemeingültige Regelung. Das liegt auch daran, dass MBCT das Wort Therapie im Namen hat, aber als eine Rückfallprophylaxe anzusehen ist. Der Kurs fällt damit abrechnungstechnisch zwischen die Stühle.

Anleiten von MBCT braucht klinische Kompetenz. MBCT-Trainerinnen sollten eine therapeutisch-klinische Grundkompetenz und Ausbildung mitbringen. Erfahrungen in der Arbeit mit Menschen mit Depressionen, Ängsten und häufig auch Traumatisierungen sind meiner Meinung nach unerlässlich, um MBCT-Kurse kompetent durchführen zu können. Das Angebot an MBCT-Kursen ist längst nicht so verbreitet wie die Möglichkeit, einen MBSR-Kurs zu besuchen. Bei MBCT ist ein persönliches, längeres Vorgespräch unerlässlich, weil das depressive Erleben und auch mögliche Traumatisierungen gemeinsam besprochen werden sollten. Das Handout des MBSR-Kurses bezieht sich auf Stress, das MBCT-Handout thematisiert depressives Erleben und stärkt den Aufbau einer gelingenden Rückfallprophylaxe. In einem MBCT-Kurs werden viele Aspekte sehr viel direkter und expliziter angesprochen und erklärt als im MBSR-Kurs. Besonders Abwärtsspiralen und negative Aufschaukelungsprozesse werden immer wieder sehr detailliert erläutert. Auch im MBSR-Kurs geht es darum, sich dem Herausfordernden auf eine neue Weise zu stellen. In einem MBCT-Kurs werden das Bemerken und Meistern von Schwierigkeiten aber intensiver, direkter und von vielen Seiten immer wieder beleuchtet. Hierin sehe ich auch einen der Wirkmechanismen von MBCT.

MBCT enthält zusätzliche Meditationen. Wie erläutert zieht sich der 3-Minuten-Atemraum durch den gesamten Kurs und es gibt zusätzlich Meditationen zum Umgang mit Herausforderungen und Gedanken (beide Meditationen werden in Kapitel 5 erläutert). Dadurch ist der MBCT-Kurs noch anspruchsvoller als ein MBSR-Kurs. Wegen der Vielzahl der formellen Meditationen üben die Teilnehmer den Body Scan im MBCT-Kurs nicht so lange, sie wechseln früher im Kursverlauf zu langen Sitzmeditationen als die Teilnehmenden im MBSR-Kurs. Aus meiner Erfahrung wäre es aber sinnvoll, länger beim Üben des Body Scans zu verweilen, weil dadurch die oft fehlende Körperwahrnehmung besser geschult werden kann. Zusammengefasst könnte man sagen, es wäre gut mehr Zeit für die Inhalte des MBCT-Kurses zu haben. Vielleicht wäre ein 12-Wochenkurs sinnvoller, aber dafür müsste MBCT besser im Gesundheitssystem verankert sein. Ein längeres Kursformat würde auch ermöglichen, dass zunächst mit kürzeren Meditationen geübt werden kann. Meiner Erfahrung nach sind einige Kursteilnehmer überfordert mit 40-minütigen Meditationen und würden davon profitieren, mit kürzeren Übungen beginnen zu dürfen. Meditation soll fordern und neue Erfahrungen möglich machen, sie soll aber nicht in eine permanente Selbstüberforderung führen und so die Hilflosigkeit und Verzweiflung möglicherweise noch verstärken. Hier ist auch das Konzept des Toleranzfensters der traumasensitiven Anwendung von Achtsamkeitsverfahren bedeutsam (Abschn. 3.9.3).

MBSR oder MBCT-Kurs: Für wen ist was geeigneter? Vielleicht ist aus den Erläuterungen bereits hervorgegangen, dass es manchmal in der Praxis gar nicht so einfach ist, konkret die geeignetsten Empfehlungen für Kursinteressenten auszusprechen. Wenn Menschen eine Prophylaxe bei Stress suchen, keine starken Grübelneigungen, Vermeidungstendenzen oder Selbstabwertung kennen, dann kann ein MBSR-Kurs empfohlen werden. Bei körperlichen Symptomatiken, bei Krebs und Schmerzen könnten beide Formate hilfreich sein. Da gilt es zu überlegen, ob das Thema Stress oder Depression im Vordergrund steht und welche Ziele der Interessent mit der Kursteilnahme verbindet. Bei wiederkehrenden Depressionen sollte ein MBCT-Kurs empfohlen werden. Aber was tun, wenn kein MBCT-Kurs zur Verfügung steht, aber ein MBSR-Kurs begonnen werden könnte? Ich habe immer wieder auch gute Erfahrungen damit gemacht, einzelne Teilnehmer, die Depressionserfahrungen haben, in einen MBSR-Kurs mit aufzunehmen. Sie brauchen dann aber möglicherweise mehr individuelle Ansprache. Hier könnte auch eine begleitende Psychotherapie helfen, die spezifischen MBCT-Inhalte zu vermittelt.

3.7 Achtsamkeit im Umgang mit Depression und Angst

MBCT ist als Rückfallprophylaxe konzipiert und geht auf die besondere Vulnerabilität von depressiven Menschen ein. Die alten, oft nicht hilfreichen Strategien des Grübelns, Vermeidens, des Rückzugs und der Selbstabwertung können durch das MBCT-Training besser erkannt werden. Neue, bewusste und hilfreichere Strategien werden im MBCT-Kurs wiederholt thematisiert, theoretisch erläutert, durch verhaltenstherapeutische Übungen erkundet und selbst in der Meditationspraxis ganz direkt erfahrbar. Diese neuen Möglichkeiten beinhalten zunächst eine Stärkung der Körperachtsamkeit und bieten damit die Basis, sich anders gegenüber Gedanken und Gefühlen auszurichten. Statt einer vorstellungsgeleiteten Wahrnehmung kann die Erfahrung unmittelbarer auf der körperlichen Ebene erlebt werden. Auch stärkende, wohltuende Körpererfahrungen richten den Blick auf Angenehmes und führen zu wirklicher Regeneration. Die Differenzierung der Körperwahrnehmung ermöglicht auch ein Fühlen und ein genaueres Wahrnehmen von Emotionen. Grundsätzlich lässt MBCT das Zusammenspiel von Körperempfindungen, Gedanken, Gefühlen und Verhalten besser verstehen und Aufschaukelungsprozesse früher entschärfen. Die eigene Meditationspraxis gewährt den Kursteilnehmern Zeit für Selbstwahrnehmung und Selbstfürsorge. Sie verlieren die Angst vor herausfordernden Gefühlen und Gedanken. Und sie erfahren, dass sie sich dem Schwierigen zuwenden können, dass sie mit dem Verletzenden sein können und auch bewusst Abstand nehmen können, wenn eine Überwältigung droht. Das Erleben dieser Wahlmöglichkeiten wird als sehr stärkend erlebt. Die innere Haltung von Freundlichkeit wird als Erlaubnis wahrgenommen, wohlwollend und unterstützend mit sich selbst sein zu dürfen und zu können.

In Abbildung 3.8 wird ein achtsamer Umgang mit depressivem Erleben zusammengefasst. Die bewusste Aufmerksamkeitslenkung, das frühzeitige Erkennen von Signalen einer Depression und die Möglichkeit, sich Herausforderndem zuwenden zu können, sind dabei besonders grundlegend.

Im Kapitel 5 werden wir noch genauer den achtsamen Umgang mit Gefühlen und Gedanken explorieren und auch erläutern, wie MBCT im Umgang mit herausfordernden Erfahrungen hilft. Die Kursteilnehmerinnen lernen, herausfordernde Gefühle, Körperempfindungen und Gedanken nicht mehr zu fürchten und zu vermeiden. Vielmehr begreifen sie Herausforderungen als wiederkehrende Aspekte der Erfahrung, die sich wandeln können und nur einen Teil des Erlebens ausmachen. MBCT ermutigt, sich dem Schwierigen bewusst zuzuwenden und es mit Bewusstheit da sein zu lassen. Somit beinhaltet MBCT eine achtsame Konfrontation und ermöglicht ein Präsent-Bleiben angesichts von Schmerzen, Kränkung und Selbstabwertung.

MBCT bei Ängsten. Auch Menschen mit Angsterfahrungen profitieren durch die oben genannten Faktoren eines MBCT-Trainings. Sie lernen den Kreislauf der Angst kennen, bemerken die ersten Anzeichen eines Teufelskreises der Angst. Sie erfahren neue Strategien im Umgang mit angstverstärkenden Gedanken und auch den körperlichen Signalen, die durch angstvolle Interpretationen weiter in den Angstkreis hineinführen.

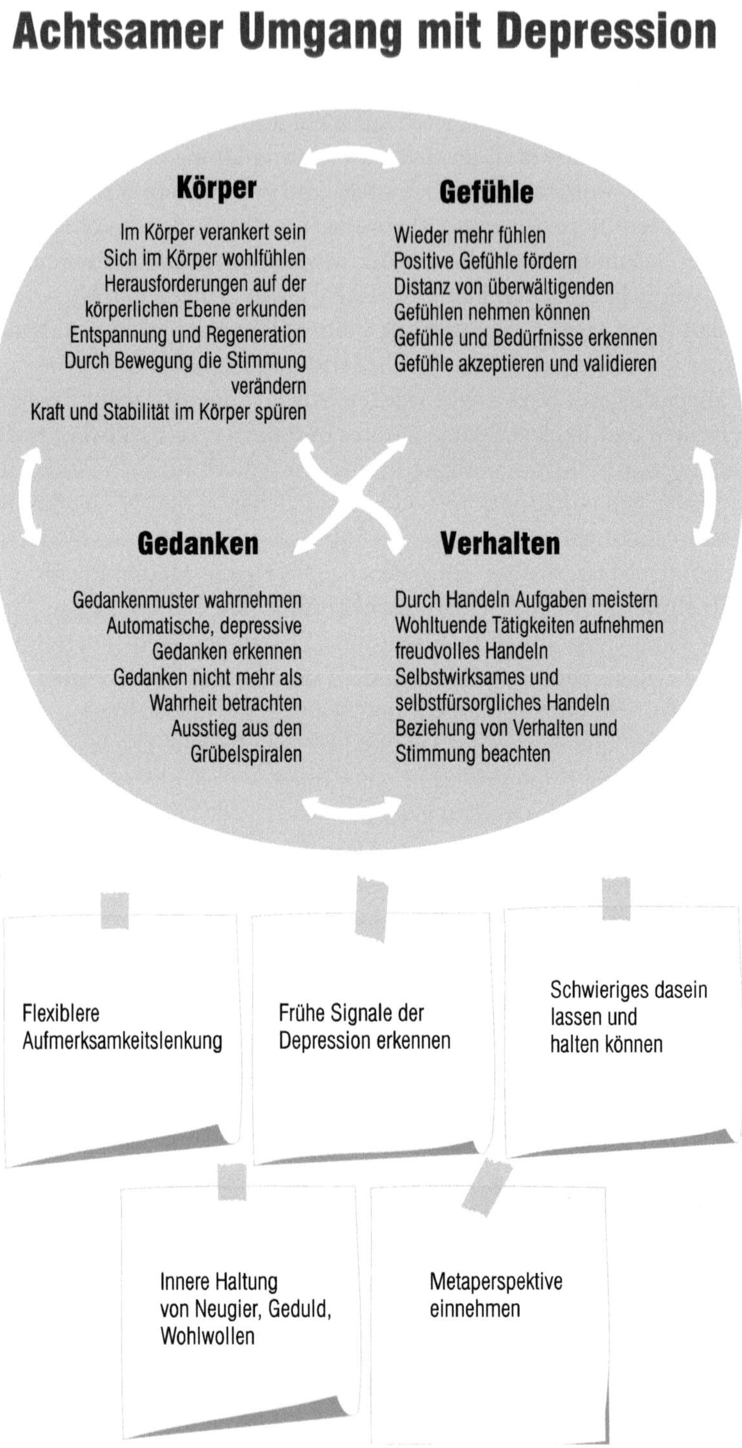

Abbildung 3.8 Achtsamer Umgang bei depressivem Erleben

MBCT ermutigt, die bei Ängsten so häufig gewählte Strategie der Vermeidung zu erkennen und sich den Ängsten bewusst zu stellen und dadurch zu erfahren, dass Ängste von selbst abklingen. Genau wie beim depressiven Erleben kann auch bei Ängsten selbstwirksames Handeln ausbleiben. Angstauslösende Handlungen werden unterlassen und damit werden die Ängste langfristig aufrechterhalten und verstärkt. MBCT ermutigt, auch mit Ängsten weiter tätig zu sein und die angsterzeugenden Handlungen nicht zu unterlassen. In der Abbildung 3.9 sehen Sie, wie eine MBCT-Übungsgruppe die Wirkungen des Trainings am Schluss des MBCT-Kurses beschreibt.

Die Fähigkeit, sich von negativen Gedanken und Gefühlen distanzieren zu können und gleichzeitig auch mit den Herausforderungen zu sein, wird von den Teilnehmern mehrfach benannt. Auch Positives kann besser in den Blick genommen werden. Das Innehalten und eine freundliche und wohlwollende Haltung sich selbst gegenüber möchten die meisten Übenden fortsetzen. Im nächsten Abschnitt werden wir uns den Forschungsergebnissen zu MBCT widmen und neugierig sein, wie die Forschung die Wirkweise von MBCT zu erklären versucht.

3.8 Forschung zur Wirkung von MBCT

Die im Kapitel zu MBSR benannten Grenzen der Forschung zu Achtsamkeitskonzepten betreffen auch die Studien zu MBCT. Zu Beginn fehlten Studien mit Kontrollgruppen, die Stichproben waren klein, Replikationen von Ergebnissen gelangen nicht und häufig waren die Forscher selbst in die Entwicklung von MBCT involviert und damit fehlte möglicherweise die Neutralität und es gab und gibt Interessenskonflikte. Auch die Forschungsergebnisse, die ich hier nenne, sind nicht frei von konfliktreichen Aspekten. Es ist unerlässlich, die Chancen und Grenzen der Ergebnisse kritisch zu diskutieren und als Anregungen für die Verbesserung der wissenschaftlichen Betrachtung von MBCT zu sehen.

Die Wirkung von MBCT bei Depressionen

Goleman und Davidson (2017) fassen einige Forschungsergebnisse zu MBCT zusammen. Sie weisen darauf hin, dass MBCT besonders bei sehr starken Depressionen hilft und die Rückfallrate bedeutsam senken kann. Sie betonen, dass die Patienten am meisten von MBCT profitieren, die sich gut von Gedanken distanzieren können. Das MBCT-Training scheint bei Menschen mit Erfahrungen von Traumatisierungen in der Kindheit besonders hilfreich zu sein. Kuyken et al. (2016) zeigten in einer Metaanalyse, dass MBCT mit einer signifikanten Reduktion depressiver Rückfälle assoziiert ist und auch hier profitierten die Probanden mit stärkeren depressiven Symptomen am meisten. MBCT scheint demnach für die Menschen am hilfreichsten zu sein, für die das Rückfallrisiko besonders hoch ist.

MBCT reduziert Grübelneigungen. In einer Meta-Analyse (Perestelo-Perez et al., 2017) wird die Bedeutung von MBCT für die Reduzierung von Grübelneigungen diskutiert. Es erscheint allerdings noch nicht klar, ob der Rückgang des Grübelns mit der veränderten Haltung zu den Gedanken zusammenhängt oder die Häufigkeit und Intensi-

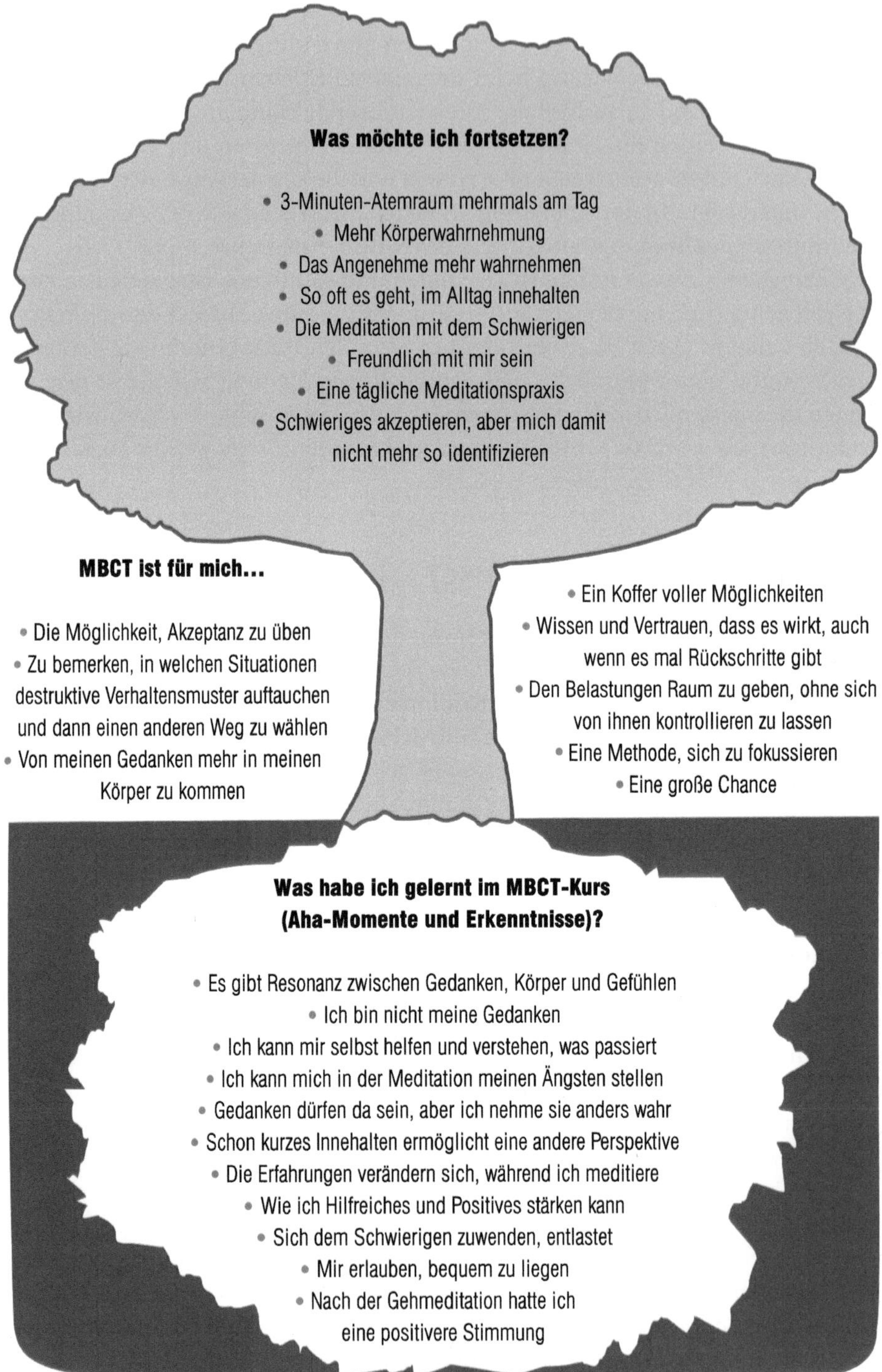

Abbildung 3.9 Feedback einer MBCT-Gruppe

tät der Grübelgedanken abnimmt. Interessant sind Studien, die neue Verhaltensmaße erproben, um Grübeln zu messen und zu erforschen. Cladder-Micus et al. (2019) nutzten die Methode der Breathing Focus Task (BFT). Dabei werden die Probanden gebeten, sich für fünf Minuten beim Atem zu fokussieren und bei Ertönen eines auditiven Signals zu berichten, ob sie abgelenkt waren und den Gedanken kurz als neutral, positiv oder negativ zu etikettieren. Die Autoren konnten zeigen, dass Menschen, die nie unter einer Depression gelitten hatten, bei dieser Aufgabe signifikant weniger Gedankenintrusionen erlebten als die Gruppe der Probanden, die unter chronischer und behandlungsresistenter Depression litten. Die Patientengruppe berichteten auch mehr negative Gedanken bei der Breathing Focus Task als die Kontrollgruppe. Nach der Durchführung der Aufgabe zeigten sich die Probanden trauriger. Durch die Teilnahme an einem MBCT-Kurs in Kombination mit herkömmlicher Behandlung konnten die negativen Gedankenintrusionen bei Menschen mit chronischen Depressionen signifikant reduziert werden. Die Kontrollgruppe erhielt nur die herkömmliche Behandlung. Die Autoren diskutieren, dass MBCT hilft, depressives Grübeln zu reduzieren und weisen auf die Notwendigkeit hin, mit der Methode der BFT weitere Studien durchzuführen.

Mögliche Wirkmechanismen von MBCT. Für die klinisch-therapeutische Anwendung von MBCT ist es bedeutsam zu verstehen, wie und warum MBCT wirkt und zu Veränderungen beiträgt. In einer Übersichtsarbeit von van der Velden et al. (2015) werden die theoretischen Grundannahmen des MBCT-Modells überprüft. Die Autoren diskutieren, inwieweit folgende Wirkmechanismen zu den therapeutischen Effekten von MBCT beitragen. Ich nenne hier nur die Aspekte, nicht die jeweiligen Ergebnisse.

- Verringerung von Grübeln und weniger Versuche, Gedanken zu unterdrücken
- Zunahme an Selbstmitgefühl schwächt die kognitive Reaktivität ab.
- Die Zunahme von metakognitiven Fähigkeiten und der Möglichkeit, Abstand von Gefühlen und Gedanken nehmen zu können.
- Verringerung des übergeneralisierten biografischen Gedächtnisses
- Zunahme spezifischerer Lebensziele und der Hoffnung, diese auch zu erreichen
- verringertes Diskrepanzerleben zwischen aktuell wahrgenommenem Selbst und einem idealen Selbst
- verbesserte Aufmerksamkeitsregulation
- verbesserte Emotionsregulation und positivere Emotionen

Zukünftige Forschung muss zeigen, ob und inwieweit diese Faktoren zur Verringerung der Rückfallhäufigkeit beitragen.

MBCT bei Zwängen – ein Exkurs

Am Universitätsklinikum Freiburg wird die Wirksamkeit von MBCT bei Menschen, die unter Zwangserkrankungen leiden, erforscht. In einer Studie werden die Erfahrungen von 12 Zwangspatienten nach der Teilnahme an einem MBCT-Kurs durch qualitative Interviews erhoben (Hertenstein et al., 2012). Die Teilnehmer bewerten den MBCT-Kurs als hilfreich im Umgang mit ihren Zwangssymptomen. Zwei Drittel der Probanden berichten auch eine Reduktion der Zwangssymptome. Die Kursteilnehmer sind besser in der Lage, mit unangenehmen Emotionen umzugehen und bewusster in der Gegenwart zu sein. Die Übung des 3-Minuten-Atemraums wird von den Patienten als besonders hilfreich erlebt. Einige der Kursteilnehmer berichten in den Interviews aber auch von Schwierigkeiten mit Zwangsimpulsen und -symptomen während des Übens in der Gruppe und empfinden den Kurs als insgesamt zu kurz. Die Forschergruppe hat ein für Zwangspatienten adaptiertes MBCT-Curriculum vorgelegt (Külz et al., 2013), das veränderte kognitive Übungsbeispiele und Geschichten nutzt und viele anregende Ideen für die psychotherapeutische Arbeit mit Zwangspatienten im Einzel- und Gruppensetting enthält. In einer randomisierten, kontrollierten Studie (Külz et al, 2019) wurde MBCT mit einem psychoedukativen Gruppenprogramm bei Menschen mit Zwangsstörungen und Restsymptomen nach einer kognitiven Verhaltenstherapie verglichen. Beide Gruppenangebote wurden von den Patienten gut akzeptiert, die Dropout Rate war gering. In einem semi-strukturierten Interview konnte kein signifikanter Unterschied zwischen beiden Verfahren bezüglich der Stärke der Zwangssymptome gefunden werden. Die MBCT-Gruppe zeigte auf den Selbsteinschätzungsskalen aber eine signifikante Verbesserung der Zwangssymptome gegenüber der aktiven Kontrollgruppe.

Die Forschungsergebnisse zu MBCT sind für Psychotherapeutinnen, die MBCT-Kurse anbieten, nicht zufriedenstellend. Es gibt eine Diskrepanz zwischen dem, was ich in den MBCT-Kursen erlebe, was Teilnehmende an Veränderungen zurückmelden und den Ergebnissen aus standardisierten und kontrollierten Studien. Die Diskrepanz von Begeisterung für die dritte Welle der Verhaltenstherapie und empirischer Evidenz wird auch von Vorderholzer (2019) diskutiert.

Zukünftige Forschungsfragen. Folgende weiterführende Forschungsfragen halte ich für interessant: Für welche Patientengruppen ist MBCT besonders hilfreich und wie lassen sich diese in der klinischen Praxis erkennen? Welche spezifischen Meditationen sind hilfreich im Umgang mit Depressionen, Ängsten und Zwängen? Wer bricht einen MBCT-Kurs ab, was sind die Gründe dafür? Sind die Meditationen eines MBCT-Kurses möglicherweise zu lang? Ist vielleicht ein Basiskurs in Achtsamkeitsmeditation für viele Patienten ein guter Einstieg, der Abbruchraten reduziert und die Wirksamkeit erhöht? Wie kann MBCT besser in das deutsche Gesundheitssystem implementiert werden? Wie kann MBCT gut mit anderen therapeutischen Interventionen kombiniert werden? Wie können Auffrischungstreffen und Vertiefungskurse aussehen?

3.9 Das Zusammenwirken von MBCT und Psychotherapie

MBCT ist als Rückfallprophylaxe konzipiert und erfolgt meistens im Anschluss an eine ambulante oder stationäre Behandlung. Das Verfahren kann und soll Psychotherapie nicht ersetzen, lässt sich aber sinnvoll mit Psychotherapie verbinden. Ich möchte hier beleuchten, wie das Zusammenspiel von Psychotherapie und MBCT gut gestaltet werden kann. In einem psychotherapeutischen Setting kann ein gemeinsames Verstehensmodell des depressiven Erlebens oder der Angst erarbeitet werden. Wenn die Bedingungen, die auslösenden und aufrechterhaltenden Faktoren klarer werden, lässt sich besser entscheiden, ob und wann die Teilnahme an einem MBCT-Kurs anzuraten ist.

Der richtige Zeitpunkt für einen MBCT-Kurs. Zunächst erscheint mir das Timing wichtig. Aus meiner Erfahrung gibt es verschiedene Zeitpunkte, an denen die Teilnahme an einem MBCT-Kurs besonders hilfreich sein kann. Am besten ist zuvor eine psychotherapeutische Behandlung erfolgt und es besteht eine ausreichende Stabilität für die Kursteilnahme. Manchmal profitieren Klienten besonders nach einem Klinikaufenthalt oder parallel zur psychotherapeutischen ambulanten Behandlung, wenn sie längere Zeit krankgeschrieben sind, von MBCT. Ich habe auch oft erlebt, dass in der Phase einer beruflichen Wiedereingliederung der MBCT-Kurs als stützend erlebt wird. Der strukturierte Aufbau und der 8-wöchige Rahmen gewähren eine haltgebende Begleitung. Oft haben Teilnehmerinnen in der Psychotherapie oder in der Klinik schon erste Achtsamkeitsübungen gelernt und möchten diese nun vertiefen. Es gibt auch die Möglichkeit, MBCT im Anschluss an eine psychotherapeutische Behandlung zu erlernen oder im letzten Drittel der Therapie damit zu beginnen, um auch nach Ende der Psychotherapie selbstständig weiter üben zu können. Als Ersatz für Psychotherapie sollte MBCT nicht angeboten werden. Im stationären Klinikkontext besteht der Vorteil, dass die MBCT-Kursteilnehmer immer Ansprechpartner haben, wenn starke Herausforderungen auftauchen, aber es fehlt möglicherweise die eigene Übungspraxis oder der Transfer in den Alltag. Ambulant durchgeführte MBCT-Kurse bieten diese Alltagsnähe. Einige Teilnehmende benötigen zusätzlich begleitende Gespräche, um vom Kurs genügend zu profitieren. Im MBCT-8-Wochen-Kurs werden ca. 27 Unterrichtsstunden in der Gruppe absolviert, dazu kommt die eigene tägliche Meditationspraxis. MBCT ist also ein intensives Training. Diese Übungspraxis wird oft als sehr stärkend erlebt und die Kursteilnehmer beginnen, sich als Expertinnen ihrer Erfahrung zu sehen. MBCT-Übende haben auch den Eindruck, dass sie durch die Methoden unabhängiger von Ärzten und Psychotherapeuten werden und mehr Einfluss auf ihre psychische Gesundheit nehmen können.

Psychotherapie und MBCT ergänzen sich. Wenn die Psychotherapeutinnen den Ablauf und die Inhalte von MBCT gut kennen, können sich Einzeltherapie und MBCT als übendes Gruppenverfahren noch besser ergänzen. MBCT geht nicht so stark auf individuelle Gedankenmuster und auf biografische Aspekte des Erlebens und die individuelle Lerngeschichte ein. Hier kann die Einzeltherapie Themen des MBCT-Kurses aufgreifen. Zum Beispiel, wenn der Umgang mit Gedanken thematisiert wird, kann dies im Einzelsetting vertieft werden. Auch Schwierigkeiten mit dem Üben, z. B. nicht zu üben, weil innere kritische Stimmen dies nicht zulassen, können sehr gut in der Einzeltherapie thematisiert und verändert werden. Wenn das Kursthema Freundlichkeit die Übende sehr berührt und sie einen guten Zugang zur Mettameditation findet, kann dies in der Psychotherapie zusätzlich gestärkt werden. Oder wenn starke Verletzungen deutlich werden und alter Schmerz auftaucht in der Meditation, kann das Einzelsetting Halt geben. Dies heißt nicht, dass vieles nicht auch im MBCT-Kurs Platz hat. Aber aus meiner Erfahrung trägt ein Zusammenwirken von einzelpsychotherapeutischem Vorgehen und Kursgeschehen zu einer Vertiefung und auch Stabilisierung bei. Die Leitung des MBCT-Kurses und das Angebot einer Einzeltherapie können bei entsprechender Qualifikation auch in einer Hand liegen. Ich spreche das immer gut mit den Klienten ab, ob sie sich eine Kombination aus Einzeltherapie und Kurs bei mir vorstellen können. Viele empfinden das als gutes Angebot. Durch die Einzeltherapie besteht schon Vertrauen und eine tragfähige Beziehung, beides ist auch für das Kursgeschehen hilfreich. Herausforderungen, die durch die Meditation entstehen, können so gut aufgefangen werden. Natürlich lassen sich einzelne Methoden wie die verhaltenstherapeutischen Übungen, die Selbstbeobachtungsübungen, der 3-Minuten-Atemraum, Körperübungen oder auch Meditationen sehr gut in ein therapeutisches Gruppen- oder Einzelsetting integrieren. Hier plädiere ich aber für eine gute Verwurzelung in der eigenen fundierten Achtsamkeits- und Meditationspraxis. Ich möchte einen 35-jährigen Mann zu Wort kommen lassen, der einen für sich passenden Weg durch die Depression gefunden hat und sehr berührend beschreibt, wie er den Unterschied zwischen Psychotherapie und Meditation sieht. Er hat sowohl eine Psychotherapie als auch an einem MBCT-Kurs teilgenommen und setzt die Meditationspraxis fort.

Beispiel

»Nach meiner Erfahrung kann ich zwei wesentliche Aspekte der therapeutischen Begleitung nennen, die Meditation für mich nicht hätte ersetzen können. Erstens die vertrauensvolle Beziehung zu einer (fachlich kompetenten, aber vor allem mitfühlenden) Person, die mich seelisch begleitet. Alleine das Wissen um eine solche Person war für mich in Zeiten großer Schwierigkeiten von sehr entscheidender Bedeutung. Zweitens die Unterscheidung zwischen einem inneren gesunden, kraftvollen erwachsenen Anteil und einem inneren verletzten, hilflosen und zum Teil traumatisierten kindlichen Anteil war für mich ganz wichtig. Zu lernen, wann welcher Anteil »aktiv« ist und wie ich den erwachsenen Teil aktivieren kann, das war entscheidend. Dies war ein wesentlicher Schritt zu der Fähigkeit, mich selbst nach und nach besser seelisch versorgen und heilen zu können. Das Wissen über alte biografische Aspekte, die in der Gegenwart wirken und die Kompetenz, mich erwachsen dazu verhalten zu können, das habe ich nicht beim Meditieren gelernt. Meditation hingegen hat mir auf eine andere Weise eine innere Entwicklung ermöglicht. Durch die Vipassana-Meditation habe ich gelernt, dass depressive Symptome tatsächlich nichts als eine Zusammensetzung verschiedener Aspekte einer Erfahrung sind (Gedanken, Gefühle und Körperempfindungen). Dies kann ich durch die Meditation erkennen und dadurch auch besser loslassen. Diese tiefere Einsicht (nicht als reine intellektuelle Erkenntnis) habe ich durch die Meditation gewonnen. Außerdem bedeutet Meditation für mich mittlerweile eine Möglichkeit, mich mehr zu einem zutiefst erfüllten Leben hinzuentwickeln und mit mir und der Welt mehr im Einklang zu sein. Diese tiefere Dimension, die für mich über seelische Heilung noch weit hinausgeht, bzw. diese in vorher ungeahnte Bereiche führt, hat mir die Meditation eröffnet.«

Mögliche Spannungen zwischen Psychotherapie und MBCT. Aus meiner Erfahrung ist es wichtig, dass es eine gute interdisziplinäre Zusammenarbeit von psychotherapeutischer, ärztlicher Seite und Achtsamkeitslehrenden gibt. Die Teilnahme an einem MBCT-Kurs ist für den Klienten schwierig, wenn in der Psychotherapie mit ganz anderen Ansätzen gearbeitet wird. Es braucht für die Klienten eine Klarheit der Methodik, sonst können unterschiedliche Vorgehensweisen verwirrend sein. Wenn im MBCT-Kurs auf Bilder und Imagination weitgehend verzichtet wird, aber in der Psychotherapie viel mit hypnotherapeutischen oder imaginativen Verfahren gearbeitet wird, was sehr hilfreich sein kann, dann muss das gut besprochen und erklärt werden. Manchmal benötigt es dann eine Reflexion des therapeutischen Vorgehens zum Zeitpunkt des MBCT-Kurses. Wenn in der Therapie viel an Veränderung gearbeitet wird und im Kurs die Akzeptanz sehr betont wird, dann kann sich das gut ergänzen. Es kann aber auch zu Irritationen und Unsicherheit beim Klienten führen. Hier helfen klärende, transparente Gespräche. Die im Kapitel über MBSR beschriebenen Risiken beim Meditieren gelten gleichermaßen für MBCT. Vorsicht ist geboten bei großer Instabilität und in Krisen. Meditative Ruhe gilt es von dissoziativen Zuständen zu unterscheiden. Meditation kann auch eine Flucht sein, zu Vermeidung und zu mehr Rückzug führen, auch das muss in den Blick genommen werden. Es gibt psychotherapeutische Ansätze und Vorgehensweisen, die sich aus meiner Erfahrung sehr gut mit MBCT verbinden lassen. Die kognitive Verhaltenstherapie und MBCT ergänzen sich gut und teilen viele Grundannahmen. Dennoch gibt es wichtige Unterschiede, bei MBCT wird nicht an Gedankeninhalten gearbeitet, sondern es wird mehr eine Metaperspektive geschult, aus der Gedanken beobachtet werden können. Gleichzeitig geht es um die Verkörperung der Erfahrung und das Zulassen der Gedanken und Gefühle, ohne sich darin zu verstricken. Das Anleiten von MBCT findet nicht aus einer psychotherapeutischen Rolle heraus statt, sondern wurzelt in der eigenen Meditationspraxis des Lehrenden. Akzeptanz, Zulassen, mit Schwierigem sein ohne gleich Veränderungen vornehmen zu müssen, sind Kernstücke von MBCT. In der kognitiven Verhaltenstherapie steht die Veränderung oft im Vordergrund, hier können sich beide Verfahren ergänzen. MBCT verändert die Beziehung zu sich selbst und schult die Achtsamkeit mit der eigenen Erfahrung. Es ist die Absicht, dass sich dies natürlich auch auf das Beziehungsgefüge und das zwischenmenschliche Miteinander gut auswirken soll. Doch dies ist nicht unbedingt ein Selbstläufer. Deshalb möchte ich darstellen, wie eine systemische Perspektive MBCT bereichern kann. Die Arbeit mit Persönlichkeitsteilen wird in verschiedenen Ansätzen mit der Schulung von Achtsamkeit verbunden, deshalb auch dazu ein kurzer Exkurs. Wie durch die Beispiele und auch die Forschungsergebnisse deutlich geworden sein dürfte, sind viele MBCT-Übende traumatisiert. Der Blick auf die traumasensitive Vermittlung von Achtsamkeit ist für Psychotherapeuten und Achtsamkeitslehrende gleichermaßen von Bedeutung, damit schließt das Kapitel ab.

3.9.1 MBCT und eine systemische Perspektive

Achtsamkeitkonzepte und systemisches Vorgehen können sich bereichern und ergänzen (Schmidt, 2016; Böser, 2016). Durch Meditation werden innere Haltungen kultiviert, die auch für die systemische Arbeit wichtig sind, z. B. Neugier und Offenheit. Ein Achtsamkeitstraining fördert psychische Flexibilität. Diese innere Beweglichkeit ist in der systemischen Therapie hilfreich, wenn es darum geht, feste Annahmen und Sichtweisen zu verflüssigen und verschiedene Perspektiven einnehmen zu können. Im MBCT-Kurs wird der Biografie, der eigenen Familiengeschichte kaum Aufmerksamkeit geschenkt. Psychotherapeutisch macht es jedoch viel Sinn, die systemischen, familiären Muster zu verstehen, die in depressives Erleben hineinführen und möglicherweise diese auch aufrechterhalten. Von einem systemischen Standpunkt aus kann eine Depression als ein Lösungsversuch verstanden werden, um mit Beziehungskonstellationen, Kränkungen, Verlusterfahrungen umzugehen (Meiss, 2016). In einem MBCT-Kurs lernen die Teilnehmenden, eine neue Beziehung zu sich und ihren Gedanken und Gefühlen einzunehmen. Die systemische Perspektive ist innerhalb der Psychotherapie sinnvoll, um die Beziehungen zur Herkunftsfamilie, die Dynamik der aktuellen Familiensituation und auch das Arbeitssystem in den Blick zu nehmen. Aus meiner Erfahrung lassen sich die systemische Perspektive und Methoden sehr gut mit einem achtsamkeitsbasierten Vorgehen kombinieren. Durch die Erstellung eines Genogramms und einer Familienübersicht werden grundlegende Beziehungsdynamiken verdeutlicht und erfahrbar gemacht. Vielleicht haben auch andere Familienmitglieder depressives oder ängstliches Verhalten erlebt. Welche Botschaften durch wichtige Bezugspersonen haben ängstliches oder depressives Verhalten befördert? Elterliche Botschaften von »Du kannst das nicht« oder »Du musst deine Bedürfnisse zurückstellen« können identifiziert und in ihrer Wirkung verstanden werden. Auch die Berücksichtigung des Arbeitskontextes ist wichtig, um zu verstehen, inwieweit strukturelle Faktoren, Führungsverhalten und Kränkungen zu der depressiven Erfahrung beitragen. Manchmal sollte man nicht vorschnell einen Achtsamkeitskurs empfehlen, sondern auch das Beziehungsgefüge in den Blick nehmen. Die systemische Perspektive bringt Klarheit in die Beziehungsmuster, übernommene Rollenzuschreibungen und Aufträge und betrachtet damit das depressive Erleben nicht nur als individuelles Geschehen. Die Teilnahme an einem MBSR- oder MBCT-Kurs kann ein wichtiger Schritt sein, um Selbstfürsorge auf den Weg zu bringen, resilienter gegenüber selbstabwertenden Gedanken zu werden und sich auch beherzter gegen Anforderungen und Rollenzuschreibungen abgrenzen zu können. Das folgende Beispiel zeigt Möglichkeiten, wie sich beide Vorgehensweisen ergänzen.

Beispiel

Herr T. kann nicht mehr studieren, weil er sich zu erschöpft fühlt, an Panikattacken leidet und viel grübelt. In psychotherapeutischen Gesprächen kann das Familiensystem verstanden werden. Herr T. hat frühzeitig sehr viel Verantwortung übernommen und fühlt sich stark mit seinem Vater verbunden, der aktuell eine Lebenskrise durchläuft. Gemeinsame Gespräche mit Vater und Sohn führen zu einer Entlastung. Eine entwicklungsgerechte Ablösung wird angeregt. Herr T. erkennt durch die Arbeit mit inneren Persönlichkeitsanteilen, wie stark helfende und verantwortungsvolle Teile ausgeprägt sind, während sich abgrenzende und selbstfürsorgliche Stimmen wenig Gehör finden. Parallel zu den Gesprächen nimmt Herr T. an einem MBCT-Kurs teil und kann durch die vermittelten Übungen anders mit entstehenden Ängsten umgehen. Besonders das Üben des Body Scans führt zu einer zunehmenden Regenerationsfähigkeit.

Für das Erkunden depressiven und ängstlichen Erlebens ist nicht nur das äußere Beziehungssystem bedeutsam, sondern auch das innere Team und die innere Vielstimmigkeit. Die Arbeit mit Persönlichkeitsanteilen lässt sich, wie wir jetzt sehen werden, gut mit MBCT verbinden.

3.9.2 MBCT und die Arbeit mit Persönlichkeitsanteilen

Der Schauspieler Steffen Kaminski spielt auf einer Bühne den Ring der Nibelungen als Hörspiel und gibt allen Menschen, Göttern, Tieren und Naturgewalten eine eigene Stimme und Geräusche. Dadurch vermittelt sich der Eindruck, alle diese Möglichkeiten schlummerten in jedem einzelnen Menschen. Die Person, die eigene Identität setzt sich aus einer Vielzahl unterschiedlicher, innerer Zustände zusammen, die als innere Stimmen hör- und fühlbar werden. Da lassen sich kritische und abwertende Stimmen identifizieren, schützende und sorgende Teile von verletzten und bedürftigen States unterscheiden. Einige Stimmen sind immer präsent, sie äußern sich schnell und laut, andere scheinen eher im Verborgenen zu wirken und sind leise und zurückhaltend. Schulz von Thun (2000) spricht von einem »inneren Team«, das uns, wenn wir es kennen und leiten können, eine situationsangemessene Kommunikation ermöglicht. Die Kommunikation nach außen kann klarer werden, wenn die inneren Dialoge, die innere Konstellation von Persönlichkeitsanteilen, deutlicher und bewusster werden. Die wahrnehmende und steuernde Instanz wird als »Regisseurin, Trainer, Dirigentin« benannt (von Thun, 2000, S. 111). Tom Holmes, der die Arbeit mit inneren Persönlichkeitsanteilen mit buddhistischen Konzepten verbindet, spricht von einer inneren Mitte, dem Selbst, das beobachten und wahrnehmen und erkennen kann, welche Teile aus dem Speicherbewusstsein auftauchen (Holmes, 2013). Die Schematherapie spricht von einem Gesunden Erwachsenenmodus, der es ermöglicht, einen Überblick über innere Zustände zu gewinnen und schädliche innere Stimmen zu begrenzen und förderliche Aspekte zu ermutigen (Jacob, 2017). Das Üben von achtsamkeitsbasierten Meditationen hilft, eine fühlende Metaperspektive zu entwickeln, die den Kontakt zu der inneren Vielfalt ermöglicht und einen Überblick gewährt. Während innere

Stimmen, besonders die schädigenden und einengenden mit biografischen Verletzungen und Kränkungen der Vergangenheit zu tun haben, bewirkt die Kultivierung von Achtsamkeit eine Verankerung in der Gegenwart. Innere antreibende, kritische und abwertende Anteile können die Leitungsrolle besetzen und damit die innere Vielfalt einengen. Die Person ist dann so verstrickt und identifiziert mit Teilen der eigenen Persönlichkeit, dass der Blick auf Ressourcen und das gesamte Zusammenspiel des inneren Orchesters verloren gehen kann. Hier lockert Achtsamkeit übermäßige und schädigende Identifikationen auf und schafft eine ruhigere, gelassenere Basis für die Wahrnehmung und Regulation der Teile. Das folgende Beispiel illustriert, wie innere Schemata und Teile in der Therapie identifiziert werden können und wie durch einen begleitenden Achtsamkeitskurs eine stärkere Verankerung im Körper und damit auch eine bessere Selbstfürsorge möglich wird.

Beispiel

Die 38-jährige Frau O. hat in der eigenen Biografie wenig emotionale Unterstützung erfahren. Sie musste frühzeitig lernen, dass auf erwachsene Personen kein Verlass ist. Auch in ihrer Partnerschaft hat sie oft das Gefühl, alles alleine machen zu müssen. Sie kennt depressive Phasen, in denen sie sich zurückzieht und versucht, wieder Kraft zu schöpfen. In der Einzeltherapie lernt sie die eigene innere Vielstimmigkeit kennen. Sie identifiziert eine starke innere Kritikerin und eine Perfektionistin, beide davon überzeugt, dass man alles alleine machen muss. Weiterhin bekommt sie Kontakt zu sehr traurigen kindlichen Anteilen, die sich verlassen und hilflos fühlen. Es wird deutlich, dass selbstfürsorgliche und selbstbejahende Stimmen nur sehr leise sind und wenig Raum bekommen. Durch kürzere Achtsamkeitsübungen im therapeutischen Setting lernt Frau O. Kontakt zu einer ruhigeren, inneren Mitte herzustellen. Durch die Teilnahme an einem MBCT-Kurs lässt sich der Zugang zum eigenen Körper und dem Spüren von eigenen Bedürfnissen stärken. Die selbstfürsorglichen Stimmen bekommen durch die tägliche meditative Übungspraxis mehr Raum. Frau O. kann sich von ihrem Partner mehr unterstützen lassen und ihre Bedürfnisse besser artikulieren.

An diesem Beispiel lässt sich das gute Zusammenwirken von MBCT-Kurs und Psychotherapie verdeutlichen. Zunächst half die Psychotherapie, die eigene Biografie zu klären und ein Verstehen für das depressive Erleben möglich zu machen. Die Teilnahme am MBCT-Kurs ermöglichte es, die innere Spür- und Beobachtungsfähigkeit zu stärken und eine eigene Übungspraxis zu etablieren. Die neu erworbenen und gestärkten Möglichkeiten konnten dann wiederum in der Psychotherapie aufgegriffen und genutzt werden.

Das Etablieren eines Zugangs zu einer ruhigeren bewussten Mitte, einer präsenten, wahrnehmenden, spürenden Instanz ist für die psychotherapeutische Arbeit sinnvoll. Richard C. Schwartz beschreibt das »Selbst«, wie er die innere Mitte nennt, gleichzeitig als eine aktive, mitfühlende und sich gegenüber Persönlichkeitsteilen abgrenzende Instanz und als einen »weiten, grenzenlosen Geisteszustand« (Schwartz, 1995, S. 66). Auch wenn die Neurowissenschaft davon ausgeht, dass es einen ständigen Fluss von Erfahrungen gibt und sich keine beobachtende Instanz ausmachen lässt, so ist die Annahme einer inneren Mitte, einer inneren Leitung als hilfreiches Konstrukt sinnvoll. Oft erleben Menschen den gesunden Erwachsenen oder eine innere Mitte als zu abstrakt. Achtsamkeitsübungen und ein spürendes Erkunden der Körperwahrnehmung ermöglichen einen erfahrungsbasierten Zugang zu den beschriebenen Qualitäten des Selbst. Folgende Fragen können dabei leitend sein.

Erkunden der inneren Mitte:

- Wodurch erleben Sie ein Gefühl von Präsenz und Gegenwärtigkeit?
- Wodurch merken Sie, dass Sie hier in diesem Moment sind?
- Vielleicht hilft es, die Füße am Boden zu spüren, den Kontakt mit der Sitzfläche, die Aufrichtung des Oberkörpers, den Atem zu fühlen. Was sind für Sie gute Zugänge zu einem Erleben von Gegenwart?
- Wo im Körper nehmen Sie Ruhe wahr?
- Wo würden Sie eine innere Mitte im Körper verorten? Wie fühlt sich diese an?
- Gibt es ein Bild, eine Vorstellung, die Sie mit innerer Ruhe und innerer Mitte verknüpfen? Wie sieht dieses Bild aus und mit welchen Qualitäten ist dieses Bild verbunden?

Durch die Schulung von Körperachtsamkeit wird das Erleben einer inneren Ruhe und Mitte im Körper möglich und kann als ein verlässlicher Anker im Körper immer wieder aufgesucht werden. Die Meditationen eines MBCT-Kurses stärken die innere Zentrierung und die Möglichkeit, eine Übersicht über die innere Vielstimmigkeit zu gewinnen, ohne sich darin zu verlieren. Die Sitzmeditation vermittelt durch die äußere Haltung von Stabilität und würdevoller Aufrichtung innere Qualitäten von Präsenz und Ruhe. Auch in achtsamen fließenden Bewegungen können Menschen Zugang zur Mitte im Körper finden. Gehen Sie für sich und auch für Ihre Klienten auf die Suche nach individuellen Zugängen zu diesem inneren Ort der Ruhe. Auch Bilder und Vorstellungen können dabei helfen. In Abbildung 3.10 sehen Sie die Übung der Bergmeditation, die das stärkende Bild eines Berges nutzt.

In vielen Ländern und Kulturen gibt es besondere Berge, die Würde, Kraft und Stabilität ausstrahlen. Die Bergmeditation nutzt dieses archetypische Bild und bringt es in die Gegenwart. Dabei werden die stärkenden Bergqualitäten auch im Übenden selbst aktiviert und im Körper verankert. Ein Zugang zu innerer Ruhe und Zentrierung gelingt. Für viele Übende vermittelt die Bergmeditation eine ruhige Präsenz, die auch im Alltag abgerufen werden kann. Vom Gipfel eines Berges aus oder aus der eigenen inneren Mitte lassen sich innere Stimmen spüren und beobachten, ohne dass die Gefahr einer übermäßigen Identifikation besteht.

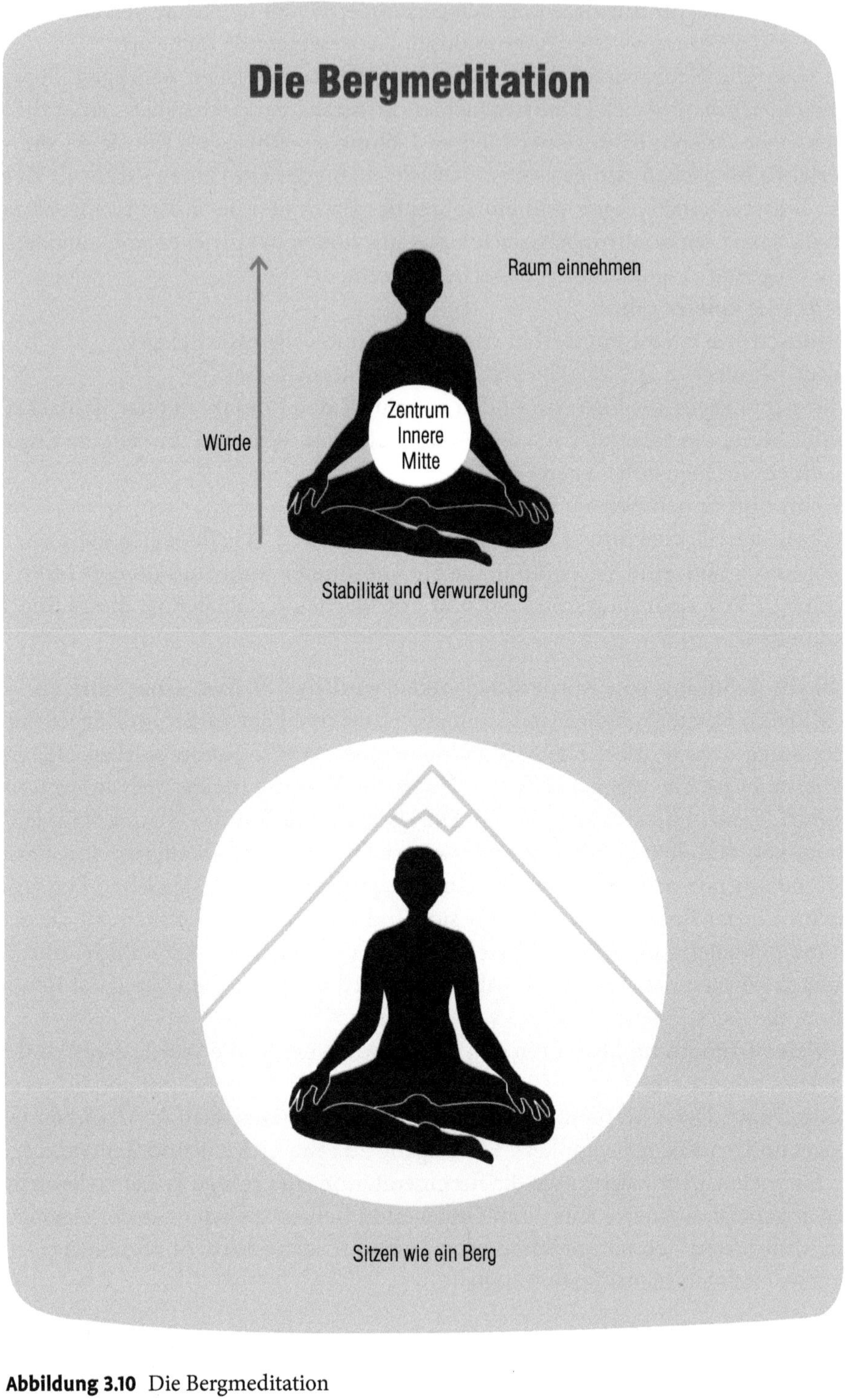

Abbildung 3.10 Die Bergmeditation

3.9.3 Traumasensitive Achtsamkeit

»Was das rechte Maß überschreitet, ist schädlich.«
Seneca

Wie die dargestellten Forschungsergebnisse zeigen, ist MBCT besonders für Menschen mit mehreren depressiven Episoden und mit Erfahrungen kindlicher Traumatisierungen und Missbrauchserfahrungen hilfreich. Achtsamkeitsansätze können für Menschen mit Traumafolgestörungen sehr unterstützend sein, gerade weil sie eine Verbindung mit dem Körper und der Gegenwart ermöglichen. Es besteht aber die Gefahr, dass Übungen und Meditationen, die den Kontakt zum Körper und die Innenwahrnehmung schulen, auch Symptome traumatischen Stresses auslösen: Überflutung durch Bilder und Gefühle oder Dissoziationen und Abspaltung der eigenen Erfahrung. David Treleaven (2019) entwirft einen Ansatz der traumasensitiven Achtsamkeit, in dem er die Wirksamkeit von Achtsamkeitsverfahren mit einem einfühlsamen Verständnis des Traumageschehens verbindet. Er zeigt auf, dass Meditation und Achtsamkeitsübungen sehr hilfreich sein können, um eine Selbstregulation zu fördern und wieder in einen sicheren Kontakt mit der Gegenwart zu kommen. Achtsamkeitsansätze müssen Wissen über Trauma einbeziehen und reichen als alleinige Methode meist nicht aus.

Symptome von posttraumatischem Stress:

- Dissoziation, Abspaltung von Erfahrungen
- Traumaerinnerungen, die dazu führen, die Gegenwart als bedrohlich wahrzunehmen
- Reflexartiges Reagieren auf Trigger (Geräusche, Gerüche)
- Angst und Überwältigtsein von Gefühlen
- Der Körper wird nicht als sicherer Ort erlebt.
- Kontrollverlust bezüglich des eigenen Erlebens
- Über- oder Untererregung

Die Schulung von Achtsamkeit bewirkt eine bewusstere Selbstregulation durch die Verbesserung der willentlichen Aufmerksamkeitslenkung, durch Körpergewahrsein und den heilsameren Umgang mit Emotionen (Treleaven, 2019). Dabei erscheint es für traumatisierte Menschen besonders wichtig, zu lernen, mit der Aufmerksamkeit flexibel sein zu können. Zum Beispiel einen schmerzhaften Reiz zu spüren und dann den Fokus zu erweitern und damit das Blick- und Spürfeld auszudehnen. Das gleichzeitige Einnehmen von Perspektiven wird als »duales Gewahrsein« bezeichnet (Treleaven, 2019, S.73). Diese Fähigkeit ist im Umgang mit Stress, Angst und Depression und auch bei traumatischem Stress hilfreich. Achtsamkeitsübungen können für traumatisierte Menschen herausfordernd und schädigend sein, wenn es kein individuelles Eingehen auf das Leiden und die Bedürfnisse der traumatisierten Menschen gibt. Wenn der Körper als ein verunsichernder Ort wahrgenommen wird, dann wird höchstwahrscheinlich ein Body Scan von 45 Minuten zu herausfordernd sein. Aber ein selbstbestimmtes, langsames Üben von Körperachtsamkeit ermöglicht ein Sich-wieder-Anfreunden mit dem Körper. Manchmal wird bei der Anleitung von Achtsamkeitsübungen betont, man müsse einfach nur dabeibleiben und wahrnehmen, was passiert, und beobachten. Wenn Menschen aber von den Erfahrungen überwältigt werden und während der Meditation dissoziieren, dann verstärkt diese Form der Anleitung noch die Überzeugung der Hilflosigkeit und des Kontrollverlustes. Die Orientierung auf die äußere Wahrnehmung wie das Hören oder Sehen kann sich zunächst sicherer anfühlen als das Spüren des Atems oder des gesamten Körpers. Beim Erlernen von Achtsamkeitsmeditation wird jeder Übende mit Herausforderungen konfrontiert. Wenn man stabil genug ist, lassen sich die Herausforderungen beobachten, spüren und man kann lernen damit zu sein. Doch dies ist nur möglich, wenn es eine sichere stabile Basis gibt. Dieses Fundament gilt es für traumatisierte Menschen oft erst wiederherzustellen. Für alle Achtsamkeitsübenden ist es wichtig, in einem Toleranzfenster zu üben (Treleaven, 2019), das Entwicklung anstößt, aber nicht in einen Kontrollverlust mündet. In Abbildung 3.11 wird das Modell des Toleranzraums veranschaulicht. Um neue Erfahrungen machen zu können, etwas zu lernen und Wege aus einer Traumatisierung zu finden, ist weder Unter- noch Übererregung hilfreich. Ein rechtes Maß an Aktivierung fördert den Lern- und Veränderungsprozess, dies gilt auch für das Üben von Meditation im Rahmen von MBCT.

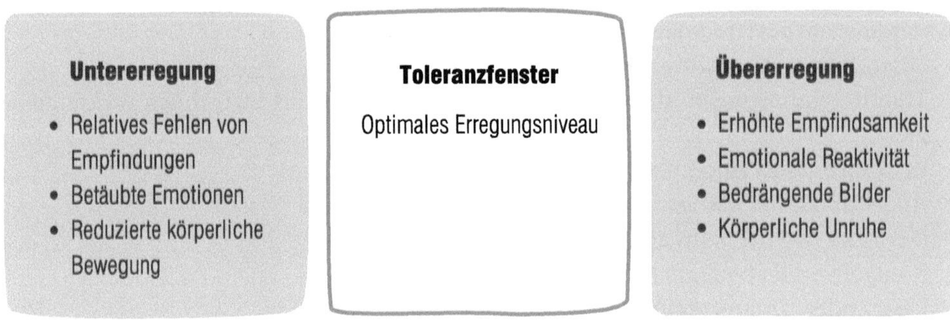
Untererregung
• Relatives Fehlen von Empfindungen
• Betäubte Emotionen
• Reduzierte körperliche Bewegung
Toleranzfenster
Optimales Erregungsniveau
Übererregung
• Erhöhte Empfindsamkeit
• Emotionale Reaktivität
• Bedrängende Bilder
• Körperliche Unruhe

Abbildung 3.11 Das Toleranzfenster (nach Treleaven, 2019)

Für traumatisierte Menschen ist das Etablieren von Sicherheit und Selbststeuerung wichtig, um selbst zu bestimmen, wie sie an Herausforderungen herangehen, ohne erneut einen Kontrollverlust zu erleben. Das ist ohne begleitende, individuelle Unterstützung oft nicht möglich. Doch meditiert wird oft in Gruppen und die Achtsamkeitslehrerin kann die Überforderung einzelner Teilnehmender übersehen oder falsch einschätzen. Ich erlebe hier immer wieder eine Gratwanderung zwischen sinnvoller Konfrontation und schmerzvoller Überforderung. Ein traumasensitives Arbeiten nimmt genau auf dieses Spannungsfeld Bezug. Es geht darum, etwas Neues zu lernen und Grenzen zu erweitern, aber in einem Toleranzbereich, der bewusstes Wählen möglich macht.

Traumasensitives Arbeiten mit Achtsamkeit bedeutet:

- ein individuelles und schrittweises Vorgehen mit Achtsamkeitsübungen
- Reorientierungs- und Stabilisierungsmöglichkeiten
- Psychoedukation über Toleranzfenster und traumasensitive Achtsamkeit
- achtsame Bewegung hilft bei Erstarrung
- Wahlmöglichkeiten, was die Art und die Länge der Meditationen betreffen
- eine multiprofessionelle Zusammenarbeit von Traumatherapeutinnen und Achtsamkeitslehrenden

Traumasensitives Arbeiten in einem MBCT-Kurs kann die einzeltherapeutische Arbeit mit depressiven und traumatisierten Menschen gut ergänzen und verhindert möglicherweise das vorzeitige Abbrechen des Kurses.

3.9.4 Ein Beispiel aus der Praxis – MBCT bei wiederkehrenden Depressionen und Schmerzen

Die 49-jährige Frau S. hat seit vielen Jahren wiederkehrende depressive Episoden und gerät durch mehrere Operationen und den Wegzug ihrer Tochter in eine Abwärtsspirale. Sie hat bereits zwei Psychotherapien gemacht und möchte keine neue Therapie beginnen. In einer Buchhandlung findet sie einen Ratgeber zu MBCT und fühlt sich und ihr Erleben im Buch beschrieben, sie fühlt sich verstanden. Frau S. kommt neugierig und motiviert zu einem Vorgespräch und sieht sich in ihrer Absicht gestärkt, am nächsten MBCT-Kurs teilzunehmen. Sie muss geduldig noch einige Wochen warten, bis der Kurs beginnt. Ein halbes Jahr nach Abschluss des MBCT-Kurses und nach der Teilnahme an einem sich anschließenden Vertiefungskurs findet ein Gespräch statt, aus dem ich hier exemplarisch zitieren möchte.

Frau S.: »Ich habe in einer Situation den Kurs begonnen, da war ich sehr kraftlos und passiv, hatte mich sehr zurückgezogen. Ich litt auch unter Schmerzen, war unglaublich geräuschempfindlich. Der Body Scan hat mir dann sehr geholfen, ich habe aber auch ganz regelmäßig geübt. Recht schnell kam Kraft zurück. Ich habe den Body Scan verstanden als eine Erlaubnis, mich auszuruhen und nichts tun zu müssen. Ich fand es so wohltuend, dass es erlaubt war, alles genau so sein zu lassen, wie es war. Als es dann darum ging, Angenehmes im Alltag zu beobachten und ich begonnen habe mit der Atemmeditation, da hatte ich zunehmend Lust wieder aktiver zu werden. Ich habe immer gerne getanzt, ich konnte damit wieder anfangen.

Th: Gab es auch Herausforderndes und Schwieriges im Kurs?

Frau S.: Ja, der MBCT-Kurs war schon auch herausfordernd. Als wir das Unangenehme beobachten und schriftlich dokumentieren sollten, da musste ich echt aufpassen, dass mich das nicht runterzieht. Auch die lange Sitzmeditation, da habe ich manchmal arg gekämpft und hatte auch Schmerzen im Sitzen. Aber irgendwie wusste ich, dass es mir insgesamt hilft, das hat mich ermutigt dranzubleiben. Zu Beginn hat mich auch jedes Geräusch im Kurs und auch draußen sehr gestört. Dann haben wir ja so eine Hörmeditation gemacht und ich dachte, jetzt soll ich auch noch das hören, was mich so stört. Aber da gab es dann echt eine Überraschung, ich konnte einfach hören und war mehr bei mir. Das ist auch seitdem so, dass ich mich nicht mehr so über Geräusche aufrege. Was für mich schwer war, dass es so viele unterschiedliche Meditationen und Aufgaben gibt im MBCT-Kurs, da habe ich mich unter Druck gesetzt, alles richtig machen zu wollen. Doch irgendwie war Freundlichkeit ja auch immer Thema im Kurs und ich habe dann manchmal einfach nicht perfekt geübt. Das war gut, trotzdem bin ich drangeblieben.

Th: Wie haben Sie denn den Tag der Achtsamkeit in Stille erlebt?

Frau S.: *[lacht]* Ich hatte die Nacht davor sehr schlecht geschlafen und war total müde. Dann haben mich am Anfang wieder Geräusche so sehr gestört. Mir hat alles im Körper weh getan. Aber ich habe mich eingelassen auf den Tag und dann ging es mir besser, ich wurde ruhiger. Mir ging es danach so gut, dass ich mich noch verabreden konnte mit Freunden und gemerkt habe, ich bin bei mir und kann das Zusammensein genießen. Das war echt schön. Grundsätzlich habe ich durch MBCT mehr gelernt, mit Unangenehmem zu sein und damit besser umzugehen.

Th: Was hat Sie bewogen, einige Wochen nach Ende des MBCT-Kurses den Vertiefungskurs zu beginnen, der einmal im Monat stattfindet, in dem ja Freundlichkeit und die Mettameditation zentral waren?

Frau S. Für mich war eigentlich klar, ich möchte mehr im Hier-und-Jetzt ankommen, aber auch freundlicher mit mir sein. Ich hatte Freundlichkeit mit mir selbst nicht so richtig gelernt. Meine Mutter hat mich immer kritisiert und ich bin mit dem Gefühl aufgewachsen, nichts richtig zu machen, es gab kein Lob, das hat mich echt verunsichert. Am Anfang, als wir die Mettameditation begonnen haben, habe ich gedacht, ich muss das jetzt gleich können. Und dann habe ich mir gesagt, dass ich das einfach übe und der Vertiefungskurs hat so geholfen dranzubleiben an der Meditation. Ich habe mehr Vertrauen zu mir bekommen, bin sogar mal alleine in Urlaub gefahren, das war nicht nur einfach. Aber ich habe die Angst vor Neuem verloren und habe wieder etwas ausprobiert. Ich kann auch sagen, dass ich mehr die Balance gefunden habe zwischen Aktivität und Ausruhen, ich weiß mehr, was ich brauche. Ich habe mein Leben lang gesucht, wie ich mich mehr lieben kann, Metta ist der Schlüssel dazu, da bleibe ich dran.

Th: Sie haben ja auch Erfahrung mit Psychotherapie, ist MBCT Psychotherapie für Sie gewesen oder war das etwas anderes?

Frau S.: Psychotherapie hat mir wirklich sehr geholfen, aber ich bin so froh, dass ich dann MBCT gemacht habe. In der Therapie haben wir viel gesprochen, vieles von den Erkenntnissen habe ich vergessen. Und wenn ich aus dem Gespräch raus war, wusste ich oft nicht, was ich tun konnte. Ich finde beim MBCT ist das Üben das A und O. Ich bin kein geduldiger Mensch, aber ich habe durch den Kurs zum Üben gefunden und bin drangeblieben. Dass ich selbst etwas bewirken kann, dass ich täglich etwas Gutes für mich tun kann, das ist so schön.

Th: Möchten Sie zum Abschluss noch etwas sagen?

Frau S.: *[lächelt]* Das Sprechen über meine Erfahrung tut gut, ich merke, wenn ich darüber nochmal rede, dann wird mir bewusst, wie viel sich verändert hat. Erfolg möchte man ja auch mitteilen!

3.10 Das Kapitel in einer Nussschale

- MBCT hat sich von einem Training der Aufmerksamkeitskontrolle zu einem achtsamkeitsbasierten Verfahren entwickelt, das auf dem MBSR-8-Wochen-Kurs basiert, verhaltenstherapeutische Übungen und Forschungsergebnisse zur Rückfallprophylaxe bei Depressionen einbezieht. Die MBCT-Kursleiter benötigen eine fundierte klinische Ausbildung und die Verwurzelung in einer eigenen Meditationspraxis.
- Bestimmte Faktoren machen für depressive Rückfälle vulnerabel: geringere Veränderungen der Stimmung führen zu einer starken Aktivierung negativer Denkmuster, Gedanken sind automatisiert und werden als Tatsachen wahrgenommen. Vermeidung, Grübeln, Rückzug und Selbstabwertung sind Strategien, die tiefer in den Teufelskreis der Depression hineinführen.
- Das MBCT-8-Wochen-Programm ist ein strukturiertes Gruppenverfahren. In den ersten Wochen wird eine eigene Meditationspraxis aufgebaut und das Konzept der Achtsamkeit erfahren. Dann werden die inneren Haltungen von Freundlichkeit und Akzeptanz und die Meditationsmethoden immer mehr mit depressivem Erleben in Verbindung gebracht. Ein Frühwarnsystem für depressive Erfahrungen wird etabliert.
- Die Übung des 3-Minuten-Atemraums ist das Rückgrat von MBCT. Es ist eine Mini-Meditation, die ein strukturiertes Innehalten im Alltag ermöglicht.
- Die verhaltenstherapeutischen Übungen des MBCT-Kurses beziehen sich auf das Zusammenspiel von Gedanken und Gefühlen, einen Umgang mit automatischen Gedanken, das Erstellen eines Rückfallplans und einen stärkenden Umgang mit Tätigkeiten, die Freude machen oder die Selbstwirksamkeit erhöhen. Die Übungen werden in der Gruppe und zu Hause durchgeführt und dienen der Selbsterkundung, nicht der Optimierung.
- Der klare Aufbau des Kurses, die Materialien, der ritualisierte Ablauf der Kurstreffen vermitteln eine haltgebende Struktur für den Lernprozess und lassen Freiraum für persönliche Entwicklung und Selbsterfahrung. Für das Lernen sind die tägliche formelle Meditationspraxis zu Hause und das gemeinsame Üben in der Gruppe zentral.
- MBSR und MBCT ähneln sich in Kursstruktur und -aufbau und auch in der Art der Vermittlung. Während MBSR sich eher an Menschen wendet, die eine Stressbewältigung erlernen möchten, dient MBCT als Rückfallprophylaxe für Menschen mit Depressionen.
- MBCT hilft durch eine Stärkung der bewussten Aufmerksamkeitslenkung und etabliert eine Metaperspektive auf Gedanken und Gefühle. Das akzeptierende Zulassen von Gedanken und Gefühlen, ohne sich in den Erfahrungsinhalten zu verstricken, ist dabei zentral. Der Verkörperung der Erfahrung und die Schulung des unmittelbaren Erlebens werden eingeübt.

- Die Forschungsergebnisse zu MBCT zeigen Hinweise, dass MBCT bei Menschen mit mehr als drei depressiven Episoden und kindlichen Traumaerfahrungen das Rückfallrisiko verringert. MBCT reduziert die Grübelneigung und fördert die Dezentrierung von Gedanken. Ein adaptiertes MBCT-Curriculum wird in der Behandlung von Zwangserkrankungen angewandt und beforscht. Weitere Studien müssen zeigen, für wen MBCT wirksam ist und wie es mit anderen psychotherapeutischen und medizinischen Angeboten sinnvoll kombiniert werden kann.
- MBCT ist als Rückfallprophylaxe gedacht und ersetzt keine Psychotherapie. MBCT fördert eine bewusste Beziehung zu sich, den eigenen Gedanken und Gefühlen. Die systemische Perspektive erweitert den Blick auf das Beziehungsgeschehen im familiären und beruflichen Bereich. Das Arbeiten mit inneren Persönlichkeitsanteilen bringt Bewusstheit in die innere Familie und die Vielstimmigkeit. Die Bergmeditation schult innere Ruhe und Präsenz. Aus dieser Zentrierung heraus lassen sich Persönlichkeitsanteile wahrnehmen, ohne sich mit ihnen zu verstricken. Der Ansatz der traumasensitiven Achtsamkeit betont das Lernen innerhalb eines Toleranzfensters und fördert Wahlfreiheit und Selbstbestimmung.
- Ein Interview mit einer MBCT-Teilnehmerin zeigt Wirkungen im Umgang mit Schmerzen und Depression und betont die Rolle der Selbstfürsorge und Freundlichkeit mit sich selbst.

4 Die Schulung von Körperachtsamkeit im MBCT-Curriculum

4.1 Der entfremdete Körper

Bedeutung der Körperwahrnehmung. Den eigenen Körper wahrzunehmen, ihn zu spüren und sich im Körper wohlzufühlen, ist die Basis von Selbstwahrnehmung und Selbstbewusstsein. Der Körper sendet Signale, die uns Hunger, Müdigkeit, Verspannung, aber auch Wohlbefinden empfinden lassen. Der Körper weist auf Gefühle und die ihnen zugrundeliegenden Bedürfnisse hin. Die Achtsamkeit für den Körper, sich im Körper zu Hause zu fühlen, bildet das Fundament für eine gelingende Emotionswahrnehmung und -regulation und eine bewusste Beziehung zum Selbst. Körperbild und Selbstbild sind eng miteinander verbunden (Potreck-Rose, 2007).

Funktionalisierung des Körpers. Doch wir nehmen den Körper oft als selbstverständlich und vergessen, ihm Aufmerksamkeit zu schenken und ihn wertzuschätzen. Es gibt den Trend, durch Uhren und Geräte Körperfunktionen zu messen und zu optimieren. Der Impuls »Time to move« fordert zur Bewegung auf oder es wird signalisiert, dass das Bewegungssoll für den Tag erreicht ist. Automatisierte Gewohnheiten spielen auch bei der Körperwahrnehmung und im Umgang mit dem eigenen Körper eine wichtige Rolle. Zum Beispiel ist uns oft nicht bewusst, dass wir angestrengt sitzen oder zu wenig Pausen machen. Grundannahmen, oft unbewusst, früh im Leben gelernt und nicht wieder überprüft, bestimmen, wie wir unseren Körper be- oder sogar abwerten. Viele Menschen erleben sich als von ihrem Körper getrennt, entfremdet und haben das Gefühl, dass sie nur noch im Kopf leben, viel grübeln und planen. Viele Menschen wünschen sich, wenn sie einen Achtsamkeitskurs beginnen, wieder mehr im Körper zu sein.

Körperwahrnehmung bei psychischen Erkrankungen. Bei psychischen Erkrankungen ist auch das Verhältnis zum eigenen Körper häufig beeinträchtigt. So können sich Raum- und Körpererleben in depressiven Phasen verändern (Hell, 2011). Depressives Erleben zeigt sich in körperlichen Empfindungen von Enge und Sich-eingesperrt-Fühlen, von bleierner Mattigkeit, Schwere und einem Gefühl des Niedergedrücktseins. Der natürliche Rhythmus von Aktivität und Schlaf ist gestört, Schlafen regeneriert nicht mehr und die Kraft zur Aktivität fehlt. Auch bei Menschen, die unter Angsterkrankungen leiden, verändert sich der Bezug zum Körper. Sie richten die Aufmerksamkeit sehr besorgt auf die Körpersignale. Das angstvolle In-sich-Hineinhorchen ist stark mit Angstgedanken verbunden und auf Negatives fokussiert. Gefühle der Enge, des Eingeschlossenseins und Ausgeliefertseins werden erlebt. Der Körper wird nicht mehr als sicherer Ort wahrgenommen, sondern als unzuverlässig. Herzklopfen und Schwitzen der Hände werden als Signale von Bedrohung erlebt, eine Ohnmacht, Sterben wird befürchtet. Das ängstliche Beobachten des Körpers und die katastrophisierenden Gedanken führen in einen Teufelskreis der Angst. Menschen, die unter Anorexia nervosa oder Bulimia nervosa leiden, empfinden den eigenen Körper als zu dick, manipulieren und kontrollieren ständig ihr Essverhalten und ihr Gewicht. Der Körper wird bewertet und abgewertet (Juchmann, 1994, 2012), er wird als Feind angesehen, den es zu kontrollieren gilt. Das Vertrauen in den eigenen Körper, das Spüren des Körpers, die Freundlichkeit gegenüber dem eigenen Körper treten in den Hintergrund. Menschen, die unter einer posttraumatischen Belastungsstörung leiden, erleben oft eine Übererregung. Das Alarmsystem des Körpers wird schnell aktiviert. Traumaerinnerungen sind im Körper gespeichert und werden durch Trigger ausgelöst. Der Körper wird als unkontrollierbar und als Ort der Verletzlichkeit und der Ohnmacht gesehen (Emerson & Hopper, 2017). Auch bei somatoformen Störungen, psychosomatischen Erkrankungen wie Colitis ulcerosa, bei chronischen Schmerzen oder nach einer Krebserkrankung ist die Beziehung zum Körper verändert, das Vertrauen in den Körper erschüttert und der Körper kann als negativ und bedrohlich wahrgenommen werden.

Merkmale einer entfremdeten, gestörten Beziehung zum Körper:

- fehlende Körperwahrnehmung, Fühllosigkeit, Abgespaltensein
- starke Be- und Abwertung des Körpers
- eine funktionalistische, optimierende Einstellung zum Körper
- negative Sicht, Schmerzen und Beschwerden dominieren das Verhältnis zum Körper
- aus dem Rhythmus fallen (Schlaf, Essen)
- starke Anspannung, Verspannung, Schmerzen
- Empfindungen von Enge, Niedergedrücktsein, Haltlosigkeit, Getrenntsein, Ruhelosigkeit
- Dominanz des Denkens, Schwierigkeiten zu fühlen und zu spüren

Im folgenden Abschnitt werden wir sehen, wie die Kultivierung von Körperachtsamkeit hilft, Freundschaft mit dem eigenen Körper zu schließen.

4.2 Übungen zur Schulung der Körperachtsamkeit

Geschichte

Eine Schülerin fragt ihre Meisterin: »Was ist das Wesentliche deiner Lehre?« Da antwortet die Meisterin: »Achtsamkeit.« Da fragt die Schülerin weiter: »Und was verstehst du unter Achtsamkeit?« Die Meisterin erwidert: »Wenn ich liege, dann liege ich, wenn ich sitze, dann sitze ich, wenn ich stehe, dann stehe ich und wenn ich gehe, dann gehe ich.« Die Schülerin ist verwundert: »Aber Meisterin, das machen wir doch alle, jeden Tag.« Da lächelt die Meisterin und antwortet: »Nein das macht ihr nicht. Wenn ihr liegt, dann sitzt ihr schon, und wenn ihr sitzt, dann steht ihr schon. Und wenn ihr steht, dann geht ihr schon. Und wenn ihr geht, dann seid ihr schon am Ziel.« (verändert nach einer buddhistischen Geschichte)

Die Schulung der Körperachtsamkeit ermöglicht es, den Körper wahrzunehmen, sich mit dem Körper auf eine erspürende, einfühlsame Art anzufreunden. Die achtsame Wahrnehmung des Körpers ist die Grundlage dafür, sich in der Gegenwart zu verankern und darauf aufbauend Gedanken oder Gefühle zu erforschen. Den eigenen Körper spüren zu können ist die Basis von Präsenz und Selbstwahrnehmung. Körperachtsamkeit lässt sich gezielt durch Übungen in Ruhe und in Bewegung fördern. Den Körperempfindungen wird dabei bewusst Aufmerksamkeit geschenkt und eine akzeptierende, wohlwollende Haltung dem Körper gegenüber gestärkt. Es geht nicht darum, besondere Körperempfindungen zu erreichen. Vielmehr ermöglicht die Kultivierung von Körperachtsamkeit, die Aufmerksamkeit wohlwollend und mit einer offenen und freundlichen inneren Haltung zu den Körperempfindungen zu lenken und diese wahrzunehmen, so wie sie sich zeigen. Körperempfindungen sind z. B. Entspannung und Anspannung, Berührungspunkte mit Kleidung oder der Sitz- oder Liegefläche, Kribbeln oder Jucken, Wärme oder Kälte, also ganz konkrete Empfindungen. In MBSR- und MBCT-Kursen bildet die Schulung der Körperachtsamkeit die Basis für die Kultivierung von Achtsamkeit. Es wird davon ausgegangen, dass geistige, emotionale und körperliche Prozesse zusammenhängen und sich wechselseitig beeinflussen. Wenn wir unseren Körper mehr spüren und uns auf der körperlichen Ebene beruhigen können, können wir auch den Geist einladen, zur Ruhe zu kommen. Wenn sich unsere innere geistige Haltung entspannt, kann sich auch der Körper entspannen. Vielleicht passt hier das Bild eines gemeinsamen Tanzes. Mal lädt der Geist den Körper zu einem gemeinsamen Achtsamkeitstanz ein, in dem er die Aufmerksamkeit immer wieder zum Körper bringt und zur freundlichen Wahrnehmung ermutigt. Eine wohlwollende innere Haltung wird vom Körper mit einer positiven Resonanz beantwortet. Der Körper kann aber auch den Geist einladen, wenn der Körper sich entspannt, kann sich auch der Geist beruhigen. Für diesen gemeinsamen Tanz von Körper und Geist werden wir beim Üben von MBCT sensibler. Und wir lernen diesen Tanz freundlich, wohlwollend und stärkend zu gestalten. Sich im Körper verankert zu fühlen, ermöglicht Selbstvergewisserung und damit einen sicheren, stabilisierenden Bezugsort, den wir aufsuchen können, um in Kontakt mit uns zu kommen. Wir haben die Chance, uns lebendig zu fühlen und im eigenen Körper beheimatet zu sein. Es geht also nicht darum, einen Körper zu haben, zu funktionalisieren und zu optimieren, sondern im Körper zu sein. Auch in schwierigen, herausfordernden Zeiten und Situationen bietet eine achtsame, freundliche Wahrnehmung des Körpers eine stabilisierende Basis für Präsenz, eine Verankerung im Leben.

Körperachtsamkeit fördert:

- bewusste Wahrnehmung des Körpers
- Präsenz, im Körper anwesend sein
- Entspannungsfähigkeit
- das Verkörpern positiver Zustände: Erdung, Ruhe und Stabilität, Weite und Raum, Kraft und Vitalität, Freude
- Rhythmisierung von Entspannung und Anspannung, Ein- und Ausatmen
- positive, wohlwollende Einstellungen gegenüber dem Körper

- einen heilsameren Umgang mit Schmerz und körperlichem und psychischem Leid
- ein heilsames Zusammenspiel von Körper und Geist
- das Erkennen, Respektieren und Erweitern von Grenzen
- die Emotionswahrnehmung und -regulation
- Einfühlung in sich und andere

Allzu oft ist die ambulante Psychotherapie eine rein sprachliche Therapie. Auch im klinischen, stationären Kontext findet eine Aufteilung von psychotherapeutischen Gesprächen und Körpertherapien statt und die therapeutischen Prozesse werden manchmal nicht ausreichend wieder zusammengeführt. Die Verbindung von Bewegung, Körperwahrnehmung und psychischer Gesundheit ist aber für viele Menschen sehr sinnvoll und integrierend. Ich möchte im Folgenden Körperübungen vorstellen, die aus Traditionen hervorgegangen sind, die von einer Einheit von Geist und Körper ausgehen. Ich werde mich auf Formen des Yoga, Hatha Yoga und Kum Nye (tibetisches Heilyoga) beziehen und Grundideen und Übungen vorstellen. Alle Methoden lassen sich in Achtsamkeitskursen, in Gruppen und Einzeltrainings, gut vermitteln und im psychotherapeutischen Setting anwenden. Die Basis ist auch hier, wie bei der Meditation in Ruhe, die eigene, kontinuierliche Übungspraxis.

4.2.1 Körperachtsamkeit ist viel mehr als Entspannung

Viele Menschen kommen in Achtsamkeitskurse oder beginnen eine Psychotherapie, weil sie sich sehr angespannt fühlen und den Eindruck haben, nicht mehr entspannen oder zur Ruhe kommen zu können. Entspannung ist eine menschliche Grundfähigkeit. Ständig findet beim Atmen, bei Bewegungen ein natürlicher Wechsel von Anspannung und Entspannung statt. Bei Depressionserfahrungen, chronischen Schmerzen, Angststörungen oder Traumatisierungen kann diese Rhythmisierung verloren gehen. Es gibt zu wenig Antrieb und Energie oder zu viel Anspannung und Übererregung. Ein flexibler Wechsel zwischen Zuständen fällt schwer. Achtsamkeitsübungen, wie sie im MBSR und MBCT vermittelt und trainiert werden, sind nicht als Entspannungsverfahren zu sehen, sondern vielmehr als eine Bewusstseinsschulung zu betrachten. Beim Üben in einem MBCT-Kurs wird die Entspannung nicht intendiert, sie ist eine Qualität unter vielen beim Kultivieren von Achtsamkeit. Entspannung geschieht zum Beispiel im Body Scan oder in der Atemmeditation, aber sie wird nicht bewusst herbeigeführt oder angestrebt. Oft empfinden Kursteilnehmer es als entlastend, sich nicht entspannen zu müssen, sondern die Körperempfindungen so wahrzunehmen wie sie sind, auch Verspannungen und Empfindungen von Enge. Man muss aber auch Entspannungserfahrungen im Achtsamkeitstraining nicht abwerten oder bekämpfen. Sich entspannen zu können, ist für viele Menschen sehr entlastend und eine Voraussetzung für Selbstwahrnehmung. Ich erlebe es oft in den Kursen, dass Menschen es genießen, sich auf den Body Scan einlassen zu können, vielleicht sogar einzuschlafen und sich zu entspannen. Wenn es eine Erlaubnis dafür gibt und das Einschlafen und Entspannen als Fähigkeiten gesehen werden, lassen sich Kursteilnehmer dann auch einladen,

Achtsamkeit weiter zu schulen, nämlich die Balance von Wachheit und Entspannung zu erforschen.

Beispiel

Ein 25-jähriger Mann musste sein Studium unterbrechen, weil er sich völlig erschöpft fühlte und unter Panikattacken litt. Er begann einen MBCT-Kurs und nahm psychotherapeutische Gespräche auf. Im Body Scan schlief er zunächst regelmäßig ein, fühlte sich aber wohl damit und erlebte sich erholter und wacher. Zunächst hatte er Sorge, er mache etwas falsch, nur er könne nicht wach bleiben. Doch mit zunehmendem Üben bemerkte er, dass er die Entspannung und auch Schlaf brauchte, auch seine Schlafqualität verbesserte sich. Dann konnte er auch im Kurs und beim Üben zu Hause wacher sein. Er schlief nicht mehr ständig beim Meditieren ein, konnte sich aber auch körperlich entspannter in den Meditationen erleben und erkannte das Zusammenspiel von mentaler Ausgeglichenheit und körperlicher Entspannung. In den begleitenden Einzelgesprächen wurden Quellen der Erschöpfung und Überforderung bewusst, der Student erkannte die Muster, die ihn in die Selbstüberforderung hereingeführt hatten. MBCT-Kurs und Psychotherapie ergänzten sich sehr sinnvoll.

Beim Anleiten der Sitzmeditation oder auch beim Body Scan wird oft zu Beginn eingeladen wahrzunehmen, wo Anspannung fühlbar ist und wo etwas mehr Entspannung entstehen kann. Das können Sie auch direkt beim Lesen ausprobieren. Sie schließen für einige Momente Ihre Augen und nehmen wahr, wie Sie sitzen, die Füße am Boden, den Kontakt zur Sitzfläche, die Aufrichtung der Wirbelsäule. Wo spüren Sie Anspannung und Anstrengung im Körper, die Sie jetzt zum Sitzen gar nicht benötigen z. B. in den Augen, im Kiefer oder in den Schultern? Vielleicht kann durch die reine Wahrnehmung des Körpers Entspannung entstehen, können Körperbereiche etwas mehr loslassen? Was geschieht, wenn Anspannung und Entspannung da sein dürfen im Körper und alles so wahrgenommen werden kann, wie es im Moment ist? Entspannung ist also nicht das Ziel in der Achtsamkeitsmeditation, sondern in Verbindung mit Wachheit eine hilfreiche Qualität zur Schulung von Achtsamkeit. Es wird zu einem Experimentieren eingeladen und ermutigt, Anspannung und Entspannung im Körper wahrzunehmen und zu erkunden. Oft gibt es angespanntere und entspanntere Bereiche im Körper. Wir sind neugierig, wie Entspanntheit helfen kann, uns besser wahrzunehmen und mehr im Körper anzukommen. Es geht in der Achtsamkeitsmeditation um eine Balance von beruhigenden (Geduld, geschehen lassen, Offenheit) und anregenden Qualitäten (Neugier, Willenskraft). Wenn wir zu sehr in die Entspannung gehen, dösen wir weg, träumen, fantasieren und verlieren die Präsenz und Wachheit. Wenn wir uns zu sehr anstrengen, spannen wir uns an, wollen viel erreichen, verkrampfen und lassen uns nicht auf die Erfahrung ein, wie sie im Moment stattfindet.

Beispiel

Der folgende Dialog zwischen Therapeutin und einem 40-jährigen MBCT-Kursteilnehmer (KT), der in einem sehr herausfordernden Arbeitsfeld tätig war, fand in Übungswoche 2 statt. Im Anschluss an den Body Scan fragte der Kursteilnehmer:

KT: »Ich schlafe immer wieder ein beim Body Scan und bin frustriert, ich dachte, Meditation heißt wach zu sein und zur Ruhe zu kommen. Oder ist das einfach ein Ergebnis des Übens, muss ich mehr üben?«

Th: »Vielleicht ist es ja möglich, sich dafür zu interessieren, wie sich schläfrige Müdigkeit anfühlt und auch eine wachere Ruhe.«

KT: »Ja, es gibt auch Phasen während des Body Scans, da bin ich wacher und fühle Entspannung im Körper, bin aber auch hier und nicht so in Gedanken.«

Th: »Dafür können Sie sich ja interessieren, wie sich Ruhe, Wachheit, Entspanntheit und auch Müdigkeit anfühlen während des Übens und sich damit vertraut machen. Ich frage mich, ob vielleicht in jedem Moment, auch jetzt gerade, etwas Ruhe spürbar ist, vielleicht im Fuß oder in den Händen?«

KT: *[etwas später, nach Übung der 10-minütigen Atemmeditation]* »Ich habe den Atem an der Nase gespürt und empfand das Fließen des Atems als beruhigend, ich konnte das einfach geschehen lassen, wollte den Atem auch gar nicht verändern. Und dann war ich auch mehr hier, anwesend, aber ohne so viel zu wollen oder mich zu ärgern, dass ich so müde bin.«

In diesem kurzen Austausch geht es um ein Erforschen der Erfahrung und darum, dem gegenwärtigen Erleben mehr zu vertrauen. Das Zulassen von inneren Zuständen und nicht so sehr das zielorientierte Ansteuern entfaltet eine ganz eigene Kraft der Achtsamkeit. Der Kursteilnehmer findet hier einen eigenen Zugang dazu.

> Der buddhistische Mönch Matthieu Ricard beschreibt in einem Dialog mit dem Neurowissenschaftler Wolf Singer: »Wir sollten das naive Bild von Meditation korrigieren, das im Westen immer noch vorherrscht, nämlich, dass da jemand sitzt, seinen Geist leert und entspannt. Natürlich gibt es ein entspannendes Element … Aber es handelt sich weder um eine Leerstelle noch um eine geistlose Entspannung, sondern vielmehr um einen Zustand lebhafter Bewusstheit.«
> (Singer & Ricard, 2017, S. 85–86).

Entspannung im Rahmen des Achtsamkeitstrainings meint eine Akzeptanz für das, was sich in der Erfahrung zeigt, unabhängig davon, ob die Erfahrung sich angenehm oder unangenehm anfühlt. Achtsame Entspanntheit entsteht, wenn Vorstellungen, Ziele und Erwartungen losgelassen werden können und damit eine klarere Sicht auf das gegenwärtige Erleben möglich wird. Eine entspannte Achtsamkeit führt zu Präsenz und gewährt einen Raum, in dem wir nicht so schnell auf alles reagieren müssen. Wir kämpfen dann nicht gegen die Erfahrung an oder halten sie fest, sondern lassen uns auf den Fluss der Erfahrung ein. Das Erforschen der eigenen Körperempfindungen und inneren Zustände wird möglich, ein Herausfinden, wann kann sich mein Geist beruhigen und gleichzeitig wach sein. Ein Erkunden: Was passiert, wenn ich zu viel erreichen will in der Meditation, was passiert, wenn ich mich auf das Geschehen im Moment einlasse? Entspannung verbindet sich mit Neugier, Geduld, Wachheit und Freundlichkeit zu einer heilsamen inneren Haltung des Übens.

4.2.2 Der Body Scan – bewusst durch den Körper wandern

> »Wenn Sie sich den Körper als Musikinstrument vorstellen, dann ist das Körperdurchwandern eine Art dieses Instrument zu stimmen.«
> (Kabat-Zinn, 2005, S. 257)

Der Name Body Scan ist etwas irreführend, weil er sich zu technisch anhört. Die Übung des Body Scans meint ein bewusstes Wandern der Aufmerksamkeit durch den Körper. Man könnte vielleicht auch von einem durch den Körper spazieren sprechen und im Sinne von Jon Kabat-Zinns Zitat von einer Einstimmung mit sich und dem eigenen Körper. Dabei verweilt man immer wieder bewusst bei Körperbereichen und wendet sich mit freundlichem Interesse den Körperempfindungen zu. Der Body Scan wird zu Beginn des MBSR- und MBCT-Kurses als erste formelle Meditation angeleitet. Das Körperwandern ist eine Meditation im Liegen. Und das Liegen ermöglicht für viele Menschen, schmerzfreier und entspannter zu sein und eine entlastende Position einzunehmen. Im Body Scan besteht viel Kontaktfläche des Körpers mit dem Boden, es ist möglich, der Schwerkraft nachzugeben und sich vom Boden tragen zu lassen. Die Körperhaltungen können immer auch mit inneren Haltungen korrespondieren und diese spürbar machen. So sind im Body Scan Qualitäten von Loslassen, Einfach-Dasein, Sich-tragen-Lassen, Hingabe spürbar und direkt im Körper erfahrbar. Das Liegen lädt zum Ausruhen ein und verführt zum Einschlafen. Wie schon im Abschnitt über die Entspannung erläutert, ist das Einschlafen und das Surfen zwischen Wachsein und Schlafen zunächst oft ein Teil des Meditierens im Liegen. Wenn man hiermit gewährend umgeht, ermutigt und einlädt, neugierig auf die Verbindung von Wachheit und Ruhe zu sein, wächst das Vertrauen in das Zusammenspiel von Körper und Geist. Mein Eindruck in den letzten Jahren ist, dass es Menschen zunehmend schwerer fällt, sich tagsüber hinzulegen. Liegen ist nur noch zum Schlafen salonfähig. Hier vermittelt das Körperwandern im Body Scan die Wirkung des meditativen Liegens. Die Menschen wählen für das Üben des Body Scans meistens die Rückenlage, die Arme befinden sich dabei seitlich neben dem Körper. Wichtig ist, die Übenden einzuladen, zunächst das Liegen zu erproben und auszuprobieren, wie kann ich so liegen, dass es mir gut geht, dass ich möglichst keine Schmerzen habe. Das kann dann auch bedeuten, sich stabile Kissen oder eine Kissenrolle unter die Knie zu legen oder sich seitlich hinzulegen. Das folgende Beispiel zeigt, dass auch beim Body Scan unbewusste, einengende Muster wirken können.

Beispiel

Eine 72-jährige Frau entschied sich nach einer Rückenoperation für die Teilnahme an einem MBCT-Kurs. Sie möchte dem eigenen Körper wieder mehr vertrauen und ihn nicht mehr nur angstvoll beobachten. Ihre Psychotherapeutin habe ihr die Teilnahme an einem MBCT-Kurs empfohlen. Zu Kursbeginn wählt sie eine dünne Yogamatte für das Liegen, ohne die bequemeren Futons auszuprobieren. »Passt schon« ist ihr Motto. Auch Angebote und Einladungen der Kursleitung, Liegepositionen und Material auszuprobieren, es sich bequem machen zu dürfen, lehnt die Kursteilnehmerin zunächst ab. Doch sie beginnt, eigene Muster zu erkennen und sagt: »Ich habe sehr früh gelernt, streng mit mir zu sein und nicht auf mich und meinen Körper Rücksicht zu nehmen. Jetzt im Kurs bin ich ganz stolz, wenn ich bemerke, wie ich liege und wenn ich meine Positionen bewusst wähle. Ich erlaube es mir, auf meinen Körper zu hören und freundlich zu mir und meinem Körper zu sein – für mich etwas völlig Neues.«

Diese freundliche Haltung dem Körper gegenüber wirkt sich auch auf den Umgang mit ihren Schmerzerfahrungen aus. Ihr altes Muster im Umgang mit Schmerzen war, sie zu ignorieren, sich zusammenzureißen und zu kämpfen. Sie lernt nun Schmerzen im Körper früher zu bemerken, freundlicher mit sich zu sein, wenn sie Schmerzen erlebt und bewusster zu wählen, wie sie mit dem Schmerz umgehen möchte.

Vidyamala Burch (2009) hat ein achtsamkeitsbasiertes Programm im Umgang mit Schmerz entwickelt. Sie weist darauf hin, dass es manchmal für Schmerzpatienten hilfreicher ist, den Body Scan am Kopf anzufangen und dass sich dann, wenn sie bei den Füßen sind, ein Gefühl von mehr Ruhe und Erdung eingestellt hat. Es kann interessant sein, den Body Scan in beide Richtungen für sich zu erkunden und eigene Erfahrungen damit zu sammeln. Der Body Scan stimmt zu Beginn eines Achtsamkeitstrainings auf die Meditation ein, stimmt uns ein auf den Körper. Wir lernen unserem Körper zuzuhören und auf ihn zu hören. Wir lernen beim Üben des Body Scans wahrzunehmen, was wir im Körper spüren und auch Körperbereichen Aufmerksamkeit zu schenken, die vernachlässigt sind oder eher durch Schmerzen oder Erkrankungen als negativ erlebt werden. Das Spüren des eigenen Körpers ermöglicht die Einfühlung in uns und auch in andere Personen. Die Körperwahrnehmung ist Voraussetzung für Selbstmitgefühl und Mitgefühl mit anderen.

Herausforderungen beim Body Scan. Das Üben des Body Scans kann als herausfordernd erlebt werden, wenn starke Bewertungen und Abwertungen von Körperregionen bestehen, wie zum Beispiel bei Menschen mit Essstörungen. Als belastend können auch Fühllosigkeit und Leere erfahren werden.

Traumatisierte Menschen können beim Üben des Body Scans Flashbacks und Dissoziationen erleben. Hier ist vonseiten der Kursleitung ein Vermitteln von Reorientierungsübungen im Vorfeld hilfreich. Bedeutsam ist auch ein variables, individuelles Vorgehen. Menschen mit Traumatisierungen haben die Kontrolle verloren. Wenn sie in einem Achtsamkeitskurs und in der Therapie wählen und experimentieren können, gewinnen sie allmählich wieder Selbstbestimmung und Selbstwirksamkeit zurück. Eine Kursteilnehmerin ist mutig und äußert, dass sie sich in der Rückenlage des Body Scans ausgeliefert und schutzlos fühle. Sie probiert eine Seitenlage mit Kissen und Decken aus und fühlt sich sicherer und geschützt. Das Üben des Body Scans im Sitzen erleichtert auch, wach und präsent zu bleiben. Es zeigt sich immer wieder, dass die Schulung von Körperachtsamkeit gerade bei Traumatisierungen sehr hilfreich ist, weil dadurch ein Befreunden mit dem Körper möglich wird. Der Körper wird wieder zu einem Ort der Selbstvergewisserung und Sicherheit. Hierfür ist aber zentral, dass die Kursleitung sehr respektvoll, einfühlsam und flexibel auf die Erfahrungen und Bedürfnisse des traumatisierten Menschen eingehen kann (Treleaven, 2019).

4.2.3 Die Kraft des Atems

Wichtige Regel beim Tauchenlernen:
Ruhig und natürlich atmen!

Jessica Braun (2019) widmet sich in ihrem Buch *Atmen* der Faszination des Atmens vom ersten Atemzug bei der Geburt über das Atmen beim Tauchen, dem Zusammenspiel von Atmung und Gefühlen bis hin zum letzten Atemzug. Der Atem gehört so selbstverständlich zu unserem Leben, dass wir ihn oft vergessen. Täglich atmen wir etwa 20.000-mal. Wie viele dieser Atemzüge nehmen wir bewusst wahr? Das lateinische Wort Spiritus bedeutet Atem und Seele. Der Atem ist untrennbar mit unserem Lebendigsein verbunden. Wenn wir entspannt sind, beruhigt sich die Atmung, wenn wir Angst haben, beschleunigt sich der Atem. Wenn wir laufen oder tanzen, ist der Atem anders als im Schlaf. Die Atmung ist ein Bindeglied zwischen seelischen, körperlichen und mentalen Prozessen und macht sie damit bedeutsam für die Psychotherapie und auch für ein Achtsamkeitstraining. Sie kann willentlich beeinflusst werden, indem wir tiefer einatmen oder langsamer ausatmen. Oder aber auch ohne unser willentliches Zutun einfach ein- und ausströmen. Weil der Atem immer vorhanden ist, eignet er sich gut als Anker für Gegenwärtigkeit. Der Atem lässt sich nur jetzt spüren, in diesem Moment. In einem MBSR- und MBCT-Training wird der Atem beim Body Scan im Liegen, in der Sitzmeditation und auch bei der achtsamen Bewegung gespürt und wahrgenommen. Mit einer Haltung von Achtsamkeit zum Atem zu gehen meint, den Atem bewusst im Körper zu spüren und ihn so ein- und ausströmen zu lassen wie er kommt und geht. Das heißt, die Atmung wird wahrgenommen ohne sie zu verändern. Es ist nicht das Ziel, eine richtige, optimale Art des Atmens dabei zu finden. Ähnlich wie bei der Entspannung interessieren wir uns in der Meditation für den Atem, lassen ihn zu und geschehen, manipulieren ihn aber nicht. Wir werden uns bewusst, wenn wir tief atmen oder flach, wenn der Atem schneller wird oder ruhiger, aber wir nehmen es wahr, ohne es bewerten oder verändern zu müssen. Für viele Kursteilnehmer wirkt die Erlaubnis, den Atem so sein zu lassen, wie er kommt und geht, oft als entlastend. Einige Übende geraten aber auch dadurch in Stress, weil sie bemerken, dass es ihnen schwerfällt, die Atmung ohne Kontrolle wahrzunehmen. All diese Entdeckungen sind wertvoll, um mit dem Atem bewusst in Beziehung zu treten. Zunächst können wir üben, den Atem an verschiedenen Stellen im Körper zu spüren. Eine wohlwollende und neugierige Haltung hilft, sich mit den Empfindungen des Atems im Körper vertraut zu machen.

Übung

Den Atem im Körper spüren und erkunden

Kursleiterin: »In dieser Übung erkunden wir den Atem in unterschiedlichen Bereichen des Körpers. Dieses spielerische Erforschen des Atems ermöglicht es, sich ohne Ansprüche oder bestimmte Vorstellungen der Wahrnehmung des Atems zuzuwenden und sich mit dem Atem vertrauter zu machen. Wenn das angenehm ist, können Sie sich auf den Rücken legen und die Füße aufstellen. Lassen Sie sich im Liegen ankommen. Und lenken Sie die Aufmerksamkeit zum Bauchbereich und spüren Sie den Atem dort. Wenn es angenehm ist, können Sie beide Hände auf den Bauch legen und wahrnehmen, wie die Hände vom Fluss des Atems bewegt werden. Wie sich das Einatmen anfühlt und das Ausatmen. Der Atem darf so sein wie er kommt und geht. Manchmal verändert er sich dadurch, dass wir ihm Aufmerksamkeit schenken, auch das ist völlig in Ordnung. Es geht darum, sich mit dem Atem vertraut zu machen, ihn zu erkunden. Dann können Sie langsam den Atem mehr am Beginn des Brustkorbes spüren, vielleicht mögen Sie die Hände auf den Bereich zwischen Oberbauch und Brust legen. Die Hände erspüren und fühlen die Bewegungen des Atems. Geben Sie sich die Erlaubnis, den Atem erkunden zu dürfen, einfach wahrzunehmen. Sollte ein Gefühl von Enge entstehen, darf das da sein. Wenn es sich zu unangenehm und herausfordernd anfühlt, dann gerne die Arme neben den Körper legen, sich bewegen und wieder mehr Weite entstehen lassen. Auch das gehört zum Erkunden des Atems dazu. Sich immer wieder daran erinnern, dass es möglich ist, mit Neugier und Offenheit den Atem wahrzunehmen. Langsam die Aufmerksamkeit zum Schlüsselbein bringen, die Hände auch dort hinlegen und wahrnehmen, spüren, sich vertraut machen mit dem Atem an dieser Stelle. Sich Zeit lassen dürfen. Wenn Sie mögen, können Sie die Aufmerksamkeit in den unteren Rücken wandern lassen und neugierig sein, ob der Atem auch dort spürbar ist und wenn ja, wie sich die Atembewegung dort anfühlt. Der Atem kann auch als feiner Luftstrom an der Nase gefühlt werden. Auch hier den Atem wahrnehmen, spüren. Zum Abschluss dieser Übung können Sie sich gerne eine Decke nehmen und noch etwas entspannen und ausruhen.«

In der Atemmeditation, die im MBCT-Kurs ab der zweiten Woche geübt wird, wird Verbindung zum Atem im Körper aufgenommen und dann eine Stelle im Körper ausgewählt, wo die Teilnehmer ihre Aufmerksamkeit mehr fokussieren und bündeln. Die Fokussierung der Aufmerksamkeit auf ein Objekt, hier den Atem, ermöglicht eine Beruhigung des Geistes. Recht schnell bemerkt der Übende, dass der Geist nicht lange bei einem Fokus bleibt und zu Gedanken, Erinnerungen, Plänen abschweift. Das ist kein Fehler, sondern Teil des Übens. Durch die bewusste Aufmerksamkeitslenkung wird es möglich, sich immer wieder beim Atem einzufinden. Fokussierung und Zentrierung lassen sich üben und eine Beruhigung des Geistes entsteht. Es geht dabei nicht um eine forcierte Konzentration oder eine angestrengte Fokussierung, sondern um ein ruhiges Verweilen beim Atem. Wir erkunden, was geschieht, wenn wir den Atem kontrollieren, wenn wir ihn frei fließen lassen, wenn der Atem einfach geschieht. Wir spüren den Atem im Körper und wissen, dass wir einatmen und ausatmen.

Atemmeditation ermöglicht:

- in der Gegenwart zu sein
- die Schulung von Präsenz im Körper
- eine sanfte Sammlung und Beruhigung des Geistes
- Vertrauen in das Geschehen-Lassen und den Atemfluss
- das Erkunden des Zusammenspiels von körperlichen, emotionalen und mentalen Vorgängen

Wenn wir uns in Fokussierung üben, ist es wichtig, dass der Fokus neutral ist und uns nicht beunruhigt. Sonst üben wir gleich das Surfen auf hoher See, ohne im ruhigen Gewässer das Stehen auf dem Surfboard zu beherrschen. Der Fokus kann der Atem sein, aber es eignen sich auch die Berührungspunkte des Körpers mit der Matte oder der Sitzfläche oder das Hören. Besonders bei Traumatisierungen oder auch bei Erfahrung mit Panikattacken kann der Atem zunächst als ein sehr herausfordernder Anker erlebt werden. Hier kann zunächst das Üben von äußerer Achtsamkeit beim Sehen und Hören stabilisierend wirken.

4.2.4 Achtsamkeit der Sinne

Unsere Sinne ermöglichen das Wahrnehmen unseres Körpers und der Umwelt. Die 5-4-3-2-1-Übung stärkt die Sinneswahrnehmung in der Gegenwart. Sie wird in der Traumatherapie zur Stabilisierung und Reorientierung verwendet (Lohmann & Annies, 2016).

Übung

5-4-3-2-1-Übung

In der Übung werden zunächst fünf Dinge genannt, die gesehen werden. Es hilft, die wahrgenommen Objekte auch zu benennen. »Ich sehe die Wolken am Himmel«, »Ich sehe den grünen Teppich« etc., es können Gegenstände im Raum oder auch außerhalb des Raums sein. Das Aussprechen verstärkt die Reorientierung, das Gegenwärtig-Sein. Dann benennt man fünf Dinge, die man hört: »Ich höre ein einparkendes Auto«, »Ich höre eine S-Bahn«, »einen singenden Vogel« etc. Es ist auch möglich, Sinneseindrücke wiederholt zu benennen. Dann wendet man sich fünf Tastempfindungen oder Berührungsempfindungen zu. »Ich spüre den weichen Teppich«, »ich spüre das warme Teeglas«, »ich spüre die Füße im Kontakt mit dem Boden«. Das Tasten und die Berührungspunkte werden als kontrollierbarer und mehr im Außen erlebt als Empfindungen im Körper. Dann werden vier Objekte des Sehens, Hörens und Tastens benannt, dann drei, dann zwei, dann eins. Das Herunterzählen bündelt die Aufmerksamkeit. Wenn man beim Üben durcheinandergerät, sich verzählt, ist das kein Problem, man setzt einfach fort.

Für traumatisierte Menschen eignet sich die Übung gut, um dissoziative Zustände zu beenden und wieder in die Gegenwart zu gelangen. Man kann diese Übung abwandeln, indem man ausprobiert, welcher Sinneskanal als besonders hilfreich erlebt wird, auch Gerüche lassen sich nutzen. Da ist es hilfreich, sie in Riechfläschchen zur Hand zu haben. Psychotherapeutinnen können traumatisierte Menschen gut durch diese Übung auf einen MBCT-Kurs vorbereiten. Wenn man die 5-4-3-2-1-Übung weniger als Achtsamkeitsmethode, sondern mehr zur Entspannung nutzen möchte, lässt sich die Anleitung als einschlaffördernde Imaginationsmethode durchführen (Gößling, 2013). In dieser Variante stellt man sich einen schönen, beruhigenden Ort vor, zum Beispiel einen Urlaubsort und benennt beruhigende und schöne Sinnesvorstellungen: »Ich sehe das türkisfarbene Meer«, »Ich sehe und höre wie sich die Palme im Wind bewegt«, »Ich höre das gleichmäßige Rauschen der Wellen und den Wind«, »Ich spüre den warmen weichen Sand unter den Füßen«. Es ist auch möglich, beide Anwendungsvarianten der 5-4-3-2-1-Übung in Ausbildungsgruppen oder auch bei Einzelpersonen anzuleiten, um den Unterschied zwischen präsenter Achtsamkeit und fantasiebezogenerer Entspanntheit zu verdeutlichen. In der Hörmeditation wird die Sinneswahrnehmung des Hörens zum Gegenstand der Meditation gemacht. Man richtet die Aufmerksamkeit auf Geräusche im Körper, im Raum oder draußen und wendet sich dem Entstehen und den Veränderungen von Geräuschen zu. Es geht darum, die Geräusche zu erleben und wahrzunehmen, nicht darum, sie einzuordnen. Die Hörmeditation schafft durch die Räumlichkeit des Hörens oft ein Gefühl von Weite und Erfahrungsfluss. Sie eignet sich sehr gut dafür, den Fokus langsam zu erweitern. Oft bietet die Hörmeditation einen guten Einstieg in das Erleben des offenen Gewahrseins in der langen Sitzmeditation und schafft die Grundlage für das Beobachten von Gedanken.

Beispiel

Ein Übungsabend im Sommer, es ist heiß, 33 Grad in der Großstadt. Mitten in der langen Sitzmeditation wird der Donner eines Gewitters hörbar und dann ein gleichmäßiges Rauschen eines starken Regens. Eine Teilnehmerin beschreibt im anschließenden Austausch ihre Erfahrung: »Ich war plötzlich ganz anwesend, ganz da und war so berührt vom Geräusch des Regens, der meine gesamte Aufmerksamkeit erfasst hat. So als würde ich plötzlich begreifen, was im Moment sein ist, es erfahren.«

4.2.5 Das meditative Sitzen

Wir sind als Menschen eigentlich gehende und laufende Wesen. Doch wir sitzen oft viele Stunden am Tag und spüren während des Sitzens nicht mehr unsere Haltung, unsere Fehlhaltungen und Verspannungen. Die Sitzmeditation bietet zunächst die Chance, dem Sitzen als Haltung bewusst Aufmerksamkeit zu schenken. Yogapositionen werden im Sanskrit Asana genannt. Asana stammt von dem Wort sitzen ab (Cushman, 2016). Das Sitzen kann als eine Yogahaltung angesehen und erkundet werden. Wenn wir länger in einer Sitzmeditation verweilen möchten, ist es wichtig, stabil und bequem zu sitzen. Wir können uns dabei von Vorstellungen frei machen, wie ein perfekter meditativer Sitz aussehen müsste. Es braucht kein Sitzen auf dem Boden, kein Verschränken und Verknoten der Beine, um im Sitzen meditieren zu können. In Abbildung 4.1 sehen Sie verschiedene Varianten von meditativen Sitzpositionen.

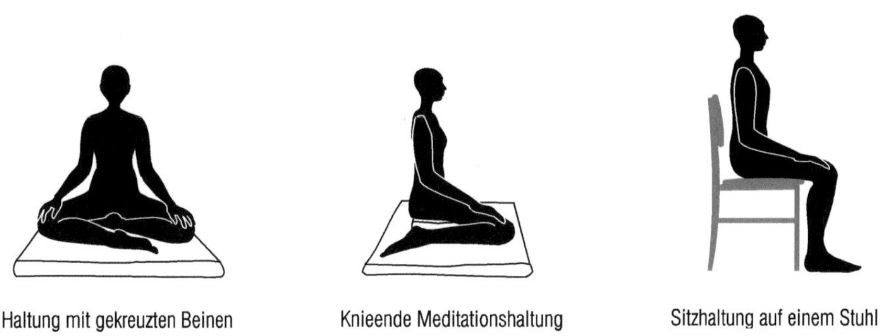
Haltung mit gekreuzten Beinen
Knieende Meditationshaltung
Sitzhaltung auf einem Stuhl

Abbildung 4.1 Meditative Sitzpositionen

Wir können auf einem Stuhl Platz nehmen, um zu meditieren oder auch auf einem Hocker oder speziellen Sitzkissen oder Meditationsbänken auf dem Boden. Wichtig ist dabei die bewusste und erspürende Ausrichtung von Füßen, Beinen, Becken, Wirbelsäule, Nacken und Kopf. Für ein Sitzen, das uns wach und entspannt für die Meditation sein lässt, ist zunächst eine stabile Basis wichtig. Die Füße, die Beine, das Becken ruhen je nach Sitzhaltung stabil auf dem Boden, der Sitzmatte und der Sitzfläche. Dies ermöglicht das Einnehmen des eigenen Platzes, das Gewicht des Körpers kann abgegeben werden und eine Erdung entsteht. Die Knie sollten tiefer als die Hüftknochen sein, so kann das Becken sich leicht nach vorne neigen, dies ermöglicht eine anstrengungslosere Aufrichtung der Wirbelsäule. Aus dieser stabilen Basis heraus kann sich die Wirbelsäule beweglich und frei nach oben aufrichten. Diese Aufrichtung ermöglicht es, wach in der Meditation zu sein. Man spricht von einem würdevollen Aufgerichtetsein, das auch die innere Haltung von Würde stärkt. Die Schultern können entspannt nach hinten und unten sinken, die Hände ruhen im Schoß oder auf den Oberschenkeln. Die Sitzhaltung ermöglicht eine Verkörperung von ruhiger Stabilität und wacher, offener Entspanntheit. Es ist sinnvoll, mit verschiedenen Sitzhaltungen auf einem Stuhl oder auf dem Boden zu experimentieren. Schon dieses Experimentieren und Wählen erfordert und ermöglicht Körperwahrnehmung und eine selbstbestimmte Selbstfürsorge. Hierbei geht es nicht um das Finden eines perfekten Sitzens, sondern um das Kennenlernen des eigenen Körpers und die Berücksichtigung der körperlichen Bedürfnisse. Es ist auch spannend herauszufinden, wie sich verschiedene Sitzhaltungen auf geistige und emotionale Zustände auswirken. Wenn wir länger ruhig in einer Sitzhaltung verweilen, z. B. in einer 30-minütigen Sitzmeditation, ist es unvermeidbar, dass auch unangenehme Körperempfindungen auftreten. Hier geht es dann darum, nicht automatisch und reaktiv sofort die Haltung zu verändern, sondern zu lernen, sich auch dem Schmerzhaften und Unangenehmen zuzuwenden. Die Wahlmöglichkeit, die Sitzhaltung zu verändern, gibt es dennoch immer. Die Unterscheidungsfähigkeit wird geschult, wann möchte ich jede unangenehme Erfahrung vermeiden und ihr ausweichen? Wann ist das Verändern der Haltung ein Ausdruck von Selbstfürsorge? Als Beispiel für eine Sitzmeditation möchte ich die 7-Punkte-Meditation (Mannschatz, 2005) nennen (s. Abb. 4.2). Diese Sitzmeditation ist wie ein Body Scan im Sitzen, bei dem sieben Körperbereiche wiederholt nacheinander aufgesucht werden. Diese Übung eignet sich sehr gut, um eine längere Sitzmeditation zu beginnen, den Körper im Sitzen auszurichten und im Körper anzukommen. Sie wird auch als zentrierend, erdend und beruhigend erlebt.

Die 7-Punkte-Meditation habe ich oft im Kontext der Essstörungstherapie angeleitet. Im Rahmen einer therapeutischen Wohngruppe war ich Einzeltherapie und eine Achtsamkeitsgruppe an. Die 7-Punkte-Meditation bot für viele Frauen mit Bulimia nervosa oder Anorexia nervosa eine gute Möglichkeit, den Körper wahrzunehmen. Sie lenkt die Aufmerksamkeit zu Körperbereichen, die meist nicht als problematisch erlebt werden. Dies bietet einen sanften Einstieg in die Körperwahrnehmung, die dann langsam erweitert werden kann (Juchmann, 2012). Die 7-Punkte-Meditation benötigt auch nicht so viel Zeit wie ein langer Body Scan und ist deshalb auch für psychotherapeutische Settings gut geeignet.

Die Art des Sitzens wirkt sich bei depressiven Patienten auf das Erinnern und die Wiedergabe von negativen bzw. positiven Begriffen aus. Patienten, die in einer gebeugten Körperhaltung saßen, erinnerten sich an mehr negative Wörter als die Patienten, die in einer aufgerichteten Haltung saßen (Michalak et al., 2014). Viele MBSR- und MBCT-Kursteilnehmer äußern, dass sie das stabile Sitzen in einer meditativen Haltung als beruhigend, stärkend und haltgebend erleben.

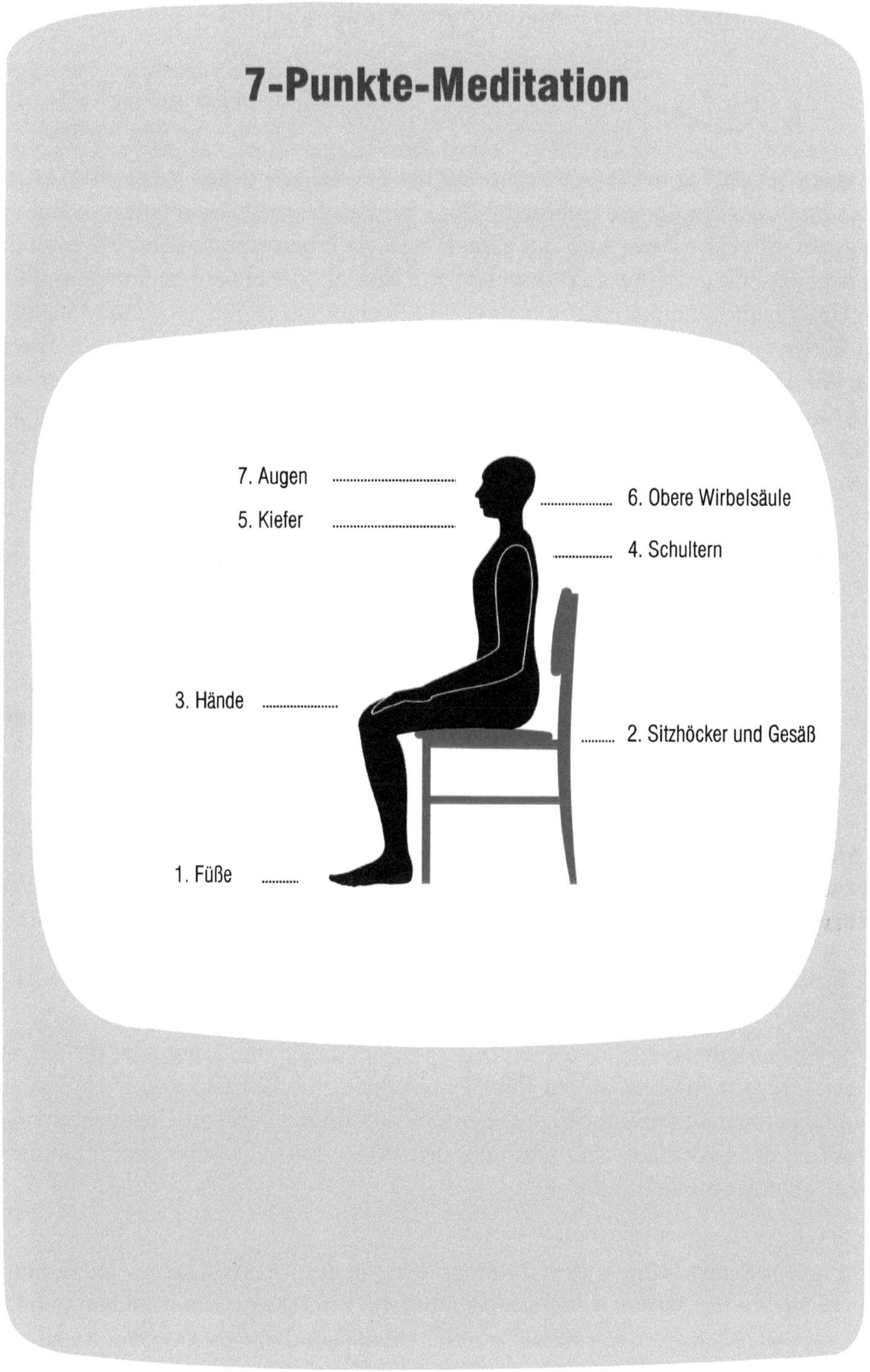

Abbildung 4.2 Die 7-Punkte-Meditation

4.2.6 Die Gehmeditation – Ankommen in jedem Schritt

»Nicht so schnell doch, geh langsam,
denn du musst nirgends hin als zu dir selbst!«
(Jiménez, 1916 in Sakamoto, 2019)

Wir gehen jeden Tag in der Wohnung, auf der Straße. Wir gehen Wege zum Arbeitsplatz und in der Natur. Die Gehmeditation wird als formelle Meditation in Ruhe für sich geübt und kann dann auch das alltägliche Gehen bereichern. Bei der Gehmeditation liegt der Fokus der Aufmerksamkeit beim Kontakt der Fußsohlen mit dem Boden, dem Untergrund. Zunächst kann man sich im Stehen mit dem Kontakt der Fußsohlen zum Boden vertraut machen und das Gewicht von einem auf den anderen Fuß verlagern. Für die Gehmeditation wählen wir eine Strecke von ca. 10 Schritten in der Wohnung oder draußen, die wir hin- und hergehen. Dieses Hin-und-Hergehen oder auch Im-Kreis-Gehen machen das Besondere der Gehmeditation deutlich. Es geht nicht darum, im Gehen ein Ziel zu erreichen oder schnell irgendwo anzukommen. Der Weg ist bei der Gehmeditation das Ziel. Das Ankommen ist dabei in jedem Schritt möglich. In der Gehmeditation interessieren wir uns für den Kontakt der Füße mit dem Boden in diesem Moment. Gehen ist sehr automatisiert, wir mussten es aber alle mit viel Bemühen und Wiederholung, Hinfallen und wieder Aufstehen lernen. Wenn wir in der Gehmeditation langsam gehen und jedem Schritt bewusste Aufmerksamkeit zukommen lassen, dann werden Gewohnheitsmuster unterbrochen und Neugier in etwas völlig Automatisiertes gebracht. Dies führt zunächst vielleicht sogar zu einem unsicheren Gehen. Kursteilnehmer bemerken durch die langsame Gehmeditation die Gewichtsverlagerung, den ständigen Wechsel von Instabilität und Stabilität. Die Augen sind geöffnet, der Blick weist nach vorne in die Gehrichtung. Dadurch ist man in der Gehmeditation visuell ablenkbarer. Aber das Gehen mit geöffneten Augen lässt uns auch präsent sein. Wenn wir in der Natur meditativ gehen, können wir intensive Erfahrungen von Verbundenheit mit der Schönheit und Vielfalt der Natur machen.

Beispiel

Eine Frau, die wiederkehrende depressive Erfahrungen und Panikattacken kennt, sagt: »Ich gehe hier im Garten Ihrer Praxis. Und mir fällt ein, dass ich mit meinen Gedanken da sein möchte, wo der Fuß den Boden berührt. Dieser Garten ist inmitten der Großstadt, aber ich spüre den Wind, das Gras unter den Füßen und fühle mich verbunden mit mir.«

Wie schon erläutert, ist besonders für Menschen mit Traumaerfahrungen die Kombination von innerer und äußerer Achtsamkeit und das Pendeln zwischen beidem stabilisierend. Für viele Menschen mit starker innerer Unruhe und herausfordernden Gedanken und Gefühlen ermöglicht die Gehmeditation eine stabilisierende, Sicherheit gebende Form der Meditation. Die Gehmeditation eignet sich auch, um den Zusammenhang von Bewegung und Stimmung erfahrbar zu machen. In den Achtsamkeitskursen leite ich immer auch eine Gehmeditation an, in der wir verschiedene Formen des Gehens ausprobieren. Im MBCT-Kurs eignet sich diese Übung wunderbar in Woche sieben, wenn der Zusammenhang zwischen Tätigkeit und Stimmung erkundet wird.

Übung

Gehen und Stimmung

In dieser Übung wird mit verschiedenen Formen des Gehens experimentiert. Die Kursteilnehmenden stellen sich in einem großen Kreis auf und gehen entgegengesetzt des Uhrzeigersinns. Zunächst wird in einem ruhigen Tempo begonnen. Dann wird das Tempo erhöht. Wie fühlt sich das im Körper an, wie verändert sich der Atem? Dann kann das Tempo wieder reduziert werden. Verschiedene Formen des Gehens können erkundet werden: ein Gehen möglichst ohne Geräusche, ganz leicht, pirschend. Wie fühlt sich das im Körper an und was geschieht mit der Aufmerksamkeit? Dann ein schweres und schleppendendes Gehen erkunden. Wie fühlt sich das im Körper an, wie verändert sich die Stimmung, was passiert mit dem Denken? Nun kann ein heiteres, beschwingtes Gehen entstehen mit schwingenden Armen, die Hüften wiegen sich. Wie fühlt sich dieses Gehen im Körper an, welche Stimmung zeigt sich und wie verändern sich die Gedanken? Dann frage ich die Teilnehmenden, welche Formen des Gehens sie noch ausprobieren möchten. Oft gibt es diese Wünsche: majestätisches Gehen, schüchternes, ängstliches Gehen, großspurig gehen und viel Platz einnehmen beim Gehen, rückwärtsgehen, nachdenklich gehen. Der Fantasie sind dabei keine Grenzen gesetzt, oft helfen auch Vergleiche und Bilder. Gehen wie ein Storch oder gehen wie eine Tänzerin, gehen wie auf dem Hochseil, wie ein Cowboy. Im anschließenden Gespräch werden die Erfahrungen reflektiert, ein besonderes Augenmerk liegt dabei auf dem Zusammenhang zwischen Bewegung, körperlicher Erfahrung und emotionalem Erleben.

Depressive Gehmuster. Menschen, die sich in einer akuten depressiven Episode befinden, haben spezifische Gehmuster. Sie gehen langsamer, schwingen weniger mit den Armen, der Oberkörper bewegt sich weniger stark vertikal und die Körperhaltung im Gehen ist nach vorne gebeugt. Es konnte gezeigt werden, dass Studierende, die durch Biofeedback auf einem Laufband - ohne es zu wissen - ein »depressiveres« Gehmuster einnahmen, negative Worte besser erinnern (Michalak et al., 2015). Die Forscher vermuten, dass das Laufmuster sich direkt auf die kognitive Verarbeitung auswirkte, die Probanden gaben keine veränderte Stimmung an. Diese Zusammenhänge bedürfen noch vertiefter Forschung, aber sie geben Impulse für die therapeutische Wirkung des Gehens bei Depressionen. Hier ein Zitat aus dem Feld der Schauspielerei. Die Charakterdarstellerin Corinna Harfouch beschreibt in einem Interview, wie sie sich in die Figuren, die sie verkörpern muss, hineinfühlt:

»Und vom Gang aus erschließt sich auch ganz viel von der restlichen Figur. Das ist wie mit dieser Yogaübung, bei der man eine Minute lang lächelt. Allein die gehobenen Muskeln im Gesicht senden ein positives Signal ans Gehirn und die Stimmung hellt sich automatisch auf. Eine Körperhaltung gibt ein Signal ans Denken, da gibt es so eine Außen-innen-Wechselwirkung. Manchmal reicht es, wie jemand zu gehen, dann hat man die ganze Figur.« (Carinna Harfouch, Interview mit Johanna Adorjan, 3. Novemer 2019, Süddeutsche Zeitung)

Durch die bewusste Wahrnehmung der eigenen Gangmuster und dem spielerischen Erproben von Gehbewegungen, die entgegengesetzt zu den depressiven Bewegungsmustern sind, könnten negative Aufschaukelungsprozesse früh erkannt und möglicherweise aufgelöst werden. Die Gehmeditation ist außerdem alltagstauglich, weil wir viele Strecken am Tag gehend zurücklegen. Beim Gehen im Alltag sollten wir uns aus Sicherheitsgründen auch der Umgebung gewahr sein. Die bewusste Wahrnehmung unseres Körpers beim Gehen und die Offenheit für die Sinneswahrnehmungen beim Gehen (Sehen, Hören, Riechen) ermöglichen es, aus einem Autopilotmodus auszusteigen und mehr in die Präsenz zu kommen.

4.2.7 Achtsames Yoga – Ruhe und Kraft in Bewegung fördern

Hatha-Yogaübungen, deren langsame Ausführung ein wohlwollendes Erspüren der Körperempfindungen ermöglichen, sind wichtiger Bestandteil von MBSR- und MBCT-Kursen. Die Übungen werden von den körperlichen Anforderungen her so gewählt, dass sie auch von Menschen mit wenig Bewegungserfahrung oder körperlichen Einschränkungen und Schmerzen durchgeführt werden können. In meinen Kursen biete ich Hatha-Yogaübungen und Bewegungen aus dem tibetischen Heilyoga Kum Nye an. Auf diese Bewegungsansätze möchte ich hier Bezug nehmen. In den Achtsamkeitskursen werde ich häufiger gefragt, ist Yoga immer wohltuend und achtsam? Yogaunterricht kann recht unterschiedlich aussehen, in einigen Kursen wird ein sehr sportliches und akrobatisches Yoga vermittelt. Bei einigen Yogaangeboten wird zu wenig auf die individuellen Voraussetzungen und Bedürfnisse der Teilnehmenden eingegangen. So kann Yoga schädigende Auswirkungen haben, wenn die körperlichen und gesundheitlichen Voraussetzungen der Teilnehmenden nicht genügend berücksichtigt werden und auch das respektvolle Wahrnehmen des Körpers nicht ausreichend vermittelt wird (Broad, 2013).

Die Merkmale von achtsamem Yoga

Die Ziele:

- den Körper bewusst wahrnehmen
- sich wieder mit dem Körper verbunden fühlen
- den Körper stärken und in seinen Möglichkeiten und Grenzen erfahren
- das Zusammenspiel von gedanklichen, emotionalen und körperlichen Erfahrungen erkunden
- durch den Körper heilsame Prozesse anstoßen, z. B. eine positivere Stimmung, Vertrauen

Was wird geübt?

- leicht zu erlernende Übungen
- Übungen, die von vielen Menschen umgesetzt werden können
- Übungsvarianten werden angeboten, z. B. wenn jemand nicht knien kann oder Schmerzen in den Schultern hat
- Übungen, die verschiedene Erfahrungen ermöglichen, die heilsam sind: z. B. Weite, Entspannung, Schutz, Stabilität und Kraft und den Wechsel von Anspannung und Entspannung

Wie wird geübt?

- Wahlmöglichkeiten schaffen für die Art der Übungen, die Intensität und die Dauer
- bewusstes, oft langsames Durchführen der Übungen, um sich der Erfahrungen und Empfindungen bewusst werden zu können
- Respekt für die eigenen Grenzen, nicht über die Grenzen gehen, sondern Grenzen erforschen
- mit inneren Haltungen von Freundlichkeit, Humor, Geduld, Neugier

Emerson und Hopper (2017) betonen die Wichtigkeit von vier Aspekten für die Vermittlung einer traumasensiblen Yogapraxis:

(1) das Erleben der Gegenwart: Das Wahrnehmen der gegenwärtigen Körperempfindungen und Erfahrungen ist zentral. Die Übungen werden so angeleitet, dass ein Erspüren der Körperempfindungen gut möglich ist.
(2) Wahlmöglichkeiten gewähren: Die Übungen werden so angeleitet, dass durch ein wohlwollendes Wahrnehmen immer wieder Entscheidungen über die Art des Übens getroffen werden können.
(3) effektiv handeln: Bewegung heißt handeln. Die Yogapraxis bietet die Möglichkeit, selbstbestimmt und selbstwirksam zu handeln, z. B. eine Pause machen, das Fenster öffnen, den Raum verlassen, eine Übung nochmal anders ausprobieren, sodass die Übenden sich sicherer und wohler fühlen.
(4) Rhythmen entwickeln: Die Übungen werden so angeleitet, dass eine Rhythmisierung ermöglicht und betont wird, z. B. von Ein- und Ausatmen, Ruhe und Aktivität, weiten, offenen und schützenden, umschließenden Bewegungen, Zusammenspiel von Atem und Bewegung.

Zentral ist es, den Kursteilnehmern Sicherheit und Wahlmöglichkeiten zu vermitteln.
Yoga hilft bei Trauma. Gerade für Menschen mit Traumatisierungen ist achtsame Bewegung oft sehr hilfreich, weil es die Möglichkeit gibt, sich dem Körper nicht mehr hilflos ausgeliefert, sondern sich wieder sicherer und wohler in seinem Körper zu fühlen. In einer Pilotstudie konnte gezeigt werden, dass Frauen mit einer posttraumatischen Belastungsstörung von Yogaübungen profitieren können (Dick et al., 2014). Den Teilnehmerinnen wurde Yoga in zwölf 75-minütigen Einheiten vermittelt, wobei die Art der Übungsanleitung sehr bewusst gewählt wurde. Die Sprache lud immer wieder ein, sich Zeit zu lassen, ein eigenes Tempo zu wählen und sich zu erlauben, hinzuspüren und zu erkunden, wie sich Yogahaltungen und -bewegungen anfühlen. Themen der Yogaein-

heiten waren z. B. Körperwahrnehmung, Atemwahrnehmung, bewertungsfreies Üben, unangenehme Erfahrungen spüren dürfen, Emotionen fühlen bei der Bewegung und regulieren lernen, Stresstoleranz. Die Ergebnisse geben erste Hinweise, dass traumasensibles Yoga die psychische Flexibilität erhöht, die Emotionswahrnehmung fördert und dadurch PTBS-Symptome reduzieren hilft. Achtsam vermittelte Yogaübungen ermöglichen, heilsame Qualitäten direkt körperlich und durch das Bewegung im eigenen Handeln zu erfahren und dadurch auch besser zu erinnern und wiederholen zu können. Yogabewegungen machen Ressourcen von Kraft, Stabilität, Halt und auch Offenheit, Weite und Entspannung im Körper und auch im Geist erfahrbar.

4.2.8 Achtsame Bewegung – spezifische Übungen bei Depressionen und Angst

Ich habe einige Yogaübungen und Bewegungssequenzen ausgewählt, die sich sowohl für die Anwendung im therapeutischen Einzel- und Gruppensetting als auch für Achtsamkeitskurse eignen. Die Übungen erfordern kein Material, man braucht keine Übungsmatte, das macht sie sehr alltagstauglich. Die Bewegungen regen verschiedene Qualitäten an und machen Ressourcen in Bewegung erfahrbar, z. B. Stabilität und Kraft, aber auch Ruhe und Entspannung, Abgrenzungsfähigkeit und Offenheit. Außerdem ist es mir wichtig, dass die Übungen in verschiedenen Varianten durchführbar sind und damit Wahloptionen bieten. Den Übenden wird ermöglicht, selbst zu wählen und mit einer neugierigen, freundlichen Haltung zu üben und herauszufinden, was wohltuend und stärkend ist. Das Spüren des Körpers in Bewegung und die Wahrnehmung der Wirkungen, die die Bewegungen entfalten, sind dabei zentral.

Das Stehen und die Baum-Übung

Das Stehen ist neben dem Liegen und Sitzen eine mögliche Haltung, in der wir meditieren können. Manchmal haben Menschen eine Vorstellung davon, wie sie stehen sollten und werden unsicher, ob sie »richtig« stehen. Erinnerungen von früheren Bewertungen oder Abwertungen tauchen auf und hindern daran, den Körper unmittelbar in der gegenwärtigen Erfahrung im Stehen zu erleben.

Beispiel

Die Teilnehmerin eines MBCT-Kurses teilt sich nach einigen Yogaübungen im Stehen mit: »Als ich hier stand und Sie uns einluden, mich im Stehen wahrzunehmen, da tauchte ein Bild auf, wie meine strenge Ballettlehrerin mich zurechtgewiesen hat, wie ich stehen soll. Und dann habe ich gleich gedacht, dass ich nicht richtig stehe. Ich habe begonnen, mich mit den anderen zu vergleichen. Dabei habe ich dann meinen Körper gar nicht mehr gespürt.«

Vielleicht mögen Sie das Buch aus der Hand legen oder es einfach mit in eine stehende Position hineinnehmen und den Körper im Stehen erkunden.

Übung

Das Stehen erkunden

Geben Sie sich die Erlaubnis, das Stehen erkunden zu dürfen. Lassen Sie sich im Stehen ankommen und erlauben Sie sich, die Aufmerksamkeit vom Kopf durch den Oberkörper, das Becken, die Beine langsam nach unten sinken zu lassen, bis zum Kontakt der Fußsohlen mit dem Boden. Lassen Sie sich Zeit, die Füße können sich an den Boden anschmiegen und sich verwurzeln. Nun können Sie beginnen, neugierig das Stehen und die Körperempfindungen im Stehen wahrzunehmen. Wie ist das Gewicht auf den Füßen verteilt? Was passiert, wenn Sie den Körper über den Fußsohlen bewegen, das Gewicht verlagern, wie fühlt sich das an? Wie fühlen Sie sich, wenn Sie sich nach vorne lehnen, nach hinten und zu den Seiten? Wie können Sie sich wohlfühlen im Stehen? Wo fühlen Sie Ihr Zentrum im Stehen? Wie fühlt sich der Atem im Stehen an? Vielleicht erlauben Sie sich mit geschlossenen oder geöffneten Augen, so wie es am angenehmsten ist, einfach nur einige Momente zu stehen und den Atem zu fühlen, wie er ein- und ausströmt. Dann können Sie sich strecken und dehnen.

Das Erforschen von Körperhaltungen und -wahrnehmungen ermöglicht, sich vertraut zu machen mit den Körperempfindungen und auch dem emotionalen Erleben im Stehen. Dabei geht es nicht um richtig oder falsch und das Einnehmen einer richtigen Haltung, sondern um ein selbstbestimmtes, erspürendes Wahrnehmen des Körpers im Stehen. Bewegung eignet sich gut, um Erfahrungen zu verkörpern. Das achtsame Stehen kann verbunden werden mit psychologischen Themen: Wie stehe ich im Leben? Wie nehme ich einen Standpunkt ein? Wie kann ich im Stehen in meiner inneren Mitte sein? Die Yoga-Übung »Stehen wie ein Baum«, die Sie in Abbildung 4.3 sehen, eignet sich, um das Stehen in Bewegung weiter zu erforschen. Viele Menschen verbinden mit Bäumen positive, stärkende Assoziationen. Visualisierungen können für die Bewegung und die Verkörperung von Stabilität und Verwurzelung, Aufrichtung und Offenheit und Durchlässigkeit hilfreich sein. Die Baumübung bietet verschiedene Varianten und damit Wahlmöglichkeiten. Die Füße können auf unterschiedliche Weise aufgestellt werden, die unterschiedlichen Hand- und Armhaltungen laden zum Experimentieren ein. Mein Yogalehrer zitierte beim Anleiten der Baumübung einen Reiseleiter, der den Kölner Dom mit den Worten »Was wackelt, hält« beschrieb. In der Baumübung erforschen wir gegensätzlich erscheinende Qualitäten von Verwurzelung und Beweglichkeit, Standfestigkeit und Durchlässigkeit. Durch eine klare Ausrichtung und Aufrichtung und durch das Wackeln und Schwanken entsteht immer wieder ein dynamisches, bewegliches Gleichgewicht. Auch die innere Haltung von Humor hilft beim Üben, das Finden des Gleichgewichts kann damit spielerischer werden.

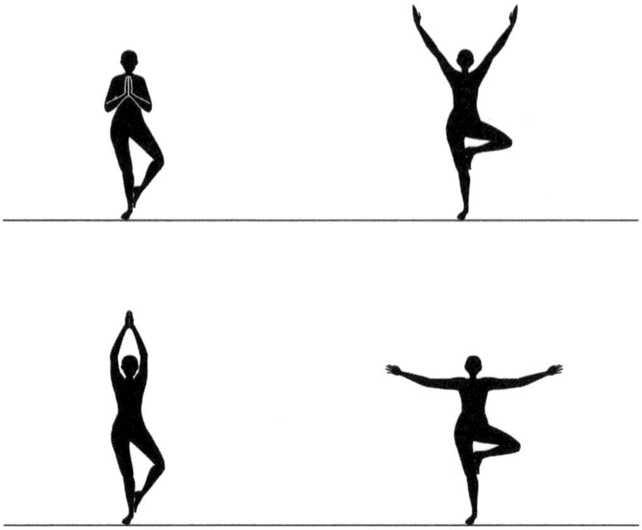

Abbildung 4.3 Die Baumübung

Die 8-Richtungen der Wirbelsäule – Beweglichkeit und Weite erfahren

Die Bewegungsabfolge »Die 8-Richtungen der Wirbelsäule« leite ich immer wieder in meinen Kursen, in Seminaren und auch im Einzelsetting an. Sie ermöglicht es, nach längerem Sitzen wieder in Bewegung zu kommen und die Wirbelsäule auf eine sanfte Art zu lockern und zu dehnen. Die Sequenz lässt sich langsam und erspürend üben und wird dann oft als beruhigend und zentrierend erfahren. Oder die Bewegungsabfolge kann dynamischer durchgeführt werden und wirkt dann belebend und aktivierend. Es kann mit einem fließenden Atem geübt werden oder das Ein- und Ausatmen wird mit der Bewegung koordiniert. Eine individuelle Rhythmisierung der Bewegung und des Zusammenspiels von Bewegung und Atem kann entstehen. Wenn das Heruntergehen in die Hocke nicht wohltuend ist, dann können auch nur Teile der Übung gemacht werden. So bietet diese Bewegungsabfolge viele Variations- und Wahlmöglichkeiten und eignet sich dadurch auch für das Erkunden im therapeutischen Setting und für ein traumasensitives Üben. Effekte sind eine Dehnung, Weitung und Entspannung des gesamten Körpers. Sie eignet sich auch sehr gut als Vorbereitung und in Verbindung mit der Mettameditation, die Freundlichkeit kultiviert (Trökes, 2017).

Die 4-Himmelsrichtungen – aus der inneren Mitte nach außen gehen

Diese Übung verdanke ich meiner Freundin und Kollegin Barbara Costaz, die in einer gemeinsamen Fortbildung diese Bewegungsabfolge angeleitet hat. Sofort war ich begeistert von den vielen Anwendungsmöglichkeiten dieser Übung für die psychotherapeutische Arbeit. Sich in der eigenen Mitte zentriert zu fühlen, schafft ein Gefühl von Sicherheit und Stabilität. Vielen Menschen, die mit Stress kämpfen oder unter Depressionen leiden, fällt es schwer, Raum einzunehmen und in der eigenen Mitte anzukommen. Auch für Menschen mit Traumafolgestörungen ist es hilfreich, sich als sicher im eigenen Raum zu empfinden und sich nach außen abgrenzen zu dürfen. Das Erleben

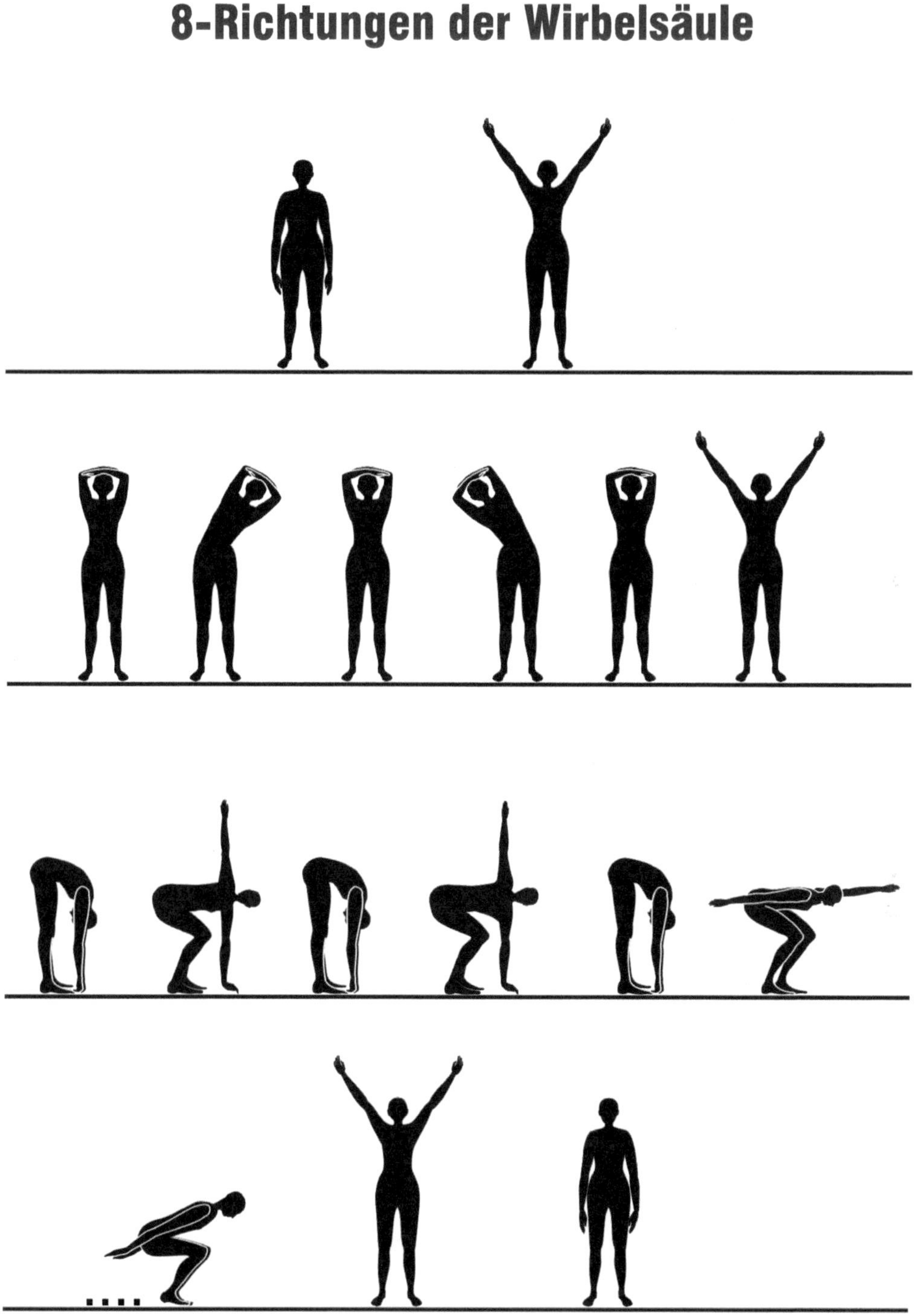

Abbildung 4.4 Die 8-Richtungen der Wirbelsäule

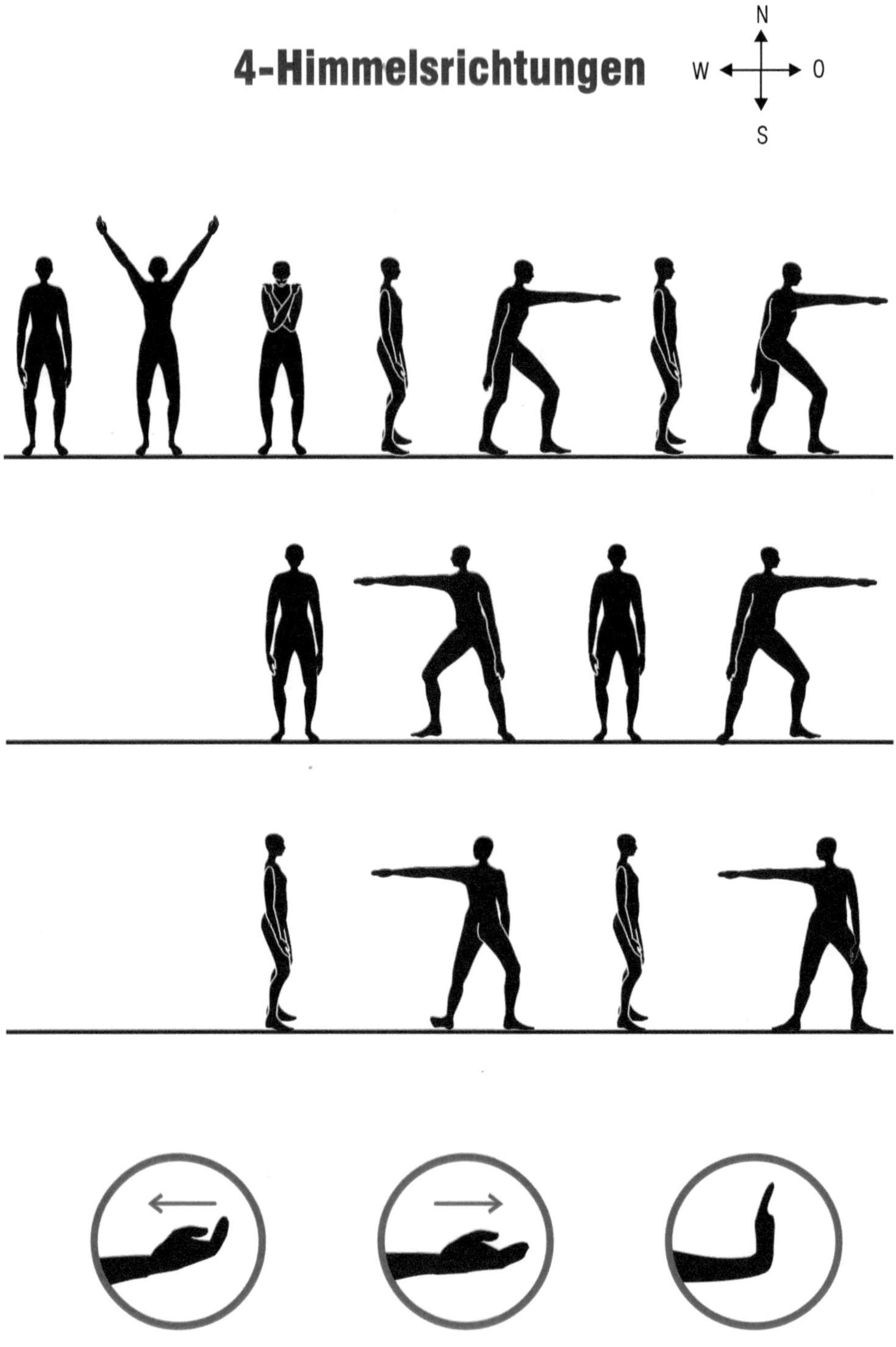

Abbildung 4.5 Die 4-Himmelsrichtungen

von Stress, Ängsten und Depression geht oft mit einem körperlichen, emotionalen und mentalen Gefühl von Enge und Begrenztheit einher. Im tibetischen Buddhismus gilt der Raum als 5. Element, diese Qualität wird in der Bewegung gestärkt. Die Übung der 4-Himmelsrichtungen ermöglicht es, den Raum wahrzunehmen, der den Körper umgibt, die Kinesphäre, und von der eigenen Mitte heraus sich in die verschiedenen Richtungen zu bewegen und immer wieder in der eigenen Mitte anzukommen. Die Bewegungssequenz ist einfach im Stehen durchzuführen und bietet Variations- und Erkundungsmöglichkeiten.

Übung

Die 4-Himmelsrichtungen

Ankommen in der eigenen Mitte: Die Füße stabil und gut verwurzelt im Kontakt mit dem Boden spüren. Die Arme über die Seiten nach oben sich heben lassen und beide Hände können sich über dem Kopf aneinanderlegen. Die ganze Körperlänge kann gespürt werden. Dann können die Hände langsam nach unten vor die Brust und/oder den Bauch gesenkt werden. Es kann ausprobiert werden, den Satz laut oder leise zu sprechen: »Ich komme in meiner Mitte an.«
Kontakt nach außen aufnehmen: Dann können die Arme neben dem Körper hängen. In dieser ersten Variante geht es darum, aus der Mitte in jede Richtung einen Schritt zu tun und einfach nur den jeweiligen Arm und die Hand auszustrecken. Zunächst einen Schritt mit dem rechten Fuß nach vorne und der rechte Arm und die rechte Hand werden ausgestreckt. Begleitend mit der Bewegung kann der Satz gesprochen werden: »Ich gehe in Kontakt.« Dann wieder zurück zur Mitte, in der Mitte ankommen. Dann mit dem linken Fuß nach vorne, dann mit rechts zur rechten Seite, mit dem linken Fuß nach links und immer den jeweiligen Arm mitnehmen, zwischendurch immer wieder in der Mitte ankommen. Zum Schluss mit dem rechten Bein und dann mit dem linken Bein nach hinten, der Oberkörper und der Arm gehen mit, wieder in die Mitte zurückkehren und nachspüren.
Etwas Wohltuendes, Angenehmes annehmen: Die gleiche Bewegungssequenz wird durchlaufen. Die Hand ist nach oben gerichtet und geöffnet. Die Hand kann geschlossen werden und das Heilsame, Unterstützende wird zur eigenen Mitte herangezogen. Vielleicht begleitet durch die Worte: »Ich nehme das Stärkende zu mir«.
Etwas Unterstützendes geben: Wieder wird die gleiche Bewegungsabfolge durchlaufen. Diesmal werden der Arm und die Hand jeweils ausgestreckt, um etwas Stärkendes, Wohlwollendes zu geben. Vielleicht begleitet durch den Satz: »Ich gebe etwas Stärkendes.«
Sich abgrenzen: Wieder kann die gesamte Bewegungsabfolge durchgeführt werden, nur die Handhaltung wird verändert. Die Hand wird abgewinkelt als Geste einer Grenze, eines »Neins«. Dies kann begleitet werden durch den Satz: »Ich grenze mich ab«, oder »ich sage stopp«.

Diese Bewegungssequenz kann individuell angepasst werden. Der Übende und die Anleiterin entwickeln dabei kreativ Varianten, die zu aktuellen Therapiethemen und -zielen passen. Das folgende Beispiel zeigt die stärkende Wirkung der Übung.

Beispiel

Ein Psychotherapeut, der die Arbeit mit Bewegung und Körperachtsamkeit für sich entdeckt, lernt in einem Seminar die Bewegungssequenz der 4-Himmelsrichtungen kennen. Er nimmt sich die Zeit, die Bewegungen für sich im Garten des Seminargeländes zu wiederholen. Ich sehe, wie er sich Zeit lässt, die Richtungen, den Raum um sich herum zu erkunden und wie er immer wieder in Ruhe in seiner Mitte ankommt. Beim Zuschauen erlebe ich ruhige Präsenz und ein klares, kraftvolles Raumeinnehmen. Später im Seminar sagt er: »Das ist ja eine stärkende Übung. Ich habe mich ganz klar gefühlt. Und so viel Raum um mich herum, ich habe genug Raum habe ich gespürt, da ist genug Raum in alle Richtungen. Ein Gefühl von Ruhe und kraftvoller Weite ist entstanden.«

Übung

Sonne und Mond – Weite und Selbstzuwendung im Wechsel

Die Übung Sonne und Mond lässt den Oberkörper und den Herzbereich weit werden und sich öffnen. Diese Übung eignet sich gut, um sich zu dehnen, zu weiten und sich fürsorglich und entspannt zu begegnen. Mit einem einströmenden Atem können die Arme sich im Stehen oder Sitzen heben und nach oben und in die Weite öffnen. Wie eine Sonne, die in die Weite strahlt. Der Kopf kann sich sanft heben, sodass der Blick in die Weite und nach oben gerichtet sein kann. Mit dem Ausatmen können die Arme sinken, entweder legen sich beide Hände auf den Herz- Brustbereich und verweilen dort einige Momente mit einem fließenden Atem. Oder die rechte Hand umfasst mit dem Ausatmen den linken Oberarm oder die linke Schulter, die linke Hand den rechten Oberarm oder die rechte Schulter, der Kopf kann auch etwas sinken, das Gesicht kann sich entspannen. Eine sanfte Selbstumarmung entsteht. Die Qualitäten von Öffnung, Weitung, Entspannung und Selbstunterstützung können im Körper gespürt und gestärkt werden.

Es ist möglich, koordiniert mit dem Ein- und Ausatmen zu üben oder mit einem fließenden Atem. Es besteht auch immer die Möglichkeit, in einer Haltung mit einem fließenden Atem zu verweilen und die Qualitäten in der Haltung zu erspüren. Das Sitzen muss nicht wie in der Abbildung auf dem Boden erfolgen, das ist nur eine Variante. Die Übung lässt sich auch ganz bequem am Schreibtisch oder auf einem Sessel durchführen, hilfreich ist, wenn die Sitzfläche Halt gibt und man nicht so einsinkt. Vielleicht legen Sie das Buch kurz zur Seite und gönnen sich die Qualitäten von Sonne und Mond.

Stärkende Kombination von Bewegung und Ruhe im Sitzen und Liegen. Oft ist es sehr stärkend und damit empfehlenswert, nach einer Bewegungseinheit eine ruhige Sitzmeditation anzuschließen oder im Liegen zu verweilen. Die Aufmerksamkeit ist durch die Bewegung schon mehr im Körper verankert, dann ist es einfacher, sie fokussierter beim Atem ruhen zu lassen. Das Zusammenspiel von meditativer Bewegung und meditativem Sitzen oder Liegen stärkt das Erleben einer Einheit von Körper und Geist, lässt den Rhythmus von Aktivität und Verweilen erfahren und wird oft als sehr wohltuend und regenerierend erlebt.

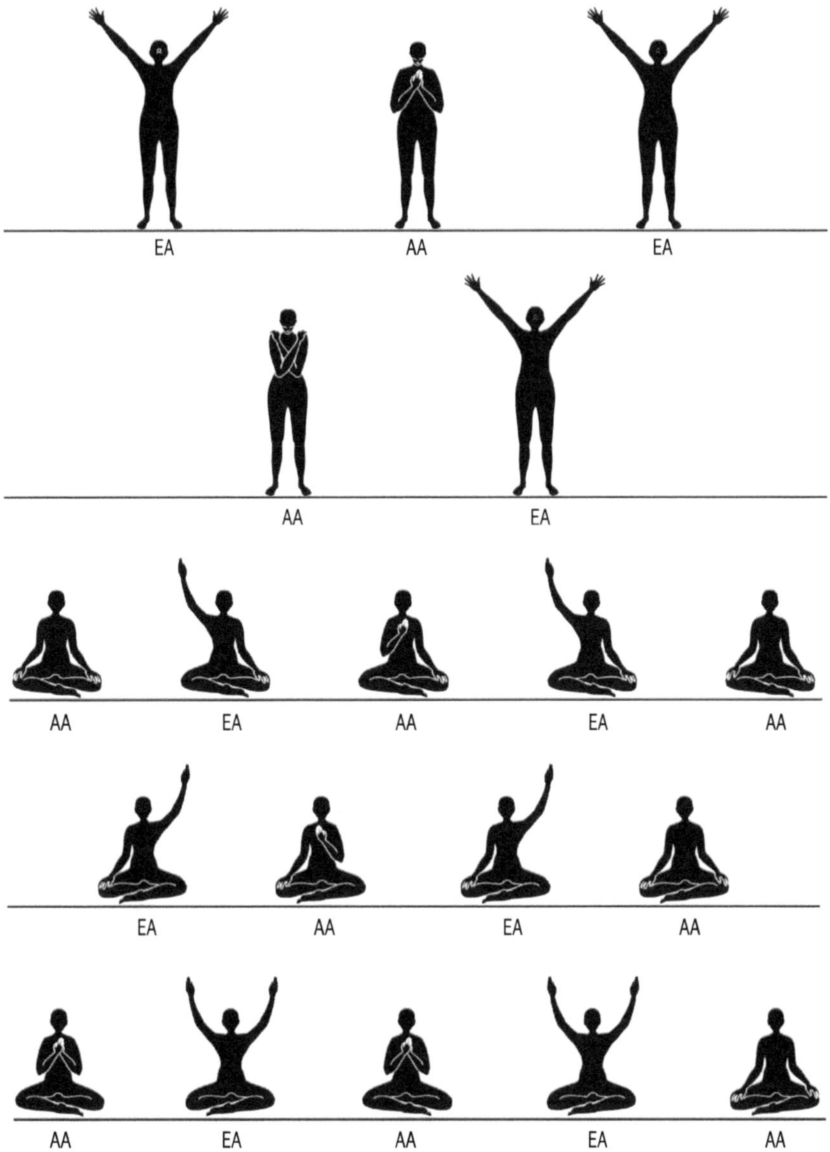

Abbildung 4.6 Die Bewegungssequenz Sonne und Mond

4.2.9 Kum Nye – tibetisches Heilyoga als Ruhe in Bewegung

Als ich vor vielen Jahren das tibetische Heilyoga, Kum Nye, kennenlernte, erlebte ich die langsam ausgeführten Übungen als eine zutiefst berührende Meditation in Bewegung. Deshalb habe ich mich auch in meinen MBSR- und MBCT-Kursen entschieden, einige Kum Nye Übungen anzubieten, weil sie die Möglichkeit eröffnen, die Haltungen und Erfahrungen von Achtsamkeit zu verkörpern und in Bewegung zu erfahren. Kum Nye bedeutet in der Übersetzung »Körpermassage« (Steurich, 2006, S. 9). Es ist ein im tibetischen Buddhismus verwurzeltes Heilsystem, das Bewegung, Mantren und Selbstmassage verbindet. Wie bei einer Massage sollen Erfahrungen angeregt und Wohlbefinden und Harmonie gefördert werden. Lama Tarthang Tulku brachte den Ansatz in den Westen (Tulku, 2004). Kum Nye lässt sich im modernen Sinne als psychosomatisches Vorgehen verstehen, das eine Einheit und ein Wechselspiel von geistigen und körperlichen Prozessen annimmt und dies für Selbstheilung und -entwicklung nutzt. Ich möchte hier nur auf einige Bewegungsübungen des Kum Nye eingehen und aufzeigen, wie Kum Nye die Verkörperung von Achtsamkeit, Wohlwollen und Offenheit erfahrbar werden lässt. Was ist das Besondere von Kum Nye? Zum einen sind die Bewegungen »technisch« gesehen sehr einfach und damit schnell zu erlernen und unabhängig von Vorerfahrungen erlebbar. Kum Nye ist recht unbekannt, das ermöglicht ein Üben ohne bestimmte Vorstellungen und das macht frei für das Erkunden der Bewegung.

Das Wechselspiel von Ruhe und Bewegung. Die Übungen entstehen immer aus der Ruhe heraus, aus einem meditativen Sitzen oder Stehen. Die Ruhe und das Nicht-Tun werden mit in die Bewegungen hineingenommen. Ein Zusammenspiel von Ruhe und Bewegung wird möglich. In der Ruhe werden die Bewegung des Atems und die innere Bewegung spürbar, in der Bewegung wird Ruhe erfahrbar. Das Erfahren eines Sowohl-als-auch, einer Gleichzeitigkeit von Ruhe, Gegenwärtigkeit und Bewegung wird angeregt. Durch das Entstehen der Bewegung aus der Ruhe wird die Qualität des Lassens, des Geschehenlassens kultiviert. Die Bewegung kann wie von selbst beginnen und sich entwickeln. Beim Üben lassen sich neue Möglichkeiten kennenlernen und erforschen, innere Haltungen wie Geduld, Vertrauen in den Prozess werden ganz konkret, körperlich erlebbar und verankert und damit erinnerbar und abrufbar. Die Übungen werden mit Langsamkeit, in einem Zeitlupentempo durchgeführt. Diese Entschleunigung macht es möglich, sich sehr differenziert und fein den unterschiedlichen Empfindungen im Körper zuzuwenden und die vielen kleinen Nuancen und Veränderungen im Körper zu erleben. Das verlangsamte Tempo lässt Körperempfindungen in jedem Moment erspüren und die Veränderungen von Moment zu Moment erfahren. Dieser Fluss der Körperempfindungen während der Bewegungen eröffnet einen Zugang zum Erleben des ständigen Wandels von Erfahrungen. Durch die Langsamkeit entsteht auch ein Raum, um uns der eigenen Reaktionen bewusst zu werden und uns nicht automatisch zu bewegen, sondern erspürend, erkundend, mit Neugier. Die Langsamkeit ist dabei nur ein didaktisches Mittel, um Achtsamkeit und Bewusstheit zu schulen, kein Dogma. Auch dienen die einzelnen Übungen nicht nur einem Körperteil oder einem bestimmten Ziel. Das wäre viel zu geradlinig und instrumentell gedacht. Durch das Üben von Kum Nye werden geistige Tendenzen und Gewohnheitsmuster erfahrbar und können erkannt werden. Zum Beispiel neigen wir in der Bewegung oft automatisch dazu, fertig werden zu wollen. Wenn das Ausklingen einer Bewegung angekündigt wird, ist plötzlich nur das Abschließen der Bewegung im Fokus. Doch im Kum Nye wird dem Nachklingen der Bewegung im Körper Raum gegeben, auch wenn die äußere Bewegung schon längst beendet ist. Die Grundannahmen und -gewohnheiten im Umgang mit Anfang und Ende werden erfahrbar, damit ein Zugang zu einem prozesshaften Erleben möglich. Diese Erfahrungen sind auch im Umgang mit Ängsten und Schmerzen hilfreich, weil sie den ständigen Wandel auch der unangenehmen Empfindungen spürbar machen. Wir lernen, uns in den Fluss der Erfahrung hinein zu entspannen. Doch Worte können diese Möglichkeiten nur unzulänglich abbilden, deshalb hier nun einige Bewegungsübungen aus dem Kum Nye. Die nachfolgende Übung des Schüttelns leite ich oft nach einem Austausch oder einer längeren Sitzphase an. Sie ist geeignet, um eine Bewegungssequenz zu beginnen oder auch als kurze Übung im Alltag. Bradford Keeney zeigt in seinem Buch *Shaking Medicine* (2007), wie das Schütteln in verschiedenen Bewegungstraditionen, z. B. in Afrika und in Japan zu Heilungszwecken vermittelt wird. Er sieht das Schütteln als bewegten, aktivierenden Gegenpol zur Entspannungsreaktion. Das Schütteln ermöglicht Erfahrungen des Loslassens in Bewegung. Beim Schütteln lässt sich mit Kontrolle und dem Aufgeben von Kontrolle experimentieren, der Körper kann von selbst schütteln, das Schütteln kann sich von den Händen oder Beinen durch den Körper fortsetzen. Anspannungen können losgelassen werden, der Körper lockert sich, Gedanken treten in den Hintergrund. Als Übungsvarianten kann stärker oder sanfter, nur bestimmte Körperteile können geschüttelt werden. Das Schütteln kann mehr aus dem Körper selbst entstehen oder willentlich und kontrolliert erprobt werden.

Übung

Das Schütteln – loslassen, abschütteln und lockern

Sie können eine bequeme Position im Stehen einnehmen, die Aufmerksamkeit sinken lassen vom Kopf durch den Oberkörper, das Becken, die Beine bis zu den Füßen. Die Fußsohlen im Kontakt mit dem Boden spüren und sich Zeit lassen, anzukommen im Stehen, die Fußsohlen, die Knie können weich und durchlässig sein. Spielerisch können Sie das Körpergewicht über den Füßen nach vorne, hinten und zur Seite verlagern und dann gleichmäßig auf beiden Fußsohlen ankommen und ruhen lassen. Und nun langsam aus der Ruhe heraus Verbindung zum Atem im Körper aufnehmen und die Atmung im Körper fühlen, vielleicht im Bauchbereich und im Brustkorb, an der Nase und die Atmung ein- und ausströmen lassen. Sich erlauben, die Atmung genauso sein zu lassen, wie sie kommt und auch wieder geht. Die Aufmerksamkeit nun bewusst zu den Händen und Armen lenken und aus der Ruhe heraus, können Hände und Arme langsam beginnen, sich zu schütteln. Es kann ein langsames, sanftes oder auch ein kräftigeres Schütteln entstehen. Dieses Schütteln sich ausbreiten lassen in das Becken, die Beine, den Oberkörper, bis zum Kopf, sodass der gesamte Körper sich schütteln kann. Neugierig sein, was durch das Schütteln im Körper geschieht und angeregt wird. Wie der Atem sich anfühlt beim Schütteln. Interessant ist es zu experimentieren, wie es sich anfühlt, den Körper aktiv zu schütteln. Und wie fühlt es sich an, wenn das Schütteln entsteht, wenn Sie es Ihrem Körper überlassen, sich zu schütteln? Das Schütteln geschehen lassen oder selbst schütteln, damit experimentieren. Immer wieder wählen können, möchte ich sanfter schütteln oder entsteht ein stärkeres Schütteln, was tut mir gut? Wenn Gedanken, Gefühle, Bewertungen auftauchen, dann sie Teil des Übens sein lassen. Die Aufmerksamkeit immer wieder wohlwollend zum Körper lenken und die Körperempfindungen spüren und wahrnehmen, so gut das möglich ist in diesem Moment. Wer möchte, kann mal kurz abheben und sanft auf dem Boden landen, dann schüttelt der Körper ganz von selbst nach dem Ankommen am Boden weiter. Wahrnehmen, welchen Körperbereichen tut ein Schütteln noch gut? Manchmal ist es auch wohltuend, sich vorzustellen, etwas wird abgeschüttelt und losgelassen durch die Schüttelbewegung. Lassen Sie sich Zeit, das Schütteln langsam ausklingen und ausschwingen zu lassen. Und neugierig sein, wenn die äußere Bewegung ausschwingt, wie sich der Körper jetzt anfühlt. Was spüren Sie im Körper? Dann können Sie sich hinsetzen, wenn Sie mögen und in einer aufrechten und entspannten Sitzhaltung noch einige Momente oder auch länger nachspüren und mit der Aufmerksamkeit beim Körper und dem Atem verweilen.

Oft berichten Übende, dass die Schüttelübung hilft, Verspannungen im Körper zu spüren und loszulassen. Das Schütteln führt zur Lockerung, fördert Präsenz und Wachheit und wirkt wie eine Bewegungsmedizin gegen Grübeln. Auch in stressigen, herausfordernden Phasen und Situationen hilft das Schütteln, Festgehaltenes loszulassen. Eine eingeengte Sichtweise kann durch das Schütteln wieder geöffnet werden und meistens entsteht eine Aufhellung der Stimmung.

Die Energiekugel – die Balance von Energie und Ruhe

Die Energiekugel ist eine Bewegungssequenz, die energetisierend und gleichzeitig beruhigend wirken kann. Sie ermöglicht, in der Ruhe und Zentrierung Energie zu spüren und im Fließen zu erleben. Die langsame, fließende Bewegung des Atems und der Arme und der Hände im Stehen machen es möglich, viele unterschiedliche Körperempfindungen anzuregen und erfahrbar zu machen: Schwere und Leichtigkeit, Anspannung, das Lösen von Anspannung, Weite, ein Strömen, Geschehenlassen. Als Übungsvarianten bieten sich ein Variieren des Bewegungstempos an, ein Experimentieren mit dem Entstehen-Lassen und der Kontrolle der Bewegung, auch die Höhe und Ausdehnung der Bewegung kann verändert werden. Die Übung kann im Sitzen oder Stehen, sogar im Liegen durchgeführt werden. Am besten probieren Sie die Übung selbst aus und sind neugierig auf die Erfahrungen, die sie bei Ihnen ermöglicht.

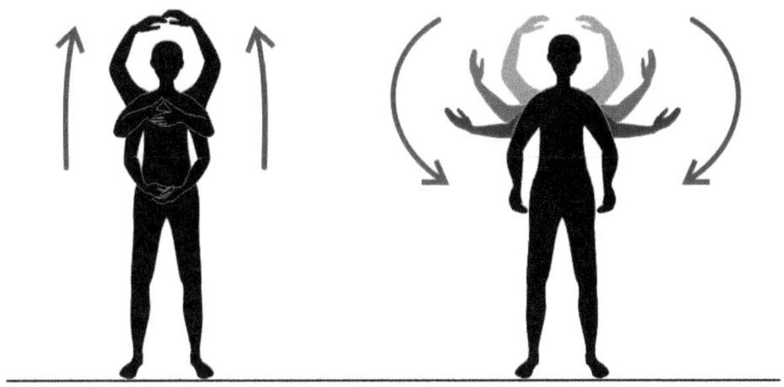

Abbildung 4.7 Die Energiekugel

Übung

Die Energiekugel

Sie können eine bequeme Position im Stehen einnehmen, die Aufmerksamkeit sinken lassen vom Kopf durch den Oberkörper, das Becken, die Beine bis zu den Füßen. Die Fußsohlen im Kontakt mit dem Boden spüren und sich Zeit lassen, anzukommen im Stehen. Die Fußsohlen, die Knie können weich und durchlässig sein. Spielerisch können Sie das Körpergewicht über den Füßen nach vorne, hinten und zur Seite verlagern und dann gleichmäßig auf beiden Fußsohlen ankommen und ruhen lassen. Und nun langsam aus der Ruhe heraus Verbindung zum Atem im Körper aufnehmen und die Atmung im Körper fühlen, vielleicht im Bauchbereich und im Brustkorb, an der Nase und die Atmung ein- und ausströmen lassen. Sich erlauben, die Atmung genauso sein zu lassen, wie sie kommt und auch wieder geht. Sich einige Atemzüge im stillen Stehen gönnen. Aus dieser Ruhe heraus die Aufmerksamkeit zu den Händen und Armen lenken. Und beginnen, die Hände behutsam vor dem Körper zusammenzuführen, bis sich die eine Hand ein wenig über der andere legt, ohne dass sich die Hände berühren. Die Handflächen zeigen nach oben. Langsam, fließend bewegen sich die Hände vor dem Körper nach oben. Die Atmung fließen lassen und die Bewegung fließen lassen, beide Arme und Hände sich soweit heben lassen, wie es angenehm ist, vielleicht bis über den Kopf. Die Bewegung fließt weiter, die Arme öffnen sich und sinken in einem weiten Bogen langsam nach außen und unten. Eine fließende, runde Bewegung entstehen lassen, ohne Anfang und Ende. Wenn die Arme wieder unten neben dem Körper sind, die Bewegung weiter fließen lassen. Die Hände bewegen sich wieder vor dem Körper aufeinander zu, bis sich die eine Hand ein wenig über der anderen befindet, ohne sich zu berühren. Die Handflächen zeigen nach oben. Dann bewegen sich die Hände langsam vor dem Körper nach oben. Atem und Bewegung weiter fließen lassen. Es entsteht ein durchgehender langsamer Bewegungsfluss, eine runde, kreisförmige Bewegung. Neugierig sein, welche Körperempfindungen angeregt werden und sich zeigen. Alles darf da sein. Sich auch Verspannungen, Empfindungen von Enge oder Schwere und auch Empfindungen von Leichtigkeit und Weite freundlich zuwenden und im Körper spüren. Die Atmung und die Bewegung fließen lassen. Auch die Füße am Boden wahrnehmen und die Beine und den Oberkörper, sich allen Körperempfindungen zuwenden, sie da sein lassen, während sich die Bewegung entfaltet. Und nun die Bewegung langsam ausklingen lassen, sich erlauben, bis zum Ende der Bewegung und darüber hinaus mit der Aufmerksamkeit im Körper zu verweilen. Sie können im Körper nachspüren, auch wenn die äußere Bewegung verklingt. Und dann, wenn es passt, einige Minuten in einer aufrechten, stabilen und entspannten Sitzhaltung nachspüren und beim Atem und im Körper verweilen.

Diese Übung regt die Öffnung des Brustkorbs an und kann Spannungen in den Schultern, Armen und Händen lösen (Steurich, 2006). Das Heben der Arme wird oft als Sammlung und Bündelung von Energie empfunden, das Sinken-Lassen der Arme als entspannend. Die Energiekugel ermöglicht den Zugang zum Fluss der Körperempfindungen. Das Fließen des Atems und der Bewegung wird als harmonisierend und interessanterweise gleichzeitig als beruhigend und energetisierend empfunden. Damit ist sie ein guter Zugang zu den heilsamen Qualitäten von Achtsamkeit, in denen sich anregende und beruhigende Faktoren ergänzen und ausbalancieren. Oft erleben Übende auch einen Zugang zu der Qualität von Loslassen, ein Sein in Bewegung. Hilfreich kann die Übung sein, wenn Enge gespürt wird und Erstarrung. Die Energiekugel lädt ein, sich auf den Fluss der Erfahrung einzulassen und mit Kontrolle und Vertrauen zu experimentieren.

Beispiel

Eine Frau, die unter chronischen Schmerzerfahrungen leidet, meint: »Ich habe Bewegung und Yoga meist mit Schmerzen assoziiert und deshalb damit aufgehört. In der Bewegung der Energiekugel fühle ich mich plötzlich schmerzfrei und leicht. Eine beglückende Erfahrung.«

Durch achtsame Bewegung können wohltuende und stärkende Zustände erlebt werden, sie werden durch die Wiederholung gespeichert und erinnert und bereichern das Körper- und Selbstbild. Das Kultivieren von Körperachtsamkeit kann so einen wirksamen Platz in der Psychotherapie finden.

4.3 Körperachtsamkeit in der Psychotherapie

Übungen der Körperachtsamkeit in Ruhe und Bewegung bereichern die psychotherapeutische Arbeit. Die folgenden Ideen sind sowohl für das Einzelsetting als auch für Gruppenangebote anwendbar. Zunächst ist es wichtig, die Ziele der Klienten zu berücksichtigen und gemeinsam zu reflektieren, inwieweit körperbezogene Interventionen zielfördernd sein können. Dies stärkt die Neugier, die Akzeptanz und die Motivation der Klienten, die Übungen auszuprobieren. Bei der Erhebung der Anamnese und Lebensgeschichte kommt manchmal der Körper zu kurz. Ein möglicher Einstieg kann die Erhebung der Körperbiografie sein.

Fragen zur Körperbiografie:

- Wie wurde mit dem Körper und körperbezogenen Themen in der Herkunftsfamilie umgegangen?
- Wie wurden der Körper und auch Bewegungserfahrungen in den verschiedenen Lebensphasen erfahren, z. B. Kindergarten, Schule, Studium, wie wurden die Veränderungen in der Pubertät erlebt usw.?
- Wie haben Belastungen, Abwertungen und Erkrankungen den Umgang mit dem eigenen Körper mitbestimmt?
- Gibt es Entfremdung vom eigenen Körper (Kontrollverlust, Negierung, Dissoziation)?
- Welche Ressourcen, schönen Erfahrungen gab und gibt es im Erleben der eigenen Körperlichkeit?
- Wie wird der Körper aktuell erlebt? Wie wird die Beziehung zum eigenen Körper erlebt und beschrieben?
- Was drückt der Körper aktuell aus, bezogen auf die Probleme und Symptome?
- Was sollte und kann sich im Umgang mit dem Körper verändern?
- Was tun Sie aktuell für Ihren Körper? Was tut Ihrem Körper gut? Diese und weiterführende Fragen können sowohl im Einzel- als auch im Gruppensetting sehr sinnvoll sein.

Sichere Orte im Körper und sichere Körperhaltungen. Sich im eigenen Körper sicher und wohl fühlen zu können, ist für Menschen mit Ängsten, Depressionen, chronischen Schmerzerfahrungen und Traumatisierungen ein wichtiger Schritt. Wie schon im Praxisteil dieses Kapitels deutlich wurde, gibt es viele Körperübungen, die diesen Zugang stärken. Das nachfolgende Beispiel zeigt, wie das Erkunden von sicheren Körperhaltungen zu einer wichtigen Ressource für Selbstwahrnehmung und -beruhigung werden kann.

Beispiel

Der 35-jährige Herr K. hat sich in seiner Kindheit und Jugend als körperlich sehr schwächlich erlebt. Er hat auch mehrfach gewalttätige Auseinandersetzungen mit Gleichaltrigen erfahren, in denen er verletzt wurde. In seiner Psychotherapie geht es um mehr Selbstwahrnehmung und Selbstfürsorge. Herr K. findet für sich heraus, wie er eine Sitzhaltung einnehmen kann, in der er sich sicherer und ruhiger fühlt. Dabei erlebt er die Wahrnehmung des Bodenkontaktes und den Halt durch die Sitzfläche als tragend und beruhigend. Er erkundet auch im Stehen eine Haltung, die er aus dem Qi Gong kennt und die ihm Sicherheit und Erdung vermittelt. Hierbei erlebt er eine Standfestigkeit und eine ruhige Körpermitte. Er kann diese Haltungen bewusst im Alltag üben, in der U-Bahn, wenn er am Schreibtisch sitzt oder wenn er an einer Haltestelle wartet.

Bewegung im psychotherapeutischen Kontext

Einige Psychotherapeuten fühlen sich vielleicht eher unsicher, Bewegung und Körperübungen in eine psychotherapeutische Sitzung einzubauen. Ausgangspunkt sind auch hier die eigenen Bewegungserfahrungen. Mit welchen Bewegungs- und Sportarten fühlen Sie sich selbst wohl und vertraut? Psychotherapie ist mit viel Sitzen verbunden. Es könnte eine Anregung sein, die in diesem Kapitel beschriebenen Übungen zwischen oder nach den Sitzungen zu machen, vielleicht zu Beginn der Mittagspause. Dafür bieten sich die Übungen »8-Richtungen der Wirbelsäule« und auch die Kum Nye-Übungen an. Die »Schüttelübung« und die »Energiekugel« können sehr entspannend und wohltuend zur Selbstregeneration dienen. Wenn wir als Therapeutinnen den oft belastenden Geschichten der Klienten zuhören, dann erzeugt das auch Resonanzen im eigenen Körper. Dies mehr zu beachten und für Regeneration zu sorgen, ist hilfreich für den therapeutischen Prozess und für das eigene Wohlergehen. Um Bewegungen in die Psychotherapie einzubeziehen, benötigt es zunächst psychoedukative Erklärungen für die Klienten, damit sie verstehen können, warum es ein Gewinn sein kann, Körperachtsamkeit in die Therapie zu integrieren. Dann braucht es das Einverständnis des Klienten und das Angebot, mit Bewegung zu experimentieren. Die Selbsterfahrung mit Körperübungen ist eine gute Basis für die Therapeutin, um sich sicherer in der Anleitung von einfachen Bewegungsübungen zu fühlen und die Wirkungen einschätzen zu können. Ich biete die Übungen dieses Kapitels den jungen Psychologinnen in der verhaltenstherapeutischen Selbsterfahrung an und viele empfinden das als stärkend und auch ermutigend für das eigene therapeutische Handeln. Wichtig ist mir immer, dem Gegenüber die Entscheidungshoheit zu lassen. Ich arbeite auch nicht mit direktem Körperkontakt und achte sehr darauf, dass es genug Raum gibt und die Übenden ihre Position im Raum selbst bestimmen können.

Es besteht auch die Möglichkeit, den Klienten bestimmte Bewegungsangebote und -erfahrungen außerhalb der Therapie zu empfehlen. Je nachdem, was gestärkt oder erkundet werden soll, bietet sich vielleicht das Erlernen eines Kampfsportes, Tanzen, Laufen oder Yoga an. Das nachfolgende Beispiel zeigt, wie sich Yogaeinzelstunden und Psychotherapie gut ergänzen können.

Beispiel

Frau L. war einige Wochen wegen einer Colitis Ulcerosa und depressiver Verstimmung krankgeschrieben und hat Sorge, dass in ihrem herausfordernden Berufsalltag die Symptomatik schnell wieder aufbricht. Sie kommt zur Einzeltherapie und nimmt parallel auch an einem MBCT-Kurs teil. Frau L. hat schon länger Zugang zu Yoga und nimmt einige Einzelstunden bei einem Yogalehrer, der sich sehr gut mit der therapeutischen Anwendung von Yoga auskennt. Dieses Zusammenspiel von körperorientiertem Vorgehen und psychotherapeutischen Methoden erweist sich als sinnvoll. Frau L. zeigt mir anhand von kleinen Zeichnungen, wie ihre Yogapraxis aussieht. Es wird durch die Arbeit mit der eigenen Biografie deutlich, wie verpflichtet sich Frau L. oft fühlt und wie sie schnell unter Druck gerät, die Aufgaben zur vollsten Zufriedenheit anderer Personen zu machen und auch den eigenen hohen Ansprüchen gerecht zu werden. Für das Üben von Yoga und auch die Meditationsübungen im MBCT-Kurs ermutige ich, innere Haltungen von Leichtigkeit, Witz und Spaß zu erproben. Frau L. sagt: »Sie haben angeregt, vielleicht auch mal etwas »Quatsch zu machen«. Dieser Satz hat mich begleitet. Ich habe mir meine Yogaübungen auch mal leichter und spielerischer gemacht, habe mal tänzerischer nach Musik geübt. Ich höre mehr auf meinen Körper und meine Bedürfnisse.«

Das Einbeziehen von Körperwahrnehmungs- und Bewegungsübungen ermöglicht es, an Ressourcen anzuknüpfen und positive, stärkende Erfahrungen spürbar, fühlbar und damit auch erinnerbar und wiederholbar zu machen. Hier finden Sie einige Anregungen für das therapeutische Setting.

Spielerische Impulse für die Psychotherapie:

- Setzen Sie sich bewusster hin, spüren Sie als Psychotherapeutin, wie Sie sitzen. Vielleicht ist die 7-Punkte-Meditation hilfreich, um präsent und entspannt zu sein im Sitzen.
- Welche Bewegungsimpulse entstehen für Sie und auch für Klienten nach einer anstrengenden Therapiesitzung?
- die 7-Punkte-Meditation mit Klienten anleiten
- In den therapeutischen Sitzungen und in den Pausen auch für sich einfache Bewegungen ausprobieren und erkunden, was sich dadurch verändert.
- Wenn Sie mit einer Gruppe arbeiten, bieten Sie einen kurzen Body Scan im Stehen an, im Anschluss kann jeder Bewegungen machen, die wohltuend sind, die der Körper braucht, man darf gerne Bewegungen von anderen aufgreifen.
- Bei Dissoziationen des Klienten, Gehen im Raum anbieten, Bewegungen und Schütteln zur Wahl stellen.
- Welche heilsamen Qualitäten und Ressourcen des Klienten lassen sich durch Aufmerksamkeitslenkung und Bewegung stärken und verkörpern?

- Wenn Klienten eine Bewegungspraxis oder einen Zugang zu Bewegung, Sport, Tanz haben, sich davon berichten lassen und als Ressource in die Psychotherapie einbeziehen.
- Die Klienten kleine, einfache Gesten und Bewegungen finden lassen, z. B. für Neinsagen und Abgrenzen, für Freude, für Leichtigkeit.

4.4 Das Kapitel in einer Nussschale

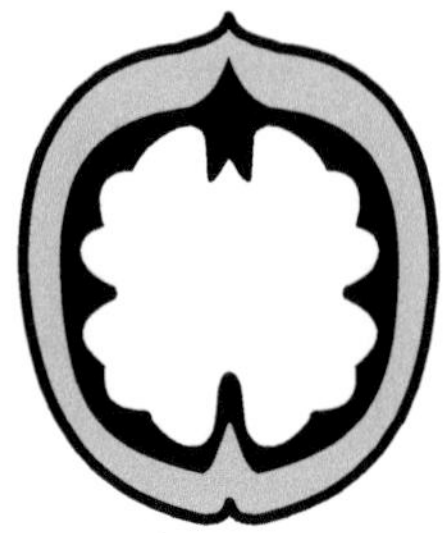

- Psychische Erkrankungen gehen oft mit einer Entfremdung des Körpers einher. Dies zeigt sich z. B. in einer fehlenden Wahrnehmung des Körpers, einer Ablehnung des Körpers, durch eine Tendenz zur Optimierung und Ignoranz körperlicher Bedürfnisse.
- Körperachtsamkeit meint, den Körper bewusst wahrzunehmen und sich mit dem Körper, seinen Signalen und Bedürfnissen vertraut zu machen. Körperachtsamkeit bildet die Basis für Emotionswahrnehmung und -regulation, Selbstfürsorge und für den Umgang mit Gedanken. Die bewusste Wahrnehmung des Körpers fördert die Einfühlung in sich und andere Menschen.
- Körperachtsamkeit geht weit über Entspannung hinaus. Die wache, entspannte, wohlwollende Wahrnehmung des Körpers ist in der Gegenwart verankert und ermöglicht es, auch mit körperlichen Herausforderungen wie Schmerzen oder Krankheiten, aber auch emotionalen Herausforderungen und Gedanken besser umgehen zu können.
- Körperachtsamkeit lässt sich durch verschiedene Methoden schulen: Der Body Scan im Liegen ist eine gute Möglichkeit, den Körper freundlich zu erforschen und die erste Meditation, die im MBSR und MBCT gelernt wird. Der Atem ist ein Anker für Gegenwärtigkeit, der Geist lässt sich beruhigen, wenn der Übende sich immer wieder beim Atem im Körper fokussiert. Wenn der Atem sich nicht sicher genug anfühlt, ist auch ein visueller oder auditiver Anker hilfreich. Diese äußeren Sinnesanker sind besonders sinnvoll, um sich bei Traumatisierungen wieder in der Gegenwart zu orientieren. Die Haltung der Sitzmeditation vermittelt Erdung, würdevolles Aufgerichtetsein und Entspanntheit, gute Voraussetzungen für die Meditation. Die 7-Punkte-Meditation ist eine beruhigende, kürzere Form des Body Scans im Sitzen, kann aber auch im Stehen oder Liegen durchgeführt werden. Die Gehmeditation bietet sich auch als Übung für den Alltag an, um Wegstrecken bewusster zu gehen. Sie ist besonders bei Unruhe geeignet und kann eine positivere Grundstimmung fördern, wenn wir aufrechter und beschwingter gehen. Durch Yogaübungen lassen sich Qualitäten von Ruhe, Zentriertheit, Weite, Leichtigkeit und Kraft in Bewegung erfahren und stärken.
- Traumasensitives Yoga bietet verschiedene Übungsvarianten an und fördert Selbstbestimmung und Wahlmöglichkeiten für den Übenden.

- Das tibetische Heilyoga, Kum Nye, lässt Bewegungen aus der Ruhe entstehen und wieder in die Stille münden. Durch die langsame Durchführung kann der sich ständig wandelnde Fluss der Körperempfindungen wahrgenommen werden. Eine Meditation in Bewegung entsteht.
- Das Einbeziehen von Körperachtsamkeit in die Psychotherapie kann sowohl im Einzel- als auch im Gruppensetting stabilisierend und stärkend wirken. Das Interesse an der Körper- und Bewegungsbiografie der Klienten schafft dafür eine gute Basis. Hilfreich und stabilisierend wirkt sich das Erkunden und Einnehmen einer sicheren und kraftvollen Haltung im Sitzen oder Stehen aus. Einfache Bewegungssequenzen bereichern das psychotherapeutische Arbeiten. Durch Bewegung können Ressourcen gestärkt und verankert werden, es kann Abstand von belastenden Erfahrungen gewonnen werden und das Sprechen in der Psychotherapie kann dadurch zentrierter und klarer werden.
- Erlauben Sie sich spielerisch - vielleicht erstmal durch die eigene Selbsterfahrung - die Wirkung und Kraft von Bewegung auszuloten und lassen Sie Bewegung Einzug halten in Ihren Therapieraum.

5 MBCT hilft, Heilsames zu fördern und Herausforderungen zu meistern

»Jeder weiß, Lotosblüten benötigen Schlamm, um zu wachsen. Der Schlamm riecht nicht gut, doch die Lotosblüte duftet wunderbar. Gibt es keinen Schlamm, kann sich die Lotosblüte nicht manifestieren. Lotos wächst nicht auf Marmor. Ohne Schlamm gibt es keinen Lotos.«
(Thich Nhat Hanh, 2016, S.13)

Angenehmes und Unangenehmes, Schönes und Hässliches sind untrennbar miteinander verwoben. Im MBCT-Kurs wird in der zweiten Übungswoche täglich das Angenehme beobachtet und dokumentiert und in der darauffolgenden Woche das Unangenehme. Unsere Reaktivität auf Erfahrungen, unabhängig davon, ob sie angenehm oder unangenehm sind, bestimmt, wie wir uns in Beziehung setzen zu uns und der Welt. Unsere Denk- und Fühlmuster bestimmen, wie wir uns verhalten. Das Angenehme zu ersehnen und festhalten zu wollen und das Unangenehme abzulehnen und zu bekämpfen ist menschlich, aber oft und besonders bei Ängsten und Depressionserfahrungen leidverstärkend. Ziel des MBCT-Trainings ist es, sich der eigenen Reaktivität bewusster zu werden. Durch die Meditationspraxis wird das Wahrnehmen und Zulassen von Erfahrung geübt. Aus buddhistischer Perspektive wird zwischen heilsamen und unheilsamen Geisteszuständen unterschieden (Kolk, 2016). MBCT hilft Geisteszustände klarer zu erkennen und zu differenzieren, ob ein Zustand weiter in die Depression oder Angst hineinführt oder sich wohltuend und stärkend auswirkt. Durch die Teilnahme an einem MBCT-Training werden Ressourcen, Kompetenzen und selbstwirksames Handeln gefördert. Dies erhöht die Resilienz, die Widerstandkraft im Umgang mit Herausforderungen. Die Angst vor Herausforderungen nimmt ab, sie werden vielmehr als wichtige Entwicklungsschritte auf dem Übungs- und Lebensweg begriffen. Deshalb gehören das Fördern des Heilsamen und Stärkenden und ein bewusster Umgang mit Herausforderungen untrennbar zusammen. Aus dem herausfordernden Schlamm können Lotosblumen entstehen. Wir werden in diesem Kapitel sehen, welche inneren Haltungen und Meditationen helfen, das Heilsame und Wohltuende zu kultivieren und wie dies unterstützt, geschickt mit Herausforderungen umzugehen und an ihnen zu wachsen.

5.1 Heilsame Zustände kultivieren

Im depressiven Erleben verlieren Menschen Lebensfreude, Antrieb und Energie. Schwere und Belastung werden körperlich als einengend und niederdrückend erlebt. Selbstkritik und Selbstabwertung fordern Kraft und entmutigen. Ängste lassen die Erfahrung durch eine sorgenvolle Brille sehen, der Blick in die Zukunft erscheint unsicher und bedrohlich. Gedankenspiralen führen bei depressivem und ängstlichem Erleben in eine innere Unruhe- und Rastlosigkeit. Durch ein meditatives Training lassen sich innere Haltungen kultivieren, die sich einerseits beruhigend und andererseits energetisierend und aktivierend auswirken. Die Qualitäten von Seinlassen, Geduld und Vertrauen sind beruhigende Aspekte und Freude, Freundlichkeit und Neugier bringen Vitalität und Energie.

Sein lassen. In einem MBCT-Kurs werden die Teilnehmenden ermutigt, sich der Erfahrung zuzuwenden und sie da sein zu lassen. Dies verlangt, aus dem Verändern und Bekämpfen auszusteigen und sich mehr auf das einzulassen, was sich gerade in der Erfahrung zeigt. Die Qualität des Seinlassens kann sich auf Angenehmes und Unangenehmes beziehen. Manchmal fällt es auch schwer, das Angenehme da sein zu lassen, wie das nächste Beispiel illustriert.

Beispiel

Frau K. litt unter Depressionen, Ängsten und chronischen Schmerzen. Sie erlebte während der Meditationen und auch im Kurs Positives. Sie fühlte sich verstanden, kam zur Ruhe und erlebte Phasen des Übens ohne Schmerzen. Doch sie sagte mehrfach im Kurs: »Jetzt ist es angenehm, aber das geht gleich bestimmt wieder weg«, »Jetzt ist es schön, aber das wird nicht lange anhalten«, »Ich habe Angst, dass das Schöne sofort wieder weggeht«. Positives Erleben brachte sie wenig mit sich in Verbindung, negative Erfahrungen waren allerdings ihre Schuld. Für Frau K. war es eine Herausforderung, mit dem Angenehmen zu sein, es da sein zu lassen, zu spüren und sich daran zu erfreuen.

Sich unangenehmen Erfahrungen zuwenden zu können, ohne sofort zu kämpfen oder zu vermeiden, ist ein zentraler Punkt im MBCT-Programm. Eine Erfahrung da sein lassen zu können, erfordert dieses akzeptierende Zulassen. Akzeptanz meint dabei nicht Resignation, sondern geht mit einer beherzten, mutigen Gelassenheit und einem Interesse für das Erleben einher. Oft wird auch die Qualität des Loslassens benannt, doch etwas loszulassen macht nur dann Sinn, wenn es zuvor da sein und gespürt werden durfte. Der Sein-Modus wird von Teasdale et al. (2015) als geistiger Modus beschrieben, der es ermöglicht, in Kontakt zu treten mit der Erfahrung, sie zuzulassen und sie mit Interesse und Respekt zu erforschen. Die Qualität des Seinlassens wirkt sich eher beruhigend aus, in Verbindung mit erforschender Neugier entsteht eine Balance von entspannter Wachheit.

Neugier. Die Erfahrung, da sein lassen zu können, schafft die Voraussetzung für ein neugieriges Erforschen und ein Interesse für die Erfahrung, so wie sie sich zeigt. Ein neugieriger Geist ist ein offener Geist, der nicht davon ausgeht, alles zu wissen oder schon zu kennen, sondern erlaubt, der Erfahrung mit Frische zu begegnen. Hierzu passt auch der Begriff des Anfängergeistes. Mit dem Geist des Anfängers ist eine mentale Haltung gemeint, der es gelingt, Vorannahmen und Wissen beiseite zu lassen und sich immer wieder neu für die gegenwärtige Erfahrung zu interessieren. Neugier ist eine gute Basis für das spürende Erkennen: Was nehme ich gerade wahr? Wie setze ich mich dazu in Beziehung? Das Erkunden erfordert ein Dranbleiben und Geduld.

Geduld. Sich einzulassen auf die Erfahrung und sie neugierig zu erforschen, braucht ein geduldiges Dranbleiben. Geduld übt darin, dem Geschehen seinen Lauf lassen zu können und nicht sofort reaktiv eingreifen zu müssen. In der Qualität der Geduld steckt die Weisheit, dass Prozesse Zeit brauchen, um sich zu entwickeln. Für das Üben im MBCT-Kurs bedeutet Geduld, sich nicht unter Druck zu setzen und schnelle Wirkungen zu erwarten, sondern wohlwollend mit sich umzugehen und sich für die Entwicklung Zeit nehmen zu dürfen.

Freundlichkeit. Selbstkritik, Selbstabwertung und Strenge mit sich sind Teil des depressiven Erlebens. Die Haltung der Freundlichkeit ist für viele Übende eine schöne Entdeckung und gleichzeitig eine Herausforderung. Wohlwollend damit zu sein, dass Gedanken da sind, dass Gefühle sich melden, dass die Aufmerksamkeit beim Meditieren wandert, hilft, sich der Erfahrung so zuzuwenden wie sie gerade ist. Eine innere akzeptierende und freundliche Haltung sagt »ja« zum Erleben. Sich mit sich selbst anzufreunden und sich selbst innerlich zu unterstützen, stärkt und schützt vor äußeren und inneren Entwertungen. Wir benötigen die Freundlichkeit zu uns in allen Lebenssituationen, aber besonders dann, wenn es herausfordernd und schwierig wird. Wir werden sehen, wie die Mettameditation dazu beitragen kann, diese wohlwollende Selbstunterstützung und Selbstannahme zu trainieren und damit zu stärken.

Freude. Das Angenehme wahrnehmen zu können und sich darüber zu freuen, wenn etwas schön ist oder gelingt, ist ein wichtiges Lebenselixier. Damit geht auch die Erlaubnis einher, Freude und Wohlgefühl erleben zu dürfen. Eine Kursteilnehmerin fasst es in treffende Worte.

Beispiel

»Ich kann mich an kleinen Veränderungen freuen. Zum Beispiel beim Body Scan hätte ich nie gedacht, wie viel ich jetzt spüren kann, darüber freue ich mich. Ich freue mich auch, wenn ich die Gehmeditation draußen mache und Vögel höre oder das Gras unter den Füßen spüre. Ich fühle mich wieder lebendiger.«

Freude ist ein Zeichen von Lebendigkeit, Wertschätzung, Verbundenheit und Resonanz mit dem Leben. Freudvolle Erfahrungen wahrzunehmen, ist oft auch mit einer anderen heilsamen Qualität verbunden, mit Dankbarkeit.

Vertrauen. Alte Muster von Vermeidung und Ablehnung schwächen unser Vertrauen in uns. Wenn wir gelingende und auch freudvolle Erfahrungen erleben, wenn wir Schwieriges meistern, stärkt das unser Vertrauen in uns und unsere inneren Kräfte. Auch wenn es möglich ist, sich mit Geduld, Freundlichkeit und Neugier der gegenwärtigen Erfahrung zuzuwenden und sie da sein lassen zu können, wächst Vertrauen. Herausforderndem zu begegnen und um Methoden im Umgang mit Schwierigem zu wissen, schwächt die Angst und stärkt das Zutrauen in die eigene Kompetenz. Unterscheiden zu können, was nährt und was Kraft raubt, fördert Selbstvertrauen. Und ein Vertrauen in den Prozess des Übens, des Kurses, des Lebens entsteht. Inneres Vertrauen fördert Ruhe und vermittelt ein Zutrauen zu den eigenen inneren Stärken und auch Handlungsmöglichkeiten. Wie lassen sich die heilsamen Qualitäten nun kultivieren? Zunächst brauchen die wohltuenden Kräfte Aufmerksamkeit. Sie müssen erkannt und gespürt werden, wenn sie auftauchen. Bei allen heilsamen Haltungen ist es wichtig, sie direkt zu erfahren. Das ist in der Meditation möglich und natürlich auch im Leben. In der Meditation und mit achtsamer Wahrnehmung im Alltag haben wir die Zeit und die Bewusstheit, das Heilsame zu erleben und es auch als stärkend zu erkennen. Wichtig dabei ist die Verkörperung der Qualitäten. Wie fühlt es sich an, wenn ich vertraue? Wo spüre ich Freude im Körper? Woran bemerke ich, dass ich wohlwollend mit mir bin? Wie fühlt sich Freundlichkeit mit mir selbst im Körper an? Das Verkörpern der heilsamen Qualitäten fördert ihre Wirkung und ermöglicht es, das Heilsame besser zu erinnern und schneller einen Zugang zu gewinnen. Die heilsamen Qualitäten benötigen Aufmerksamkeit, Verkörperung und Raum, um sich zu entfalten. Es kann auch hilfreich sein, jeden Tag ganz bewusst nach dem Heilsamen Ausschau zu halten und es auch schriftlich zu dokumentieren.

5.2 Die Mettameditation – Freundschaft mit sich selbst schließen

Eine Legende erzählt, dass der Buddha die Mettameditation seine Schüler und Schülerinnen gelehrt habe, damit sie besser mit angstauslösenden Erfahrungen umgehen konnten (Mannschatz & Baur, 2015). Das Wort Metta meint Herzenswärme, Freundschaft und liebende Güte. Die Mettameditation, auch Herzmeditation genannt, gewährt Zugang zu wohlwollenden, unterstützenden Qualitäten. Sie arbeitet mit Vorstellungsbildern und fördert eine freundliche innere Ausrichtung durch die Wiederholung von Sätzen. Das Üben der Herzmeditation erfordert nicht, dass wir in einem guten Zustand oder einer angenehmen Situation sind. Die unterstützende Ausrichtung und die liebevolle Zuwendung sind unabhängig von Bedingungen. In Abbildung 5.1 sehen Sie mögliche Zugänge zu Herzensqualitäten. Die Übenden erproben Varianten und wählen, was zu ihnen passt. AB 5

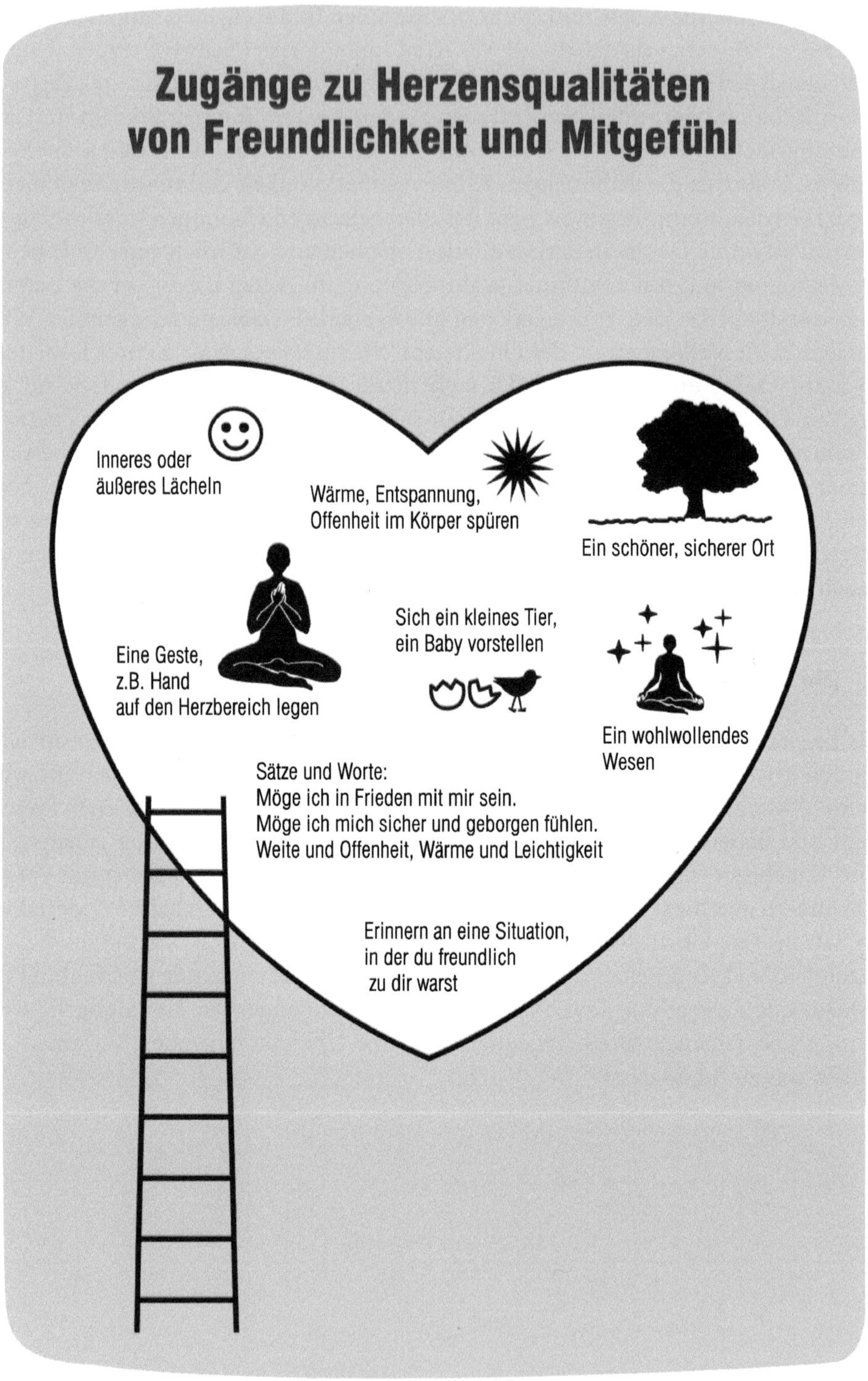

Abbildung 5.1 Zugänge zu Mettaqualitäten

Meist wird die Herzmeditation als Sitzmeditation angeleitet, sie kann aber auch im Liegen oder als Form des Body Scans geübt werden. Zunächst wird der Körper gespürt, der Atem im Bauchbereich wahrgenommen. Viele Menschen verbinden die Herz- und Brustgegend mit einem Gefühl der Selbstzuwendung und Wärme. Deshalb kann ein Zugang zu Metta sein, den Atem in der Brustgegend zu spüren und eine oder beide Hände auf den Herzbereich zu legen. Wenn dies als tröstend und als eine Form der freundlichen Selbstzuwendung erlebt wird, kann es ein guter Einstieg in die Mettapraxis sein. Für einige Menschen ist es herausfordernd, sich selbst Freundlichkeit zukommen zu lassen und mit sich selbst zu beginnen. Möglicherweise fällt eine freundliche Ausrichtung ihnen leichter, wenn sie an ein kleines Tier oder an ein Baby denken. Ein Lächeln innerlich oder auch äußerlich mag als Einstieg dienen oder die Vorstellung eines Wesens, das Großherzigkeit und Wärme ausstrahlt und vermittelt. Man kann sich auch an eine Situation erinnern, in der man wohlwollend zu sich war. Grundsätzlich ist es unterstützend, die Resonanz im Körper zu spüren. Wie fühlen sich Wohlwollen und Freundlichkeit im Körper an? Ist es eher ein Gefühl von Wärme und Entspannung? Entstehen Raum und das Gefühl von Weite und Verbundenheit? Auch Sätze, die man in Stille in der Meditation an sich richtet, können einen Zugang zu der freundlichen Ausrichtung gewähren. Folgende Beispiele können als Anregung dienen, auch persönliche eigene Sätze zu finden.

Übung

Mettasätze

Möge ich glücklich sein.
Möge ich mich sicher und geborgen fühlen.
Möge ich in Frieden mit mir sein.
Möge ich gesund sein.
Möge ich frei und mit Leichtigkeit leben.

Die Formulierung »Möge« klingt zunächst vielleicht etwas antiquiert und fremd. Es wird aber dadurch vermittelt, dass Metta eine Übung der positiven Intention ist, nicht des positiven Denkens. Unabhängig davon, wie es mir im Moment geht, kann ich mich freundlich und wohlwollend dazu ausrichten und mich der Erfahrung mit Güte zuwenden. Man erprobt die Sätze, richtet sie an sich und wiederholt sie in Stille. Glück und Zufriedenheit, Sicherheit und Geborgenheit, Gesundheit und Wohlgefühl im Körper und die Qualitäten von Freiheit und Leichtigkeit werden gestärkt. Das Wiederholen der Sätze beruhigt den Geist und füllt ihn mit positiver Kraft. Das Praktizieren der Mettameditation nutzt die Sätze und die Vorstellungen nicht, um sich aus der Gegenwart wegzubeamen, sondern um präsent mit ihnen zu sein. Die Erfahrung und auch wir selbst dürfen genau so sein, wie wir sie und uns im Moment vorfinden, wir setzen uns wohlwollend in Beziehung.

Risiken bei der Mettameditation. Die Mettameditation ist kein fester Bestandteil des MBCT-Curriculums (Segal et al., 2015). Es wird eher dazu geraten, die freundlichen Qualitäten implizit durch die Art der Anleitung und Gruppenleitung zu vermitteln. Es wird befürchtet, dass das Üben der liebenden Güte die Vulnerabilität der depressiven Kursteilnehmer berührt. Wenn Menschen zu wenig unterstützende, haltgebende Beziehungserfahrungen in ihrem Leben gemacht haben, dann kann das Üben der Mettameditation an diesen alten schmerzhaften Mangel erinnern. Zurecht wird auf die Gefahr hingewiesen, dass die Herzmeditation negative Spiralen in Gang setzen und ein Gefühl der Hoffnungslosigkeit auslösen kann. Damit würde die Überzeugung, sich nicht lieben zu können und nicht liebenswert zu sein, noch verstärkt. Auch van den Brink und Koster (2012, S. 130) weisen darauf hin, dass das Üben von Freundlichkeit und Selbstmitgefühl alten Schmerz wachrufen kann. Sie benutzen den Begriff des »Backdraft« für die mögliche heftige negative Reaktion auf die Mettaübung. Feuerwehrleute kennen das Phänomen des Backdraft. In einem brennenden Haus kann es Räume geben, in denen wenig Sauerstoff vorhanden ist und das Feuer nur glimmt. Das plötzliche Öffnen einer Tür oder das Zerspringen eines Fensters führen zu einer plötzlichen Sauerstoffzufuhr und der Raum brennt lichterloh. Übertragen auf die Mettameditation heißt das, wenn Menschen einen schmerzhaften Mangel an wohlwollender Unterstützung erlebt haben, dann kann die Herzmeditation wie das Öffnen eines Fensters ein glimmendes Feuer schmerzhaft auflodern lassen. Alte verletzende Erfahrungen, eine lange ungestillte Sehnsucht nach liebevoller Unterstützung können aufbrechen und sich überwältigend anfühlen. Auch in Studien wird auf mögliche negative Effekte der Mettameditation hingewiesen. So fanden Przyrembel et al. (2019) in Interviews und anhand von Fragebögen heraus, dass auch psychisch gesunde Meditierende beim täglichen Üben von Metta über einen Zeitraum von drei Monaten Traurigkeit, Einsamkeit oder auch Angst empfinden können. Doch das Erleben belastender Emotionen ist auch ein heilsamer Teil der Mettapraxis, wenn es gelingt, sich dem Schwierigen wohlwollend zuwenden und es halten zu können. Dann kann ein transformatorischer, heilender Zugang zu Gefühlen und Selbstmitgefühl entstehen. Studien zeigen (Golemann & Davidson, 2017, Frederickson, 2013), wie die Mettameditation besonders bei traumatisierten Menschen sehr hilfreich sein kann. Ich finde es völlig richtig, die Risiken der Mettameditation mehr im Blick zu haben und diese gegen die positiven Wirkungen abzuwägen. Meiner Erfahrung nach kann das Anleiten von Metta im MBCT-Kurs sehr hilfreich sein, wenn man traumasensitiv vorgeht. Ich erkläre den Ablauf und die Grundidee der Herzmeditation und leite zunächst nur eine kurze Übung an, um Zugänge zu Herzensqualitäten zu erkunden. Die freie Wahl und die Selbstbestimmung sind hierbei immer zentral. Langsam erweitere ich die Meditation und leite sie nun auch etwas länger an, wieder mit den Wahlmöglichkeiten, eine Geste, Vorstellungsbilder, Sätze zu nutzen oder einfach nur beim Atem zu bleiben. Wichtig ist, dass die Übenden selbst entscheiden, was sich authentisch und stimmig für sie anfühlt. Die Resonanz der Kursteilnehmenden ermutigt mich, weiterhin diese vorsichtige Einführung in die Mettameditation anzubieten. Viele Übende erleben die Herzmeditation als beruhigend und wohltuend. Einige Kursteilnehmende reagieren sehr positiv und wissen, dass sie mit der Mettameditation in jedem Fall weiter üben möchten. Wenn negative Gefühle erlebt werden, kann das auch die Chance bieten, sich dem Schmerz zuzuwenden und diesen möglicherweise ein Stück zu heilen. Dem Herausfordernden auf eine liebevolle Art zu begegnen, ist für viele ein Schlüssel zu Selbstmitgefühl. Das Anleiten der Herzmeditation in einem MBCT-Kurs erfordert viel Erfahrung und Fingerspitzengefühl. In der traditionellen Mettameditation werden Wohlwollen und Freundlichkeit ausgeweitet auch auf andere Menschen, diese Version leite ich im MBCT-Kurs nicht an. Wir üben entweder mit uns selbst oder mit einem Wesen, bei dem uns Wohlwollen ganz leicht fällt. Das Ausweiten und Vertiefen der Mettameditation sind dann in einem Aufbaukurs möglich.

Beispiel

Eine Teilnehmerin sagt: »Ich kann meine eigene Entwicklung auch anhand der Mettameditation beschreiben. Zunächst habe ich gedacht, dass ich das nicht kann, dass ich nicht in der Lage bin, wohlwollend mit mir zu sein. Doch ich bin drangeblieben und habe einen für mich so bereichernden Zugang zu der Freundlichkeitsmeditation gefunden. Die Mettameditation hat mir geholfen, mich selbst mehr zu akzeptieren und mich auch in schwierigen Situationen zu unterstützen.«

Goldstein (2016) kombiniert Übungen zur Entwicklung von Selbstmitgefühl und MBCT-Methoden miteinander. Er ermutigt dazu, Mitgefühlspausen einzulegen. Im MBCT-Training wird der 3-Minuten-Atemraum geübt. In einem Vertiefungskurs kann dann auch eine 3-schrittige Selbstmitgefühlspause vermittelt werden. Kristin Neff (2012) hat Menschen gefragt, wie sie sich in herausfordernden Situationen verhalten, und hat festgestellt, dass sie sich vom Unangenehmen abwenden, sich eher zurückziehen und streng und abwertend mit sich sind. Doch was brauchen Menschen in schmerzhaften Momenten wirklich und was tut ihnen gut? Hier bietet die Mitgefühlspause, auch Selbstmitgefühlsmantra genannt, eine Möglichkeit, sie besteht aus drei Schritten (Neff, 2012; van den Brink & Koster, 2012).

Die Selbstmitgefühlspause:

- Achtsamkeit: das Schmerzhafte bemerken und sich ihm zuwenden
- Verbundenheit: sich mit anderen und dem Leben verbinden
- Freundlichkeit: freundlich und unterstützend mit sich sein

Wie bei der Mettameditation können Sätze hilfreich die drei Schritte verdeutlichen und begleiten. Die Sätze lassen sich individuell finden und erproben. Hierzu ein Beispiel.

Beispiel

Frau E., die eine Krebserkrankung überstanden hat, empfindet die Mettameditation als sehr unterstützend für sich selbst, auch die Mitgefühlspause. Folgende Sätze nutzt sie für das freundliche Innehalten:

- Achtsamkeit: Jetzt ist es schwierig für mich.
- Verbundenheit: Andere Menschen können mich verstehen und unterstützen mich.
- Freundlichkeit: Was brauche ich jetzt, was tut mir gut?

Frau E. sagt: »Für mich ist die Frage ›was brauche ich jetzt?‹ eine ganz wichtige Grundlage im Umgang mit mir selbst geworden. Nicht immer ist es möglich, mir sofort das zu geben, was ich brauche. Aber ich nehme mich und meine Bedürfnisse viel besser wahr und sorge einfühlsamer für mich.«

Das Etablieren persönlich stimmiger Sätze ist auch gut im therapeutischen Einzelsetting möglich. Es ist dabei hilfreich, auf die körperliche Resonanz der Sätze zu achten. Das freundliche, mitfühlende Innehalten ist im Alltag jederzeit möglich und hilft, mit Herausforderungen konstruktiv umzugehen. Wir werden jetzt schauen, welche Hürden beim Meditieren auftauchen und welche Möglichkeiten im Umgang mit Schwierigem durch das MBCT-Training geschult werden.

5.3 MBCT hilft, Herausforderungen zu meistern

Beispiel

Eine Kursteilnehmende kommt zum Übungsabend und sagt: »Langsam wird mir klar, die Turbulenzen, die ich oft erlebe, im Außen wie im Inneren, die sind wie das Wetter. Aber das Wetter nehme ich ja auch nicht so persönlich. Man sagt ja, es gäbe kein schlechtes Wetter, nur schlechte Kleidung. Die Meditation hilft mir, richtig angezogen zu sein.«

Wenn man etwas Neues lernt, sind immer auch Herausforderungen und Hürden zu meistern. Lernen bedeutet, die Komfortzone zu verlassen und Wagnisse einzugehen. Menschen, die mit Ängsten, Schmerzen, Zwangsgedanken oder Depressionen, zu einem MBCT-Kurs kommen, erhoffen sich eine Verringerung ihres Leidens. Sie werden ermutigt, sich diesen schmerzvollen Erfahrungen zuzuwenden und zu bemerken, wenn sie mit den alten Bewältigungsstrategien von Kampf, Grübeln, Selbstabwertung und Vermeidung reagieren. Neue Strategien, Haltungen und Methoden werden erst im Verlauf des Kurses gelernt und so entsteht eine unvermeidbare Spannung. Die alten Verhaltensweisen werden mehr wahrgenommen und vielleicht schon losgelassen, die neuen Möglichkeiten stehen aber noch nicht so verlässlich zur Verfügung. In nahezu keinem psychotherapeutischen Prozess geht die Entwicklung ohne diese Konfrontation voran. Menschen mit Depressionen kommen beim Lernen von Meditation mit ihren Gedanken und Gefühlen in Kontakt. Sie bemerken vielleicht beim Üben, wie sehr sie sich in Grübelschleifen verlieren und durch Vermeidung, weiteres Grübeln und Selbstabwertung dagegen anzukämpfen suchen. Diese Selbstwahrnehmung ist ein wichtiger Schritt, um schädigende Muster zu erkennen und bewusster neue Strategien zu wählen. Zunächst erzeugt sie aber möglicherweise mehr Stress, Anspannung und birgt die Gefahr, dass sich die bereits bestehende Hoffnungslosigkeit verstärkt, die bis zum Kursabbruch führen kann. Bereits im Vorgespräch wird auf diese Gefahren hingewiesen und als Teil des Lernprozesses benannt. Im Verlauf des Kurses werden die Teilnehmenden immer wieder ermutigt, über die Herausforderungen zu sprechen, sie zu thematisieren, im Kurs oder auch mit der Kursleitung persönlich. Wichtig ist, dass die Teilnehmenden die Herausforderungen verstehen und einordnen können und sich damit nicht allein gelassen fühlen. Der Kern des MBCT-Programms besteht darin, Menschen zu unterstützen und zu ermächtigen, sich durch eine meditative Praxis den schmerzvollen Erfahrungen auf eine neue Art und Weise zuzuwenden. Das erfordert ein schrittweises Vorgehen und, wie später noch erläutert wird, eine gute Didaktik, die Halt und Struktur und Freiraum für die Selbsterkundung und das eigene Wachstum gewährt. Hier soll es nun um die zu erwartenden Herausforderungen beim Erlernen von Meditation gehen und um die Entwicklung von achtsamkeitsbasierten Strategien im Umgang mit schmerzvollen Erfahrungen.

5.3.1 Der bewusste Umgang mit den fünf Hindernissen

> »Es ist so gut, die schwierigen Sachen ans Licht zu holen, dann nehmen sie eine andere Gestalt an.« Eine Kursteilnehmerin.

Beim Beschreiten eines meditativen Übungsweges ist mit Herausforderungen zu rechnen. Sie sind Teil des Entwicklungsprozesses. Bereits beim zweiten Kurstreffen schreibe ich die fünf Hindernisse an den Flipchart, die aus buddhistischer Sicht beim Meditieren auftreten und erläutere ihre Bedeutung. Es schließt sich ein Austausch darüber an, welche der Hürden beim Üben schon aufgetreten sind und welche anderen Herausforderungen beim Meditieren erlebt werden. Das Normalisieren der Hindernisse führt oft zu einer Entlastung. Sie bedeuten kein persönliches Unvermögen oder Versagen, sondern sind wichtiger Teil des Lernprozesses. Hier möchte ich die fünf Herausforderungen erläutern und einen geschickten Umgang mit ihnen anregen.

(1) Rastlosigkeit und Unruhe

Für viele Menschen ist es zu Beginn sehr ungewohnt, sich 45 Minuten täglich Zeit zu nehmen, um zu meditieren. Im MBCT-Kurs startet das Üben mit einem langen Body Scan durch den Körper. Den Körper wahrzunehmen, ohne sich zu bewegen, ist für viele ungewohnt und kann sich aversiv anfühlen. Unruhe und Rastlosigkeit können auftreten, wobei die Ruhelosigkeit mental empfunden werden kann und sich durch viele unruhige Gedanken manifestiert oder sich als Unruhe und Zappeligkeit, Bewegungsdrang auch körperlich zeigt. Auf der emotionalen Ebene können zum Beispiel auch Angst oder Ärger zur Ruhelosigkeit beitragen. Die Unruhe kann so stark werden, dass Handlungsimpulse entstehen und die Übenden die Meditation abbrechen. Das innere Angetriebensein wird möglicherweise besonders im Kontrast zur langsamen und ruhigen Anleitung empfunden. Oft formulieren Kursteilnehmende Ziele von mehr Gelassenheit und Ruhe und fühlen sich durch die erlebte Unruhe herausgefordert. Es entsteht eine Diskrepanz zwischen erwartetem Ergebnis und tatsächlichem Erleben. Mit dieser Spannung sein zu können, sie wahrzunehmen und geschickter damit umzugehen, ist ein wichtiger Lernschritt im MBCT-Training. Wie bei den anderen Hindernissen auch, geht es zunächst darum, sie zu erkennen und wahrzunehmen, welche Wirkungen sie entfalten. Dann können allmählich Strategien, Haltungen und Methoden erprobt werden, um förderlich mit ihnen umzugehen. Die Atemmeditation kann dabei helfen, den Geist zu beruhigen und mehr zur Ruhe zu gelangen. Die Ruhe stellt sich dabei aber nicht durch viel Wollen und Anstrengung ein, sondern durch ein freundliches, entspanntes Üben. Bewegungs- und Gehmeditationen können bei starker Unruhe ein Ankommen im Körper bewirken und stellen einen Kontakt zum gegenwärtigen Erleben her. Wenn Übende die Unruhe als aversiv erleben, versuchen sie sie zu vermeiden und sich abzulenken und dem Handlungsdruck zu folgen. Durch Meditation lässt sich schrittweise lernen, die Unruhe als Teil des Übens zu begreifen, als einen Zustand, den der Geist einnehmen kann. Rastlosigkeit ist auch als Folge, Auswirkung von viel Denken, Handeln und einem äußeren und inneren Druck zu sehen. Man kann nicht erwarten, wenn man den gesamten Tag ruhelos verbringt, dass der Geist sich dann in der Meditation sofort beruhigen kann. Vielleicht sind hier zunächst Bewegungen sinnvoll. Oder es kann hilfreich sein, äußere Achtsamkeitsübungen wie das achtsame Sehen oder Hören zu nutzen oder eine etwas ruhigere Stelle im Körper zu spüren, z. B. den Kontakt mit der Sitz- oder Liegefläche. Wenn wir aufhören, der Unruhe davonlaufen zu wollen und den Mut haben, sie zu spüren und uns ihr zuzuwenden, lernen wir uns inmitten der Rastlosigkeit zu beruhigen.

(2) Müdigkeit und Trägheit

Dem Hindernis der Unruhe steht die Herausforderung von Müdigkeit und Trägheit gegenüber. Besonders beim Erlernen des Body Scans im Liegen können sich schnell Müdigkeit und Schläfrigkeit bis zum Einschlafen zeigen. Manchmal ist das sehr verständlich, wenn Menschen ein massives Schlafdefizit haben, wird dieses in der Meditation auszugleichen versucht. Im Kurs geschieht das manchmal sogar leichter, weil die Gruppe und die Anleitung ein Gefühl von sicherer Geborgenheit vermitteln. Wenn die Übenden aber grundsätzlich zum Dösen, Träumen, Fantasieren und Schlafen in der Meditation neigen, dann haben wir es mit einem Hindernis für Präsenz und Gegenwärtigsein zu tun. Manchmal ist Müdigkeit auch eine Art psychischer Schutz, der sich zeigt, wenn herausfordernde, schmerzvolle Erfahrungen gemacht oder befürchtet werden. Es klingt paradox, aber auch Müdigkeit lässt sich erkunden. Wo beginnt die Müdigkeit im Körper? Wie genau fühlt sie sich an, was passiert mit dem Denken? Sind die Müdigkeit und das Schlafen regenerierend oder nur betäubend? Beim depressiven Erleben wird oft eine Schwere, Müdigkeit, Mattigkeit erlebt, dies kann sich dann auch in der Meditation zeigen. Doch es lässt sich lernen, geschickt mit Trägheit und der damit verbundenen Energielosigkeit umzugehen. So hilft die Wahrnehmung des Einatmens, etwas mehr Frische zu generieren. Gehmeditation und Bewegungsmeditation können kraftspendend sein. Oder man geht erst schlafen und meditiert dann. Meditation braucht ein gewisses Maß an entspannter Wachheit, damit das bewusste Lenken der Aufmerksamkeit gelingen kann und eine Selbstwahrnehmung möglich wird. Die innere Haltung von Neugier und Interesse für die Meditationserfahrung hilft im Umgang mit Energielosigkeit. Es ist sinnvoll, unterscheiden zu lernen, wann benötige ich Schlaf und wann brauche ich Interesse, Motivation und ein beherztes Handeln, um mich vitaler zu fühlen? Langeweile ist auch ein Aspekt von Trägheit. Da hilft es, sich zum Beispiel beim Body Scan für den Körper und die Körperempfindungen zu interessieren. Neugier ermöglicht, etwas scheinbar Gewohntes wertzuschätzen und als wertvoll zu erleben. Bei Trägheit kann das Üben mit geöffneten Augen helfen oder auch ein zeitweises Üben im Stehen. Wichtig ist, dass die gewählten Mittel eine Entwicklung ermöglichen und nicht wieder Ausdruck von Kampf oder Vermeidung sind.

(3) Aversion

Mit Aversion ist die Abneigung gegenüber einer Erfahrung gemeint. Das was gefühlt, wahrgenommen, gespürt wird, wird als unangenehm erlebt und zeigt sich in der inneren Haltung von »Das will ich nicht haben.« Etwas abzulehnen führt dazu, entweder dagegen anzukämpfen oder davor zu flüchten. Besonders schwierig ist es, wenn wir das ablehnen, was wir denken und fühlen, weil wir dem nur schwer entkommen können. Unterdrücken und Bekämpfen von Gedanken und Gefühlen verstärkt diese nämlich. Eine sich selbst aufschaukelnde Negativspirale wird in Gang gesetzt. In der Meditation können die Übenden lernen, dem Unangenehmen nicht mehr automatisch auszuweichen, sondern sich ihm zuzuwenden. Das widerspricht vielleicht zunächst der Intuition, eröffnet aber einen neuen Weg im Umgang mit Herausforderungen. In der Woche vier des MBCT-Kurses geht es darum, Aversion zu erkennen, wenn sie entsteht. Dies ist ein wichtiger Schritt, um sich der ablehnenden Reaktivität und deren Wirkung bewusst zu werden. Aversion lässt sich erkunden, sie führt oft zu einem Tunnelblick. Der Geist wird eng und unflexibel, wir kreisen um das Unangenehme und verstricken uns mehr und mehr darin. Der Körper spannt sich an und emotional erleben wir Angst, Ärger oder Traurigkeit, die wir loswerden möchten. Man kann die starke, aversive Reaktion auf Unangenehmes als ein Symptom des depressiven oder ängstlichen Erlebens verstehen. In Woche fünf des MBCT-Curriculums lernen die Teilnehmenden, sich dem Unangenehmen in der Meditation bewusst zuzuwenden, mit dem Herausfordernden zu sein und es zu erforschen. Die heilsame Qualität des Zulassens und Seinlassens ist im Umgang mit Aversion dabei sehr wirkungsvoll. Hören wir auf, gegen unangenehme Gefühle und Gedanken oder körperliche Schmerzen anzukämpfen und geben ihnen Raum, verfestigen und verstärken wir das Unangenehme nicht, sondern ermöglichen, dass die Erfahrung wieder in einen Fluss gerät.

Auch eine freundliche innere Haltung hilft uns, nicht im Negativstrudel verloren zu gehen. Wir gewinnen unsere psychische Flexibilität zurück.

Beispiel

»Ich habe immer schnell gedacht, wenn etwas unangenehm ist, dass das dann weg muss. Und dass ich mich anstrengen muss, dass Schwieriges verschwindet. Das hat mich immer viel Kraft gekostet und ich habe mich oft dabei als Versagerin gefühlt. Durch MBCT habe ich gelernt, mich dem Herausfordernden zuzuwenden und es auch im Körper zu spüren. Ich habe aufgehört, so viel zu kämpfen und bin wohlwollender mit mir.«

(4) Haben wollen und festhalten

Wir brauchen Ziele und Sehnsüchte, die uns motivieren und lernen lassen. Wenn wir aber etwas wollen, was nicht da ist und uns abwerten, dass wir es nicht erreichen, kann auch dies eine Autobahnauffahrt zu einer Negativspirale sein. Etwas zu wollen, was nicht da ist, z. B. Ruhe und Gelassenheit in der Meditation, bedeutet oft, das abzulehnen, was da ist und somit wieder Aversion zu generieren. Oft entsteht das Haben-Wollen auch aus einem Gefühl des Mangels heraus. Überzeugungen von »Ich bin nicht gut genug«, »Es muss besser oder anders sein als es ist« stehen dem Annehmen des gegenwärtigen Erlebens und auch einer Selbstakzeptanz im Wege. Im Leben wie in der Meditation ist es sehr förderlich, das Angenehme zu spüren, während wir es erleben. Aber wir können das Wohltuende nicht festhalten. Wenn wir das versuchen, verschwindet das Angenehme oft sofort wieder. Uns einzulassen, ohne festhalten zu müssen, ermöglicht Freude und Dankbarkeit ohne die Angst, alles gleich wieder zu verlieren. Auch hier ist die Qualität des Zulassens und Seinlassens hilfreich. Wir geben dem Angenehmen Raum, spüren es und machen uns auch mit dem Entstehen des Heilsamen vertraut. Im Umgang mit Depressionen und Ängsten ist es sehr hilfreich, zu erforschen, was zu einer inneren Beruhigung, zu Freude und Lebendigkeit beitragen kann. Die Bedingungen für das Entstehen von Unruhe und Angst können bewusst erkundet werden. Ablehnung und Festhalten sind zwei Seiten der gleichen Münze, wir stimmen dem Fluss der Erfahrung nicht zu. Wir wollen kontrollieren und bemerken nicht, dass die Kontrollversuche zu einem Kontrollverlust führen. Sowohl beim Verlangen als auch bei der Aversion engt sich unser Wahrnehmungsraum ein, wir sehen nur den Mangel. Das Entwickeln von Weite und Lockerheit durch achtsame Bewegung kann hier sehr entlastend wirken. Auch das Kultivieren von Freundlichkeit und Wohlwollen durch die Mettapraxis hilft bei fixierenden Einengungen. Das offene Gewahrsein, in dem wir uns mit einem weiten, offenen Fokus der Erfahrung zuwenden, löst uns aus dem einengenden Bann. Dies wird im 3-Minuten-Atemraum im letzten Schritt und, wie wir noch sehen werden, auch in der langen Sitzmeditation geübt.

(5) Zweifel

Es gibt einen sogenannten produktiven Zweifel, dies ist ein Zweifel, der ermutigt, in Frage zu stellen, querzudenken und neue Perspektiven einzunehmen. Dieser Zweifel inspiriert und führt zu Wachstum, Entwicklung und Selbstermächtigung. Ich ermutige im MBCT-Kurs zu kritischen Fragen und es ist mir wichtig, dass die Teilnehmenden eine erforschende Geisteshaltung einnehmen können. Dieses neugierige Erforschen geht aber mit Offenheit, Neugier und Wohlwollen Hand in Hand und schneidet den Zugang zum Fühlen und zum Körper nicht ab. Mit dem Zweifel, der ein Hindernis in der Meditation darstellt, ist etwas anderes gemeint. Dieser Zweifel spielt sich hauptsächlich im Kopf ab. Gedanken werden gewälzt, es gibt ein Hin und Her von Pro und Contra, das noch mehr in den Zweifel hineinführt. Diese Art von Zweifel bewirkt oft Ruhelosigkeit, Unentschlossenheit und macht Entscheidungsfindungen schwer. Die zweifelnde Haltung geht mit Unsicherheit und mit Selbstabwertung und Selbstzweifeln einher und unterminiert so die eigene Kraft. Zweifel kann zu einer Selbstentmutigung führen oder zu einer Abwertung anderer Menschen, Methoden und Haltungen beitragen. Menschen mit Ängsten sind oft verunsichert und möchten sich im Außen stark rückversichern, dass alles in Ordnung ist. Bei Depressionserfahrungen spielen Selbstzweifel eine große Rolle. Zweifel können der Einstieg in Grübelspiralen sein. Was hilft nun im MBCT-Kurs und in der Meditation, mit dem kraftzehrenden Zweifel umzugehen? Das Identifizieren des Zweifels, ihn zu erkennen und in seinen Auswirkungen zu spüren, ist herausfordernd, aber sinnvoll. Körperachtsamkeit lässt wieder mehr im Körper ankommen und kann wie die Atemmeditation beruhigen. Das Einnehmen einer freundlichen Haltung entschärft die abwertende Aggression des Zweifels. Hilfreich ist es auch, sich mit den wohltuenden Erfahrungen beim Meditieren oder im Leben zu verbinden. Sich bewusst zu machen, auf was sich vertrauen lässt und was Selbstvertrauen stärkt, ist auch im Rahmen der psychotherapeutischen Begleitung lohnend. Wenn in der Psychotherapie mit inneren Persönlichkeitsanteilen gearbeitet wird, dann kann auch die innere Stimme des Zweifels untersucht werden. Wo kommt dieser Teil her? Gibt es andere Teile im Inneren, die ermutigen und den Zweifel ausbalancieren? Wie kann die innere Leitung die zweifelnde Stimme begrenzen? Dies kann das meditative Üben im MBCT-Kurs gut ergänzen. Das Kultivieren von heilsamen Faktoren schützt davor, uns von den Hindernissen entmutigen zu lassen. Die heilsamen Qualitäten von Freude, Freundlichkeit und auch Geduld und Interesse können wie eine geschickte, antidepressive und angstlösende Medizin wirken. Die beschriebenen Herausforderungen sind Teil des Lebens und auch des meditativen Weges. Wenn wir sie erforschen können und lernen, sie geschickt zu entkräften und ihnen die schädigende Energie zu nehmen, dann werden sie zu Lehrmeistern.

5.3.2 Die lange Sitzmeditation und die Kraft des offenen Gewahrseins

> Entfalte einen Geist, so unermesslich wie der Raum,
> in dem angenehme und unangenehme Erfahrungen
> auftauchen und verschwinden können.
> Ohne Streit, ohne Kampf oder Schaden.
> Ruhe in einem Geist, unermesslich wie der weite Himmel.
> (Buddha)

Die MBCT-Kurs-Teilnehmenden üben durch den Body Scan, die Atemmeditation und auch die achtsame Bewegung, den Fokus entspannt und gezielt auszurichten, zu sammeln und weiter werden zu lassen. Auch in der Übung des 3-Minuten-Atemraums wird der flexible Umgang mit dem Aufmerksamkeitsfokus geschult. Wie wir bereits bei den Vulnerabilitätsfaktoren für depressives Erleben und auch gerade bei der Erläuterung der Hindernisse gesehen haben, findet schnell eine Einengung, Fixierung und Erstarrung der Aufmerksamkeit statt. Durch die meditative Übungspraxis wird der Umgang mit der Aufmerksamkeit freundlicher und beweglicher. In der Atemmeditation lässt sich eine Fokussierung lernen. Der wandernde Geist wird immer wieder mit freundlicher Geduld zum Anker des Atems im Körper zurückgebracht. Wichtig ist dabei die entspannte und interessierte Haltung. Wenn wir zu viel wollen, entstehen Verkrampfung, Anspannung und keine Ruhe. Das Üben der Fokussierung kann den Geist beruhigen und schafft damit die Voraussetzung für die Beobachtung geistiger Aktivitäten. Die lange Sitzmeditation wird in einem MBCT-Kurs langsam von Woche zu Woche kontinuierlich aufgebaut. Zunächst beginnt es mit dem Spüren der Sitzposition und einer zehnminütigen Atembetrachtung. In der darauffolgenden Woche wird eine Sitzmeditation vermittelt, die ca. 20 Minuten dauert. Es wird mit der spürenden Wahrnehmung der Sitzposition begonnen, dann folgt die Fokussierung beim Atem und die Erweiterung der Wahrnehmung zu den körperlichen Empfindungen. Wie schon in Kapitel 1 bei der Erläuterung der buddhistischen Wurzeln beschrieben, gehören die Beruhigung des Geistes (Samathameditation) durch eine Sammlung der Aufmerksamkeit und die Erkundung des Geistes (Einsichtsmeditation) durch eine Erweiterung des Fokus zusammen. Nur wenn etwas mehr Ruhe entsteht, ist es möglich, sich Geisteszuständen, Gedanken und Gefühlen zuzuwenden. In Abbildung 5.2 werden die Etappen der langen Sitzmeditation gezeigt, so wie sie im MBCT-Kurs angeleitet wird.

Zum Ankommen in der Meditation werden die Sitzhaltung, die stabile Basis, die würdevolle Aufrichtung wahrgenommen und der Körper darf sich entspannen. Es folgt die Fokussierung beim Atem und dann die Erweiterung des Fokus auf den gesamten Körper und auch einzelne Körperempfindungen. Der Fokus kann gut über das Hören, das ja räumlich angelegt ist, erweitert und geöffnet werden. Es entsteht der Raum, sich dem Denken und Fühlen zuzuwenden und dann in einem ungerichteten offenen Gewahrsein zu ruhen. Angsterfahrungen, das Erleben von Zwängen und Depressionen gehen oft mit einem Tunnelblick, einer Einengung einher. Auch die Aufmerksamkeit ist eingeengt, aber nicht ruhig fokussiert, sondern sorgenvoll und grüblerisch einseitig auf das Negative ausgerichtet.

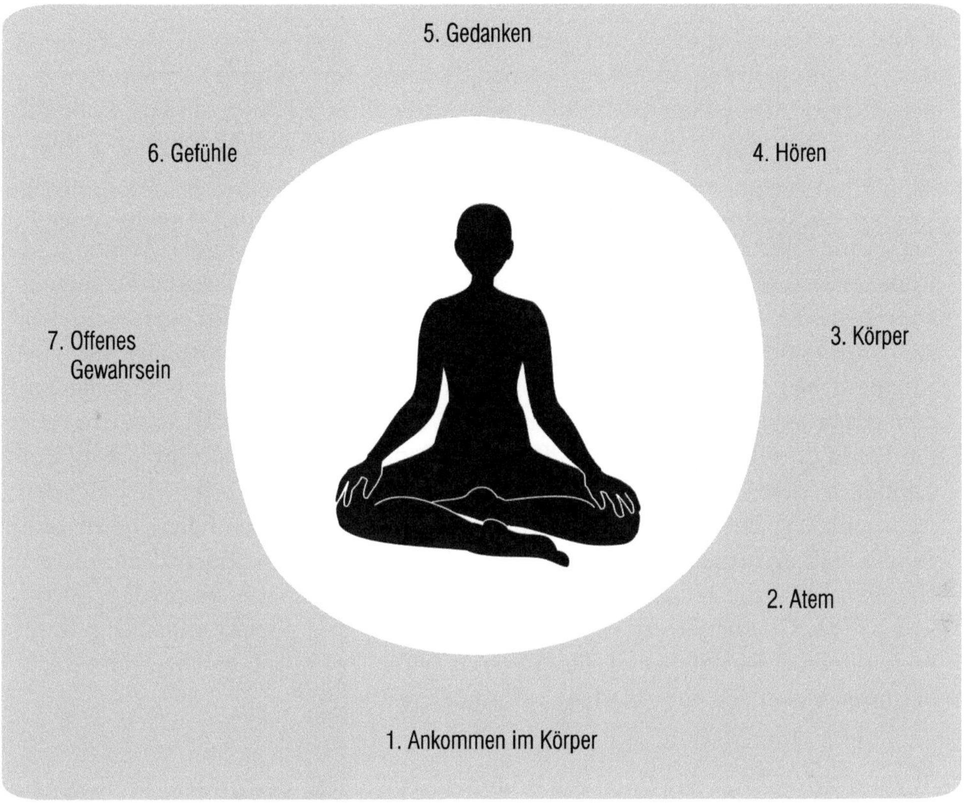

Abbildung 5.2 Die lange Sitzmeditation

Die Möglichkeit, die Aufmerksamkeit zu sammeln, führt zu einem Erleben von mehr Ruhe. Das Erweitern des Fokus ist für viele Übende eine zunächst neue und unvertraute Entdeckung. Zum Vertraut-Werden mit dieser weiten, offenen Qualität der Aufmerksamkeit helfen manchmal Vorstellungsbilder wie in dem Eingangszitat dieses Kapitels. Der Geist kann weit werden wie ein blauer Himmel oder der weite Horizont über dem Meer. Die Bilder werden nicht als Imaginationen genutzt, die Fantasien anregen sollen, sondern nur als ein möglicher Zugang zur Qualität der Weite in diesem Moment. Auch das achtsame Sehen kann ein guter Einstieg in die Qualitäten des offenen Gewahrseins sein, wie folgendes Beispiel zeigt.

Beispiel

Am Tag der Stille, an einem klaren, kalten Wintertag, üben die Teilnehmenden den Body Scan. Am Ende dieser Übung liegen alle sichtlich entspannt auf den Yogamatten und beginnen sich zu strecken und zu dehnen. Ich bitte alle, sich ganz gemütlich so hinzulegen, dass sie aus der weiten Fensterfront in den blauen Winterhimmel hinausschauen können. Mit entspanntem Blick können sie mit dem

Fokus des Sehens spielen, mal weit und offen das ganze Gesichtsfeld erfassen, dann Details genauer anschauen. Farben, Formen, Bewegungen können wahrgenommen werden, Licht und Schatten. Häuser, Baukräne, Bäume sind im Sichtfeld und besonders ein weiter blauer Winterhimmel, durch den in einer rasend schnellen Geschwindigkeit Wolken ziehen. Manchmal fliegt ein Vogel vorbei. Ich lade ein zu einer Sehmeditation mit dem offenen Gewahrsein, der blaue Himmel kann dafür eine Hilfe sein. Alles darf auftauchen, sich verändern wie die Wolken und weiter ziehen, alles findet Platz in diesem weiten Fokus. Der Fluss der Erfahrung kann bemerkt werden. Wir sprechen in diesem Moment ja nicht, aber es breitet sich eine wunderbar stille, entspannte und fast staunende Atmosphäre aus. Die Erlaubnis, sich aus einer wachen, verkörperten und entspannten Haltung heraus dem gegenwärtigen Erleben, hier dem Sehen, zuzuwenden und alles in einem weiten Fokus da sein zu lassen, schafft eine Verbindung von innen und außen und ermöglicht den Kontakt mit der gegenwärtigen Erfahrung. Als wir den Tag der Achtsamkeit später im Kurs nachbesprechen, kommen einige auf diese besondere Sehmeditation zurück. Sie haben diese Momente als sehr berührend und bereichernd erlebt. Eine Teilnehmerin sagte: »Ich habe plötzlich wie verstanden, erlebt, was offenes Gewahrsein ist. Dieser blaue Himmel und alles konnte Platz darin finden und ich lag entspannt, aber wach da und habe einfach geschaut und mich berühren lassen. Ich habe mich so verbunden gefühlt.«

In diesem Beispiel hat das Üben des Body Scans geholfen, sich präsent im Körper zu verankern und von dieser Basis aus konnte leichter ein Zugang zum offenen Gewahrsein gefunden werden. Auch raumgreifende Bewegungen, wie die Energiekugel oder die 8-Richtungen der Wirbelsäule oder die 4-Himmelsrichtungen können auf das Erleben von räumlicher Weite gut vorbereiten. Die Aufmerksamkeit ist gewährend und raumgebend, sie lässt alles zu, was sich zeigt, ohne ein Objekt ranzuholen oder wegzuschieben. Gedanken und Körperempfindungen tauchen möglicherweise auf, Geräusche und Gefühle zeigen und verändern sich. Das Üben mit dem offenen Gewahrsein impliziert ein Geschehenlassen und ist verbunden mit der schon beschriebenen Qualität des Seinlassens. Es gibt Übende, die sofort eine Entspannung und ein angenehmes Loslassen beim Üben des offenen Gewahrseins erfahren. Andere fühlen sich zunächst haltlos und verloren, wenn der klare Fokus fehlt. Hier hilft die Anleitung, sich immer wieder beim Atem oder im Körper fokussieren zu können. Mit dem offenen Gewahrsein zu meditieren, birgt die Herausforderung, in Gedankenzüge einzusteigen und sich plötzlich in Geschichten wiederzufinden. Das ist einfach Teil des Übens. Die lange Sitzmeditation ist sehr gut geeignet, die beschriebenen Herausforderungen kennenzulernen und direkt zu erfahren. Die Länge von ca. 40 Minuten evoziert meist Ungeduld, Aversion oder Müdigkeit. Körperliche Schmerzen oder Gedanken können auftauchen und als unangenehm erlebt werden. In der langen Sitzmeditation können die Übenden sich mit ihrer eigenen Reaktivität vertraut machen und neue Haltungen und Strategien erkunden. Viele Kursteilnehmende haben Respekt, manchmal auch regelrecht Angst vor einer längeren Sitzmeditation und sind dann sehr stolz, dass sie die Angst verlieren, und damit auch die Angst vor ihrer inneren Erfahrung abnehmen kann. Das Üben des offenen Gewahrseins erlaubt, ein erspürendes Erkennen zu schulen. Weit genug weg von der Herausforderung, um sich nicht verstricken zu lassen und nah genug dran, um zu fühlen und in Verbindung mit dem Erleben zu bleiben. Auch hier hilft eine traumasensitive Herangehensweise, die immer Wahlmöglichkeiten lässt und zur Selbstermächtigung ermutigt. So kann es hilfreich sein, sich phasenweise hinzustellen oder die Augen zu öffnen. In der langen Sitzmeditation wird geübt, allen Aspekten der Erfahrung unterschiedslos Aufmerksamkeit zukommen zu lassen und sich dem ständigen Wandel anzuvertrauen, ohne sich darin zu verlieren. Hieraus erwächst eine innere stärkende Kraft, mit schmerzhaften Erfahrungen besser umgehen zu lernen. Wir werden jetzt sehen, wie das offene Gewahrsein und die Meditation im Umgang mit herausfordernden Gedanken helfen.

5.3.3 Achtsamer Umgang mit herausfordernden Gedanken bei Depressionen und Ängsten

Glaube nicht alles, was du denkst!
(Postkartenspruch)

In der Vorstellungsrunde eines MBCT-Kurses wird oft der Wunsch geäußert, das Grübeln beenden zu wollen und weniger zu denken. Eine Teilnehmerin formulierte es neulich so: »Zeigen Sie mir den Knopf, an dem ich meine Gedanken ausstellen kann!« Leider müssen wir MBCT-Lehrende in diesem Punkt enttäuschen, es gibt ihn nicht, den Ausschaltknopf für Gedanken. Aber es gibt die gute Nachricht, dass achtsamkeitsbasierte Methoden und Haltungen sehr hilfreich sind, um mit Gedanken konstruktiver umgehen zu können. Das Thema des achtsamen Umgangs mit Gedanken, besonders mit Sorgen und depressionsverstärkenden Gedanken, begleitet die Teilnehmenden durch den gesamten Kurs. Wie beschrieben sind negative Gedanken bei Menschen mit Depressionserfahrungen durch minimale negative Verstimmungen leicht auslösbar. Die verhaltenstherapeutischen Übungen, die die Wechselwirkungen von Gedanken und Gefühlen erfahrbar machen, wurden bereits in Kapitel drei dargestellt.

Ein wandernder Geist ist ein unglücklicher Geist. In der sechsten Kurswoche ist der achtsame Umgang mit Gedanken zentral. Die heilsamen Strategien im Umgang mit Gedanken werden vorgestellt und die Meditation, die sich dem Erforschen der Gedanken zuwendet, wird durchgeführt. Was macht Gedanken so herausfordernd? Es wird sogar von der Tyrannei der Gedanken gesprochen. Es existiert der Begriff des »monkey mind«, ein unruhiger Geist, der wie Affen von Zweig zu Zweig, von Gedanke zu Gedanke, von Thema zu Thema hüpft. Selbst wenn wir nichts tun, was unsere Aufmerksamkeit besonders in Anspruch nimmt, ist das »Default Mode Network« aktiv (Goleman & Davidson, 2017). Die Autoren vergleichen dieses Netzwerk mit einer Art Kinosaal, in dem Geschichten, Bilder, Filme, Gedanken von uns wieder und wieder gezeigt und abgespielt werden. Diese Geschichten drehen sich hauptsächlich um uns selbst und sind leider vorrangig negativ gefärbt, Episoden und Ausschnitte, Gedanken, die uns Sorgen und Angst machen. Es scheint etwas dran zu sein an der Hypothese, dass ein wandernder Geist ein unglücklicher Geist ist. Uns zu sehr mit den negativen Gedanken zu identifizieren und sie als Wahrheit zu betrachten, anstatt als eine Konstruktion, manifestiert die Gedanken und verfestigt sie. Wie in einem inneren Radiosender werden die immer gleichen Gedanken-Titel gedudelt. Meditation hilft, sich anders zu den eigenen Gedanken in Beziehung zu setzen. Beim Body Scan, der achtsamen Bewegung und der Atemmeditation ist der Fokus der Körper oder der Atem im Körper. Gedanken, die auftreten, werden bemerkt, als Teil des Übens gesehen und dann kann die Aufmerksamkeit sich mit Wohlwollen wieder im Körper einfinden. Die Übenden lernen also zunächst, dass Gedanken Bestandteil unserer geistigen Aktivität sind, dass sie aber nur ein Teil unserer Erfahrung sind. Oft besteht das Missverständnis, Meditation würde bedeuten, den Geist zu leeren oder keine Gedanken mehr zu haben. Die Kursteilnehmenden erkennen im Verlauf des Übens, dass in der Meditation ein geschickter Umgang mit Gedanken möglich wird. Wenn wir in der Meditation bemerken, dass Gedanken da sind, dann können wir lernen, ihnen nicht zu folgen, aber sie auch nicht wegzudrängen. Wir kehren zu einem Anker zurück, z. B. dem Atem oder dem Sehen, und nehmen damit den Gedanken die Energie, ohne sie zu bekämpfen oder zu unterdrücken. Hier ist erneut die Qualität der Akzeptanz wichtig. Auch die zunehmende Körperachtsamkeit hilft, mit Gedanken anders umzugehen. Gedanken wandern in die Zukunft oder Vergangenheit, selten sind sie mit der Gegenwart beschäftigt. Sie sind oft bewertend und geben meist Impulse, etwas zu verändern. Der Körper ist in der Gegenwart erfahrbar und verbindet uns mit der Unmittelbarkeit des Erlebens. Dadurch haben wir eine stabilere Basis, um mit den Gedanken zu sein und uns nicht so stark in ihnen zu verlieren. Wenn die Fähigkeit zur Sammlung beim Atem und die Möglichkeiten im Körper zu verweilen, geschulter sind, haben wir Alternativen zum Grübeln und zur Gedankenverlorenheit.

Beispiel

Ein 40-jähriger, beruflich sehr erfolgreicher Mann leidet stark unter Zwangsgedanken. Durch die Teilnahme an einem MBCT-Kurs lernt er, nicht mehr so im Kopf zu leben und allen Gedanken zu folgen. Er ist kreativ und denkt sehr assoziativ, das hilft ihm im Job. Aber er kennt kein Maß, keine Grenze und lässt sich von seinen Gedanken antreiben und auch unter Druck setzen. Er läuft Gefahr, immer wieder den Kontakt zu seinem Körper und zum gegenwärtigen Erleben zu verlieren. Durch die Meditation lernt er, sich beim Atem zu beruhigen und mehr im Körper anzukommen. Die Zwangsgedanken nehmen ab und haben viel weniger Macht über ihn. Gleichzeitig lernt er, Pausen zu machen, sich mehr zu bewegen und damit zu einer Balance von Aktivität und Ruhe zu finden.

Interessant ist, dass im MBCT-Programm nicht mit Gedankeninhalten gearbeitet wird. Vielmehr wird die Beziehung zu den Gedanken verändert. Statt Gedanken abzulehnen, zu bekämpfen oder ihnen zu glauben, lernen wir sie als das zu sehen, was sie sind, mentale Ereignisse, die kommen und gehen. Wie im letzten Abschnitt beschrieben, wird in der langen Sitzmeditation der Fokus erweitert und mit dem offenen Gewahrsein geübt. Hierdurch entsteht eine neue Form, den Gedanken zu begegnen. Es ist möglich, sich den Gedanken direkt in der Meditation zuzuwenden und sie zu beobachten wie Geräusche. Das bewusste Hören erweitert den Fokus und erlaubt den Geräuschen da zu sein, zu entstehen und zu verschwinden. Oft wird es zunächst als witzig empfunden, die Gedanken wie Geräusche zu betrachten. Die Identifikation mit den Gedanken lockert sich, eine Neugier entsteht, die Entwicklung von Gedanken und den Gedankenfluss zu beobachten. Wenn Sie mögen, sehen Sie sich doch nochmals die Abbildung 1.5 an, hier wird der Fluss des Denkens illustriert. Bilder können helfen, Gedanken zu beobachten. Sie erscheinen wie Wolken in einem großen blauen Himmel oder Blätter auf einem Fluss. Oder man stellt sich vor, in einem Kinosaal zu sitzen und auf der Leinwand sind die Gedanken zu sehen wie ein Filmabspann. Auch hier spielt die Raummetapher wieder eine Bedeutung, den Gedanken wird Raum gewährt und ein guter Abstand zu den Gedanken entsteht. Dies bietet die Möglichkeit zur Externalisierung der Gedanken und lockert die Identifikation mit ihnen auf. Es kann hilfreich sein, die auftauchenden Gedanken zeitweise in der Meditation zu benennen. Beim benennenden Etikettieren wird der Gedanke mit einem Label versehen, das hilft, ihn einzuordnen, z. B. in »Sorgengedanke«, »Planungsgedanke«, »Selbstabwertungsgedanke« usw. Dieses Hilfsmittel können wir für einige Zeit in der Meditation anwenden und dann wieder loslassen. Es ermöglicht, sich der Gedanken bewusster zu werden und nicht in die Gedankenzüge einzusteigen. Eine Teilnehmerin beschreibt es im folgenden Beispiel. Es wird erkennbar, dass die Qualitäten von Wohlwollen und Neugier hier ihre Wirkung entfalten.

Beispiel

»Ich finde es ja klasse, dass das mit dem Etikettieren überhaupt funktioniert. Ich kann meine Gedanken einordnen und benennen, das gibt mir etwas Abstand. Ich erkenne meine Lieblingssender, ich kann bemerken »Jetzt läuft Radio Bullshit«, das gibt mir eine Freiheit und ich kann über mich schmunzeln ohne mich abzuwerten. Ich bemerke, wie automatisiert das Denken ist und dass ich nicht schuld daran bin.«

Gedankenmuster können in der Meditation, aber auch im Alltag erkannt werden. Oft ist das Aufschreiben von Gedanken, das Gruppieren zu Mustern hilfreich, um sich der Gedanken bewusster zu werden. Bei Depressionserfahrungen lassen sich bestimmte Denkverzerrungen erkennen: Schwarz-Weiß-Denken, Katastrophisieren, Abwerten des Positiven, Übergeneralisierung und Imperative von Sollen und Müssen (Faßbinder et al., 2015) bestimmen das Denken. Es ist in der Meditation auch möglich, herausfordernde Gedanken in ihrer Wirkung auf Gefühle und Körperempfindungen zu untersuchen. Also zu bemerken, welche Gefühle mit dem Gedanken »Du schaffst das nie« verbunden sind und wie sich der Körper dabei anfühlt. Dadurch kann es gelingen, wieder mehr auf die erlebende Ebene zu kommen. Ein Sowohl-als-auch kann entstehen, herausfordernde Gedanken sind da und können von einer ruhigen Basis aus wahrgenommen werden.

Gedanken haben in der Meditation manchmal einen schlechten Ruf. Es geht aber nicht darum, Gedanken zu verteufeln oder zu entwerten, sondern die Mechanismen des Denkens zu verstehen. Gedanken können auch inspirieren, beglücken und zum entschiedenen Handeln bringen, etwas endlich zu tun, das wir lange aufgeschoben haben. Vielleicht lohnt es sich, auch mal den kreativen und innovativen, tröstenden Gedanken Aufmerksamkeit zu schenken. Was fällt Ihnen da ein? Vielleicht schreiben Sie sie einfach auch mal auf!

Hilfreiche Ideen im Umgang mit herausfordernden Gedanken:

- sich anders in Beziehung setzen zu den Gedanken
- Gedanken als mentale Ereignisse sehen, nicht als Wahrheit
- einen Schritt zurücktreten und Raum gewinnen
- Fokus beim Atem
- den Gedanken Raum geben, aber nicht in die Inhalte einsteigen
- im Körper sein und den Körper fühlen, Gedanken auf der körperlichen Ebene erforschen
- freundlich, akzeptierend, humorvoll und neugierig die Gedanken betrachten
- Gedanken aufschreiben
- Gedanken etikettieren und Muster erkennen

Negative Gedanken können durch herausfordernde Gefühle wie Traurigkeit, Ärger oder Wut ausgelöst werden und auch wiederum auf die Gefühle verstärkend zurückwirken. Wir schauen nun, wie ein achtsamer Umgang mit Gefühlen aussehen kann.

5.3.4 Gefühle als Signale für Bedürfnisse

Zu fühlen und verschiedene Gefühle erleben zu können, bedeutet Lebendigkeit. Wir können mitschwingen und mit dem Leben in Resonanz und Verbindung sein. Wenn Menschen Depressionen oder Angststörungen erleben, dann ist der Umgang mit Gefühlen oft beeinträchtigt (Lammers, 2007).

Emotionale Probleme bei Ängsten und Depressionen:

- wenig fühlen und sich abgeschnitten von Gefühlen erleben
- überwältigt werden von Gefühlen, eine zu große Intensität, Kontrollverlust
- belastende Gefühle wie Panik, starke Traurigkeit, Ärger, Scham und Schuld
- fehlende positive Emotionen
- aversive Emotionen werden vermieden

- Die negativen Gefühle halten sehr lange an.
- Die erlebten Gefühle sind der Situation nicht angemessen.

Bei depressivem und ängstlichem Erleben bauen sich schnell Spiralen aus Gefühlen und Gedanken auf, die sich selbst verstärken. Dieses Zusammenspiel zu erkennen und zu entschärfen, ist ein wichtiges Ziel von MBCT. Gefühle weisen darauf hin, wie es uns geht und was wir brauchen. Sie sind Wegweiser zu unseren Bedürfnissen und die Grundlage unserer Motivation und unseres Handelns. Gefühle bestimmen mit, wie und was Menschen kommunizieren und wie sie sich in Beziehungen erleben und verhalten. Die emotionsbezogene Therapie (Lammers, 2007) unterstützt Menschen darin, biografisch gelernte Muster im Umgang mit Emotionen zu erkennen. Sie macht bewusst, welche Gefühle vermieden werden, verboten waren und sind. Ein gesundheitsförderlicher Umgang mit Emotionen wird vermittelt. Die psychotherapeutische Begleitung von Menschen, die einen MBCT-Kurs machen, ermöglicht, Emotionen mehr in den Blick zu nehmen und Wissen und erfahrungsbezogene Übungen anzubieten. Es wurde schon im Kapitel 1 darauf hingewiesen, wie achtsamkeitsbasierte Methoden in der DBT Menschen helfen, mit starken Gefühlsimpulsen besser umzugehen. Die DBT stellt ein ganzes Modul für das Thema Umgang mit Gefühlen bereit (Bohus & Wolf, 2009). Sipos und Schweiger (2012) betonen die Bedeutung der Achtsamkeit für die Emotionsregulation im Rahmen der Essstörungstherapie. Die Neurowissenschaftlerin und Psychologin Britta Hölzel verweist darauf, dass eine Achtsamkeitspraxis zu einer verbesserten Emotionsregulation führt (Hölzel & Brähler, 2015).

MBCT hilft im Umgang mit Gefühlen. MBCT vermittelt, was förderlich für einen guten Umgang mit Gefühlen ist. Kontinuierlich wird die differenzierte Wahrnehmung von Körperempfindungen, Gefühlen und Gedanken in den verhaltenstherapeutischen Übungen und auch in der Meditation geschult. Die beschriebenen Hindernisse gelten auch im Umgang mit Gefühlen. Emotionen können als sehr aversiv erlebt und dann bekämpft oder vermieden werden. Starke Zweifel gehen oft mit Scham und Schuldgefühlen einher. Auch das Erleben von angenehmen Gefühlen kann zu der Angst führen, sie gleich wieder zu verlieren. Es gibt die Sorge, dass Positives sofort wieder von Belastendem verdrängt wird. Möglicherweise besteht die Annahme, Gelingendes und Schönes nicht zu verdienen, nicht wertvoll genug dafür zu sein. Deshalb ist es wichtig, auch dem Angenehmen immer wieder Aufmerksamkeit zu schenken, es zu erlauben, es einzuladen und zu fördern, ohne einen Druck aufzubauen. In der siebten Kurswoche des MBCT-Programmes wird erkundet, wie der Umgang mit Aktivitäten die Stimmung positiv beeinflussen kann. Es wird erprobt, wie Handeln dazu führen kann, uns selbstwirksamer zu erleben und auch Freude, Stolz, Vitalität zu fühlen. Die Stärkung der Körperachtsamkeit schafft eine gute Grundlage für das Spüren und Regulieren von Emotionen. Durch achtsame Bewegung lassen sich aversive Stimmungen wandeln und positive gefühlsmäßige Zustände wie Kraft, Freude, Verbundenheit stärken und kultivieren. Eine Kursteilnehmerin fragte im Verlauf des Kurses: »Ich kenne mich gut aus mit negativen Gefühlen, aber was sind eigentlich positive Gefühle und wie spüre ich die?« Daraufhin brachte ich eine Liste mit Emotionswörtern mit und schrieb die

AB 3

zehn positiven emotionalen Zustände nach Barbara Frederickson (2011) an den Flipchart: Freude, Dankbarkeit, Heiterkeit, Interesse, Hoffnung, Vergnügen, Inspiration, Ehrfurcht, Stolz und Liebe. Im Dialog erkundeten wir die Qualitäten, erforschten, wie wir sie in der Meditation und im Leben erfahren. Es war eine sehr berührende und heitere Stunde.

Die Mettameditation und positive Emotionen. Frederickson schreibt und forscht auch zur Wirkung der Mettameditation (Frederickson, 2013) und betont, wie diese Meditation hilft, einfühlsam sich selbst zuzuwenden und positive Gefühle von Freude und Verbundenheit zu fördern. Sie geht davon aus, dass das Kultivieren positiver Emotionen zu einer inneren Stärkung führt, die langfristig auch im Umgang mit Herausforderungen hilft.

MBCT hilft im Umgang mit Gefühlen:

- Gefühle zu erkennen und im Körper zu spüren
- Gefühlen mit mehr Akzeptanz und Offenheit zu begegnen
- zu erkennen, wie Bewertung und Fühlen zusammenwirken
- zwischen Gefühlen, Gedanken und Körperempfindungen zu unterscheiden
- negative Spiralen von Gedanken und Gefühlen frühzeitig zu erkennen
- auch schmerzhafte Gefühle halten zu können
- positive Gefühle zu bemerken und zu kultivieren
- durch bewusstes Handeln positive Gefühle anzuregen
- Bedürfnisse wahrzunehmen und eine gelingende Selbstfürsorge zu entwickeln

Vielleicht lauschen wir auch nochmal, wie Kursteilnehmende die Wirkung von MBCT im Umgang mit Gefühlen einschätzen.

Beispiel

- »Ich kann einen Abend mit Freunden im Hier und Jetzt genießen, ohne zu bedauern, dass ich es früher nicht hatte und morgen vielleicht etwas anderes da ist.«
- »Wenn ich Angst spüre, dann kann ich differenzieren, was ist in meinen Gedanken, was fühle ich, was spüre ich in meinem Körper. Das ist für mich wie das behutsame Entschärfen einer Bombe.«
- »Ich habe durch MBCT gelernt, was ich machen kann, wenn Gefühle stark werden. Ich kann jetzt wählen, nehme ich erstmal Abstand, mache ich den 3-Minuten-Atemraum oder bewege ich mich erstmal. Ich kann mehr mit meinen Gefühlen sein, bekämpfe sie weniger. Ich habe auch gelernt, dass ich nicht immer wissen muss, warum ich ein Gefühl habe. Früher hat das dazu geführt, dass ich endlos über ein Gefühl nachgedacht habe. Ich habe gelernt, dass Gefühle auch wieder verschwinden, wenn ich nicht so viel denke und eingreife.«

5.4 MBCT macht resilient für zukünftige Herausforderungen

»Man kann nicht zweimal in denselben Fluss steigen.«
(nach Heraklit)

Durch den MBCT-Kurs lernen die Übenden, mit ihrer Aufmerksamkeit mehr in der Gegenwart zu sein. Die Entwicklung der Körperachtsamkeit ist hierbei zentral, den Körper zu spüren und sich der Erfahrung unmittelbar auf der körperlichen Ebene zuwenden zu können. In der fünften Kurswoche wird eine herausfordernde Erfahrung in der Meditation erkundet. Man könnte sagen, es findet eine bewusste Zuwendung zum Schwierigen statt, eine achtsame Konfrontation, ein direkter Kontakt mit dem herausfordernden Erleben. In einer angeleiteten Sitzmeditation werden unangenehme Gedanken, Gefühle oder auch Schmerzen im Körper bemerkt und auf der körperlichen Ebene erforscht. Es ist auch möglich, sich eine schwierige Situation der letzten Zeit zum Üben in die Meditation hinein zu holen und zu erkunden, welche Gedanken, Gefühle und Körperempfindungen damit verbunden sind. Auch hier wird die Erfahrung auf der körperlichen Ebene erkundet. Begleitend sind dabei folgende Fragen. Wo spüre ich die Herausforderung im Körper? Wie fühlt es sich dort an? Was geschieht, wenn der Atem durch diese Körperregion hindurchströmt? Verändern sich die Empfindungen, wenn sie mit Freundlichkeit betrachtet werden? Es wird mit einer Haltung von Interesse und Wohlwollen geübt. Vielleicht findet sie Ausdruck in einem inneren Satz wie: »Was immer in meiner Erfahrung da ist, ich möchte mich dafür öffnen, mich dem zuwenden.« Hierbei werden die im Kurs erworbenen neuen Strategien angewandt. Der Atem dient als Anker, die geschulte Körperachtsamkeit lässt im Körper verweilen. Es gibt dabei immer die Möglichkeit, den Fokus zu verändern, etwas Abstand zu nehmen oder die Augen zu öffnen. Das Schwierige kann nur erforscht werden, wenn wir uns nicht in einem Strudel verlieren. Im Anschluss an die Meditation findet ein Austausch über die Erfahrungen statt, der oft sehr berührend ist. Hier einige Beispiele.

Beispiel

»Ich habe vorher Angst gehabt, dass ich überwältigt werde, dass ich es nicht schaffe. Mir hat geholfen, immer wieder meinen Körper zu spüren. Der körperliche Schmerz hat sich gewandelt, verändert. Aber ich glaube, das Wichtigste war, dass ich dabei geblieben bin und freundlich mit mir und der Erfahrung sein konnte. Eine stärkende Erfahrung.«

»Ich habe mir eine sehr herausfordernde Situation, ein größeres Thema in die Meditation geholt und habe damit geübt. Ich hatte irgendwie das Zutrauen, dass ich das kann, dass ich damit umgehen kann. Ich habe gespürt, dass ich mich annähern kann und wieder Abstand nehmen kann. Dann kamen plötzlich Tränen, die konnte ich da sein lassen, ohne zu analysieren wie sonst. Ich konnte es spüren, ohne noch mehr Angst zu bekommen wie früher.«

»Die Möglichkeit wählen zu können, ist für mich so wichtig gewesen. Ich kann mich näher heranwagen an die schwierigen Erfahrungen, ich kann aber auch die Augen aufmachen und nach außen blicken. Das hat mich unglaublich entlastet. Zunächst kam wieder Angst beim Atmen und dann habe ich mir erlaubt, das zu spüren, kurz die Augen geöffnet, wieder geschlossen und dann konnte ich gut dabei bleiben. Ich bin richtig stolz, dass mir das gelungen ist. Das wird wegweisend sein für mich.«

Im Anschluss an die Meditation »Das Schwierige erkunden« tauschen wir uns darüber aus, wie Menschen gewohnheitsmäßig oft auf Schmerzen und Schwieriges reagieren. Strategien von Ablenkung, Flucht, Vermeidung, aber auch Zähne zusammenbeißen und Kämpfen oder der Versuch, durch Denken eine Lösung zu finden, werden benannt. Selbstabwertung oder Abwertung anderer Menschen werden als Strategie thematisiert. Es ist wichtig, dass dieser Austausch nach einer längeren Meditation und wertschätzend erfolgt. Oft wird dieser Dialog als sehr entlastend erlebt. Auch wenn die alten Bewältigungsmuster weitestgehend nicht hilfreich sind, so sind sie doch menschlich und werden deshalb gewählt, weil nichts anderes eingeübt wurde und zur Verfügung stand. Am Flipchart werden dann neue achtsamkeitsbasierte Strategien gesammelt, die es ermöglichen, hilfreich mit dem Schwierigen in der Meditation zu sein und umzugehen. Abbildung 5.3 zeigt verschiedene Möglichkeiten, sich auf eine bewusste Art und Weise zum Herausfordernden in Beziehung zu setzen. Dabei wird deutlich, wie heilsame Haltungen und Übungen im Umgang mit dem Schwierigen helfen.

Die verschiedenen Strategien sollen kurz benannt werden. Zentral ist es, sich dem Schwierigen bewusst zuzuwenden, ihm Raum zu geben. Die herausfordernde Erfahrung bekommt Platz, ihr wird mit wohlwollender Akzeptanz begegnet. Sie kann liebevoll gehalten werden. Das Herausfordernde kann auf der körperlichen Ebene erforscht werden. Wenn es zu schwierig wird, stehen immer Wahlmöglichkeiten zur Verfügung wie die Übungen der äußeren Achtsamkeit (Hören, Sehen), auch achtsame Bewegung kann helfen. Ein flexibler Umgang mit der Aufmerksamkeit ist hilfreich, eine Fokussierung, z. B. beim Atem ist möglich oder eine Erweiterung des Fokus. Man kann näher an die Erfahrung herangehen oder auch eine bewusste gute Distanz einnehmen, um mit dem Schwierigen zu sein. Wichtig ist, dass die Erfahrung nicht vermieden wird. Auch wenn man innerlich etwas Distanz nimmt, bleibt man verbunden mit dem Körper, der Atmung und der gegenwärtigen Erfahrung. Sowohl im Alltag als auch in der Meditation kann man sich schrittweise der Herausforderung zuwenden. Entscheidend ist immer ein frühzeitiges Bemerken, dafür ist die Übung des 3-Minuten-Atemraums sehr gut geeignet. Signale, die auf negative Gedanken, Gefühle und Selbstabwertung hinweisen, können rechtzeitig wahrgenommen werden, somit wird destruktiven Kreisläufen vorgebeugt. Im Alltag kann dann auch ein bewusstes, beherztes Handeln eine gute Strategie sein, mit Herausforderndem umzugehen. So kann es hilfreich sein, Dinge zu tun, die Freude machen oder das Gefühl geben, etwas zu schaffen und zu bewältigen. Die Basis für einen förderlichen Umgang mit Schwierigem ist die Entschlossenheit, sich der Erfahrung zuzuwenden und sie spüren zu wollen.

AB 8

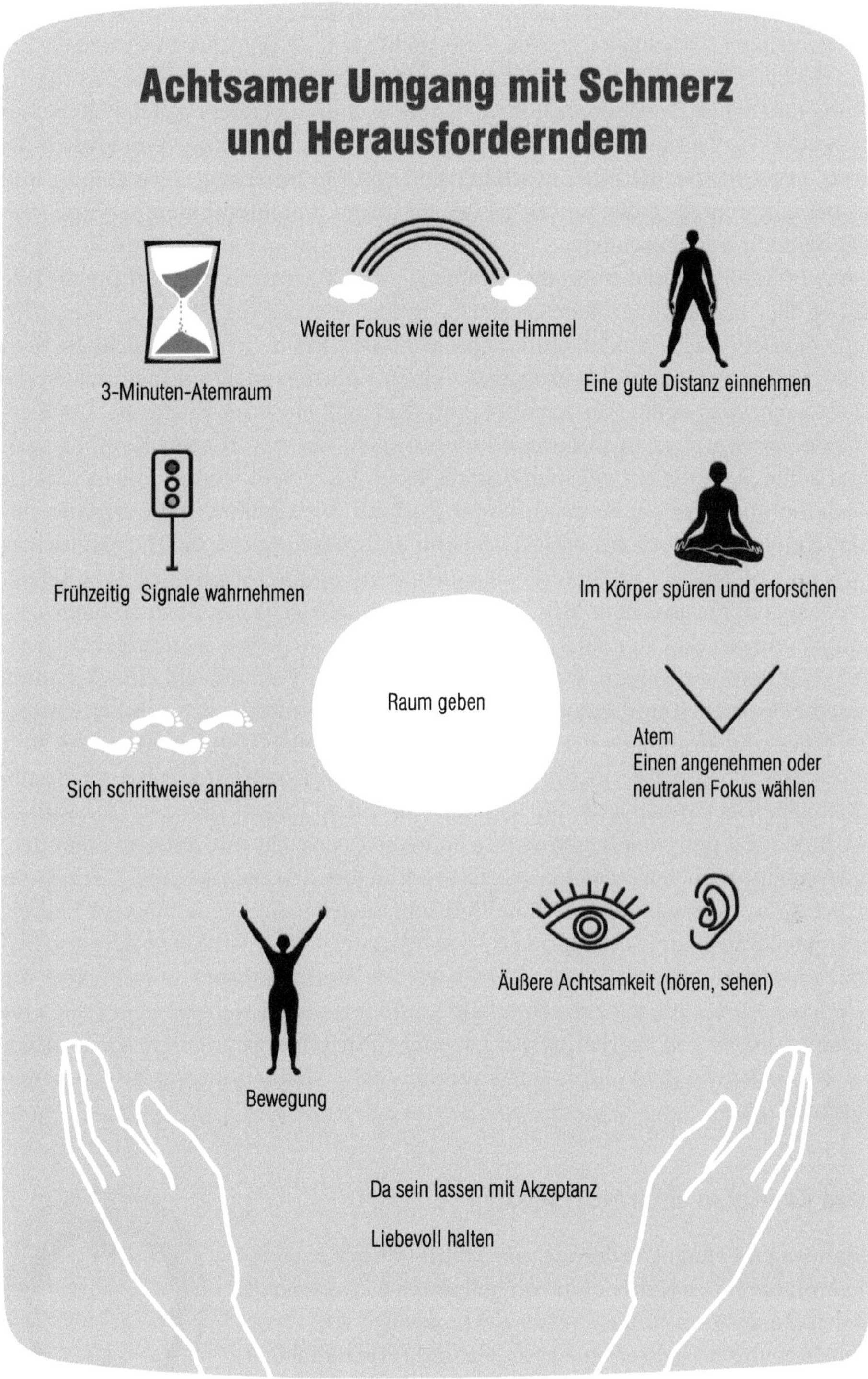

Abbildung 5.3 Achtsame, meditative Möglichkeiten im Umgang mit Herausforderndem

Sich auf eine neue, offene und freundliche Art in Beziehung zu setzen, ist das Entscheidende. Die neuen Möglichkeiten sollen dabei nicht als Tools eingesetzt werden, die Erfahrung doch wieder zu bekämpfen und loswerden zu wollen. Wir öffnen uns für die Erfahrung und gehen bewusster mit ihr um, aber es muss sich nicht gleich alles besser anfühlen oder das Schmerzliche verschwunden sein. Dies ist wichtig, damit durch die Hintertür nicht wieder die alten Mechanismen von Optimierung, Vermeidung und Kampf hereinkommen. Oder besser gesagt, sie dürfen hereinkommen, werden aber bewusst bemerkt und entschärft.

MBCT ist ein Resilienz- und Kompetenztraining. MBCT wird als Rückfallprophylaxe formuliert. Der Hypnosystemiker Gunter Schmidt weist auf die negative, suggestive Wirkung des Begriffes »Rückfall« hin (Schmidt, 2004). Mit dem Wort »Rückfall« wird angenommen, man fällt, und das suggeriert einen Kontrollverlust und Ohnmacht. Es impliziert auch, dass es ein Zurückfallen und demnach ein Rückschritt sei. Doch erneutes Erleben von Herausforderungen nimmt nicht die erworbenen Kompetenzen weg und sollte auch als ein gegenwärtiges Erleben betrachtet werden, nicht einfach als Wiederholung oder ein zu erwartender Rückfall. Vielleicht sind die hypnosystemischen Anregungen auch für MBCT sinnvoll und passen gut zu der Sichtweise, depressives und ängstliches Erleben als allgemeinmenschliche Möglichkeiten zu sehen. Durch die Teilnahme an einem MBCT-Kurs werden die eigenen Erfahrungen bewusster wahrgenommen und Signale früher erkannt. Die Erfahrungsvermeidung kann aufgegeben oder bemerkt werden, wenn sie stattfindet. MBCT ermöglicht eine Zunahme an innerer Bewusstheit und Kraft und kann in diesem Sinne als achtsamkeitsbasiertes Resilienz- und Kompetenztraining verstanden werden. Das Gelernte sollte zum Schluss eines MBCT-Kurses nochmal individuell zusammengefasst werden, am besten schriftlich. Hierbei können auch Einzelgespräche helfen. Entscheidend ist, die Signale für zunehmende Angst oder beginnendes, depressives Erleben frühzeitig zu erkennen. Sie sind manchmal auch als Zeichen für fehlende Selbstfürsorge zu sehen. Dann kann es nützlich sein, zu fragen, über welche Bedürfnisse gehe ich gerade hinweg? Hilfreiche, erprobte Strategien, Haltungen und Methoden werden schriftlich notiert und immer mal wieder erinnert und auch aktualisiert. Die Meditationspraxis sollte über die 8 Wochen des Kurses hinaus aufrechterhalten und fortgesetzt werden. Hier fehlen oft noch gute Angebote von Vertiefungskursen oder Auffrischungsmodulen. Im nächsten Kapitel wird beleuchtet, was hilft, eine kontinuierliche Meditationspraxis aufzubauen und fortzusetzen.

AB 7

5.5 Das Kapitel in einer Nussschale

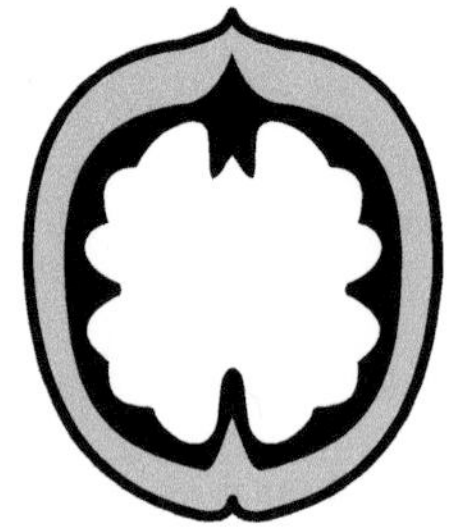

- Heilsames und Herausforderndes sind untrennbar miteinander verbunden. Das Kultivieren von heilsamen Faktoren hilft, mit den Herausforderungen besser umzugehen.
- Qualitäten von Seinlassen, Neugier, Geduld, Freundlichkeit, Freude und Vertrauen sind heilsame Geisteszustände, sie lassen sich in der Meditation und im Leben kultivieren.

- In der Mettameditation lassen sich Wohlwollen und Freundlichkeit einüben. Individuelle Zugänge zu den Herzensqualitäten ermöglichen ein authentisches Üben. Die Herzmeditation kann auch in Kontakt mit altem Schmerz bringen, hier hilft eine behutsame, traumasensitive Anleitung. Mit der Mitgefühlspause wird ein freundliches Innehalten für herausfordernde Situationen im Alltag möglich.
- Beim Lernen von Meditation tauchen Hindernisse auf. Das Erkennen von Ungeduld, Trägheit, Aversion, Haben-Wollen und Zweifel ermöglicht, geschickter mit den Hürden umzugehen. Die heilsamen Qualitäten sind wirksame Medizin im Umgang mit den herausfordernden Aspekten.
- Die lange Sitzmeditation ermöglicht es, sich jedem Aspekt der Erfahrung zuzuwenden und ihr Raum zu geben. Das Üben des offenen Gewahrseins macht vertraut mit der Erweiterung des Aufmerksamkeitsfokus. Keine Erfahrung wird direkt anvisiert, sondern der sich ständig verändernde Erfahrungsstrom wird wahrgenommen. In der langen Sitzmeditation tauchen unvermeidbar Hindernisse auf, mit denen geübt werden kann.
- Gedanken sind keine Tatsachen und Wahrheiten. Die Übenden lernen, die Gedanken da sein zu lassen und sie nicht zu bekämpfen. Die Fokussierung beim Körper und Atem ermöglicht es, sich gelassener und präsenter den Gedanken zuwenden zu können. Sie können dann auch in der Meditation erkundet werden, das Etikettieren hilft dabei, die Gedanken einzuordnen. Durch das Benennen, Erkunden von Gedankenmustern und auch Aufschreiben von automatischen Gedanken, lockert sich die Überidentifikation mit den Gedanken. Nicht die Gedankeninhalte, sondern die Beziehung zu den Gedanken wird verändert.
- Gefühle machen auf unsere Bedürfnisse aufmerksam. Eine akzeptierende Validierung der Gefühle wird eingeübt. Die Kultivierung der Körperachtsamkeit hilft, Gefühle besser zu spüren und auch von Gedanken und Körperempfindungen differenzieren zu lernen. So können auch herausfordernde und schmerzliche Gefühle zugelassen und gehalten werden. Die Stimmung kann positiv durch bewusstes Handeln beeinflusst werden.
- MBCT stellt verschiedene Möglichkeiten zur Verfügung, mit schmerzhaften und herausfordernden Erfahrungen umzugehen. Signale, die auf eine beginnende depressive Episode hinweisen, können frühzeitiger bemerkt und hilfreicher beantwortet werden. MBCT kann als ein Kompetenz- und Resilienztraining gesehen werden, das hilft, auch mit zukünftigen Herausforderungen bewusst umzugehen. Am Ende des MBCT-Kurses sollte eine individuelle Rückschau erfolgen und schriftlich erste Signale von Angst und Depression und hilfreiche Methoden und Haltungen festgehalten werden. Es gilt, die Meditationspraxis fortzusetzen und zu vertiefen.

6 MBCT – ein Wechselspiel von Lernen und Lehren

Beispiel

Eine MBCT-Kursteilnehmerin meldet nach dem Kursende zurück: »Das A und O ist das Üben. Und durch das Üben hat sich wirklich etwas bewegt.«

Das Lernen in einem MBCT-Kurs ist ein erfahrungsbasiertes Lernen. Die eigene, tägliche Meditationspraxis und auch das gemeinsame Meditieren im Kurs sind dabei zentral. Aus dem Üben heraus entstehen Fragen, die im Austausch erkundet werden. Auch die Theorie erwächst aus der Übungserfahrung und bereichert und vertieft diese. Die klare Kursstruktur und das begleitende didaktische Material, das Arbeitsbuch und die Audiodateien bieten einen haltgebenden Rahmen für den Lernprozess. Struktur und Freiraum wirken dabei zusammen und ermöglichen ein selbstbestimmtes, praxisorientiertes Lernen. Um MBCT-Kurse kompetent vermitteln zu können, benötigt es sowohl klinisch-therapeutisches Wissen und viel Erfahrung als auch die Verwurzelung in der eigenen Achtsamkeitspraxis. Wir werden erkunden, welche Kompetenzen es zur Vermittlung von MBCT braucht und wie diese verinnerlicht und verkörpert werden können. Auch für die MBCT-Lehrerin ist die eigene Übungspraxis zentral, sie leitet den Kurs auf der Basis der eigenen jahrelangen Meditationserfahrung an. Das tägliche Üben der Meditationen wird oft einfach vorausgesetzt. Doch die Erfahrung zeigt, wie schwierig es ist, Gewohnheiten umzustellen und eine regelmäßige Übungspraxis aufzubauen und auch aufrecht zu erhalten. Deshalb soll die Kunst des bewussten Übens selbst in den Blick genommen werden. Was braucht es, um eine tägliche Meditationspraxis aufzubauen? Welche Herausforderungen und Hindernisse sind dabei zu erwarten? Wie lässt sich auch nach Ende eines 8-Wochen-Kurses die Meditation aufrecht erhalten und vertiefen?

6.1 Didaktik in der MBCT-Struktur und Freiraum

Die Teilnahme an einem MBCT-Kurs ist ein besonderer Lernprozess, der in diesem Abschnitt beleuchtet werden soll. Interessant ist dabei das Zusammenspiel von Struktur und Freiraum. Durch das tägliche Üben der Meditationen und auch das gemeinsame Meditieren im Kurs findet das Lernen sehr erfahrungsbasiert statt. In Abbildung 6.1 sehen Sie die verschiedenen didaktischen Aspekte des Lern- und Wachstumsprozesses von MBCT. Zentral ist die formelle Übungspraxis.

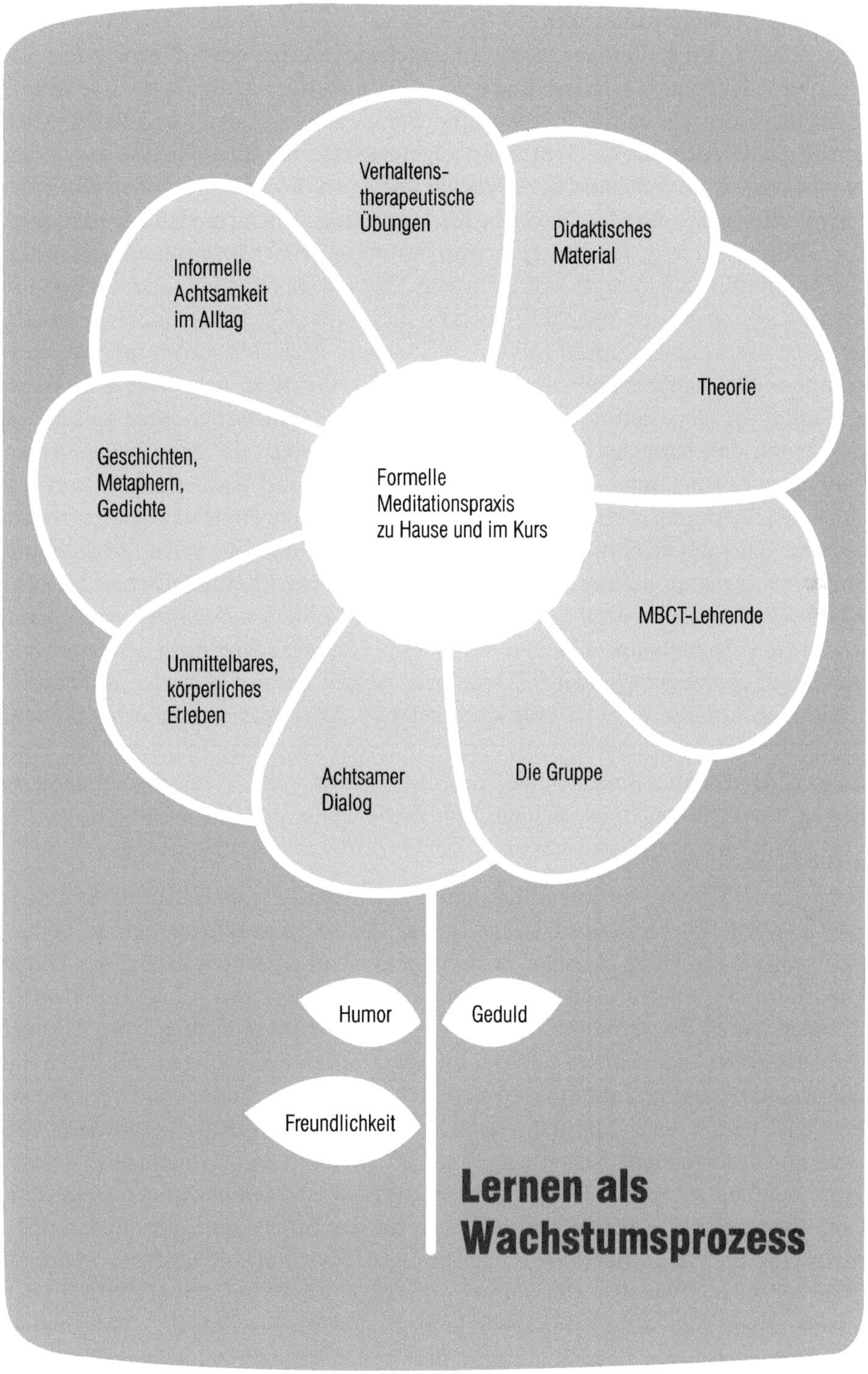

Abbildung 6.1 Didaktische Elemente des MBCT-Kurses

Die formellen Meditationsübungen

Als formelle Meditationsübungen werden die Methoden verstanden, die mit einer Audioanleitung täglich geübt werden: Body Scan, Formen der Sitzmeditation, achtsame Bewegung und Gehmeditation. Diese Audiodateien sind von der Kursleiterin selbst aufgesprochen. Die Stimme der MBCT-Lehrerin begleitet die Übenden also durch den gesamten Kurs. Erst zum Schluss des Trainings beginnen die Teilnehmenden ohne Audiodateien selbständig die Meditationen durchzuführen. Die formellen Meditationen im MBCT-Kurs sind lang, eine kurze Atemmeditation dauert 10 Minuten, ansonsten sind die Meditationen bis zu 45 Minuten lang. Die Dauer der Meditation bringt die Übenden mit Herausforderungen und Grenzen in Kontakt. Die Kursteilnehmer lernen, was der Geist tut, wenn Ungeduld aufkommt oder eine starke Müdigkeit spürbar wird. Sie erkennen, wie sie auf diese herausfordernden Erfahrungen reagieren. Und wenn in der Meditation Wege gefunden werden, mit diesen Herausforderungen zu sein, so stärkt das auch den Umgang damit im Alltag. Das Meistern der Schwierigkeiten in der Meditation bereitet den Nährboden für Entwicklung und Wachstum. Die formellen, langen Meditationen erfordern den Aufbau einer eigenen täglichen Übungspraxis. Es ist oft zunächst ungewohnt, sich täglich eine Stunde Raum für Selbstfürsorge und Selbstwahrnehmung zu nehmen. Diese Entwicklung einer kontinuierlichen Meditationsroutine ist für die meisten Menschen, die mit Meditation beginnen, nicht ganz leicht, weil Gewohnheitsumstellungen nötig sind. Für Menschen mit Depressionserfahrungen gibt es dabei besondere Herausforderungen. Innere kritische und abwertende Stimmen können dem Üben entgegenstehen, Konzentrationsschwierigkeiten, viele Gedanken und herausfordernde Gefühle erschweren das tägliche Üben. Hier braucht es Unterstützung im Kurs und Ermutigung durch die Leitung. Neben den formellen Meditationsübungen ist auch das informelle Üben im Alltag wichtig.

Informelle Übungen im Alltag

In informellen Übungen werden Alltagshandlungen mit bewusster Aufmerksamkeit durchgeführt, z. B. Treppensteigen, Geschirrspülmaschine ausräumen oder Zähneputzen. Achtsamkeit im Alltag bedeutet, wirklich anwesend zu sein, während wir Dinge tun. Die informelle Achtsamkeit ist wichtig, um Meditation und Alltag miteinander zu verbinden. Auch die verhaltensorientierten Beobachtungsaufgaben, zum Beispiel das Beobachten der angenehmen und der unangenehmen Erfahrungen verbinden die formelle Meditationspraxis mit unseren alltäglichen Wahrnehmungs- und Verhaltensmustern. Die Übung des 3-Minuten-Atemraums sorgt auch für die Verbindung von formeller und informeller Meditationspraxis. Negativspiralen, Grübeln und Selbstabwertung können somit frühzeitiger erkannt werden und ein bewussteres Handeln kann entstehen. Doch es fällt oft schwer, sich an das Innehalten und die bewusste Wahrnehmung bei Alltagshandlungen zu erinnern. Hier hilft didaktisches Material. Zum Beispiel gebe ich für den Atemraum Postkarten aus, die ein schönes Bild auf der Vorderseite zeigen und auf der Rückseite kurz die Übung beschreiben. Die Kursteilnehmer nehmen mehrere dieser Karten mit und stellen sie an verschiedenen Orten als Erinnerungsanker auf, um im Alltag an das Üben erinnert zu werden.

Die Bedeutung der inneren Haltung

Sowohl bei der formellen Meditationspraxis als auch bei den informellen Übungsmethoden ist nicht nur entscheidend, was, sondern auch wie geübt wird. Die Art und Weise des Übens beinhaltet die Kultivierung innerer Haltungen von Humor, Geduld, Anfängergeist oder Freundlichkeit. Bei depressiven und auch ängstlichen Menschen sind aber oft Selbstzweifel, Vorsicht, Unsicherheit und Selbstkritik stark ausgeprägt. Beim Üben von Meditation werden diese alten, vertrauten Haltungen natürlich auch aktiviert. Sie hindern manchmal sogar daran, überhaupt zu üben. Die Vermittlung der hilfreichen Qualitäten des Übens wird durch unterschiedliche didaktische Faktoren ermöglicht. Die MBCT-Lehrerin verkörpert die heilsamen inneren Haltungen so gut wie möglich und fungiert somit als Modell. Die Art des Sprechens ist wichtig. Durch bewusste Formulierungen, die Wahlmöglichkeiten und Selbsterkundungen zulassen, vermitteln sich Humor, Freundlichkeit und Geduld. Die Teilnehmenden achten sehr darauf, wie die MBCT-Anleiterin mit sich selbst umgeht. Ist sie humorvoll mit eigenen Schwächen, kann sie Fehler eingestehen und eigene Unsicherheiten zeigen, ohne die haltgebende Rolle aufgeben zu müssen? Für die Übenden ist es hilfreich, die Wirkung der inneren Haltung in der Meditation zu erkunden. Was verändert sich, wenn ich freundlich meinen Atem wahrnehme, wie fühlt sich eine freundliche Haltung im Körper an? Woran merke ich, dass ich verbissen übe und mich zu sehr anstrenge? Wie fühlt es sich an, wenn ich geduldiger mit mir bin? Die Qualität des Anfängergeistes ist innerhalb einer Meditation, aber auch im Verlauf des gesamten Kurses wichtig. Ein Anfängergeist ist ein offener, frischer Geist, der sich immer wieder der Erfahrung neu zuwendet und sich erlaubt, etwas Neues zu entdecken und auch das scheinbar Vertraute erneut zu sehen. Die Möglichkeit, immer wieder neu beginnen zu können, ist entlastend. Der Anfängergeist erinnert auch daran, dass die Gegenwart entscheidend ist für Resonanz und das Gefühl von Lebendigkeit.

Beispiel

»Das Wort ›Anfängergeist‹ habe ich zuvor noch nie gehört. Aber ich nehme es aus diesem Kursabend mit. Mir gefällt die Möglichkeit, immer wahrnehmen zu können, was jetzt gerade eigentlich geschieht. Ich hatte den Anspruch, alles wissen, alles können zu müssen. Mir den Anfängergeist zurückzuerobern, ihn als Kraft zu sehen, das würde mir guttun.«

Die Art und Weise, wie wir etwas tun, wie wir üben, mit welcher inneren Ausrichtung wir handeln, verwandelt das Tun und die Erfahrung. Für viele Kursteilnehmende ist das eine ganz wichtige Erkenntnis. Das nächste Beispiel zeigt, wie ein Vergleich, ein Bild, um an die innere Haltung von Geduld zu erinnern, hilfreich sein kann.

Beispiel

Frau M. empfindet sich oft als ungeduldig und will sofort Ergebnisse sehen, auch in der Meditation: »Sie haben gesagt: ›Das Gras wächst auch nicht schneller, wenn man dran zieht.‹ Und plötzlich wurde mir klar, wie sehr ich an mir selbst ziehe und zerre. Ich will das Lernen beschleunigen, und ich will mich auch immer anders haben, mich verbessern und akzeptiere mich und die Zeit, die ich brauche, gar nicht.«

Dieses Zitat macht deutlich, wie hilfreich kleine Geschichten, Vergleiche und Metaphern für das Lernen sein können. Wir werden uns diesem Aspekt jetzt zuwenden.

Geschichten und Metaphern

In buddhistischen Traditionen werden oft Metaphern, bildliche Vergleiche, Gedichte und Geschichten genutzt. Das bildliche Sprechen ermöglicht einen unmittelbaren Zugang zu Erkenntnissen und Weisheit. Ein eher abstrakter Inhalt wird plötzlich sofort begreifbar. Gedichte und Geschichten können uns emotional berühren und etwas Hilfreiches anstoßen. Oft habe ich es erlebt, dass ein Gedicht nach einer Meditationsphase im Schweigen mich stark berührt und mich tief erreicht, weil ich so offen bin, wirklich zu hören, mit meinem ganzen Körper. An Geschichten und Metaphern können wir uns auch gut erinnern und haben sie zur Verfügung, wenn wir sie brauchen.

Die folgende Geschichte gewährt einen Zugang zum Thema Festhalten.

Geschichte

Das Mädchen

Zwei Mönche befanden sich auf Wanderschaft. Es regnete in Strömen und die Straßen waren voller Schlamm und Unrat. An einer Weggabelung bemerkten sie ein junges Mädchen in einem kostbaren Kimono, das versuchte die Straße zu überqueren, angesichts des Schlammes jedoch immer wieder davor zurückschreckte. Kurzerhand ging einer der Mönche auf das Mädchen zu, nahm es auf seine Arme und trug es über die Straße. Schweigend setzten die Mönche ihre Wanderschaft fort, bis sie endlich in einem Kloster eine Unterkunft für die Nacht gefunden hatten. Da platzte es aus dem anderen Mönch heraus: »Du weißt doch genau, dass uns Mönchen die Nähe zu Frauen untersagt ist. Wie konntest du das Mädchen nur über die Straße tragen?«. »Ich habe das Mädchen wieder abgesetzt«, bekam er zur Antwort, »doch du, so scheint es mir, du trägst es noch immer.« (Das Lied der Pfirsichblüte, 2019)

Beim Meditieren und auch im Leben ist die Qualität des Loslassens wichtig. Vielleicht hat der eine Mönch den gesamten Tag mit Grübeln und Ärger verbracht, der dann am

Abend aus ihm herausbricht. Die Geschichte enthält eine universelle Weisheit und wie ein Witz endet sie in einem überraschenden Moment. Die Möglichkeit zur Identifikation mit einem oder beiden der Protagonisten entsteht. Wir können eine Geschichte auf uns beziehen, müssen es aber nicht. Sie ist wie ein Impuls, der aufgegriffen werden kann. Metaphern und Geschichten lassen Raum, für eigene Assoziationen und Interpretationen. Menschen erzählen sich auch selbst permanent Geschichten. Die Narrative, die wir uns selbst erzählen, über uns und andere. Wenn Menschen zu Depressionen und Ängsten neigen, sind diese Selbstnarrative oft negativ, repetitiv und sie neigen dazu, sich ungünstig zu verfestigen. MBCT gibt die Möglichkeit, auch diese Geschichten mehr in den Blick zu nehmen und zu überprüfen, wie sie sich auswirken. Im Kursgeschehen und gemeinsamen Übungsprozess ist das Erzählen der unmittelbaren Erfahrung interessant. Die biografischen Geschichten und Selbsterzählungen treten eher in den Hintergrund. Sie sind nur insofern Teil des Kurses, wie sie im meditativen Prozess auftauchen oder sie uns als Muster bewusst werden. Die Teilnehmenden wissen oft nicht, in welchen Berufen die anderen arbeiten oder wie sie leben, das lässt einen Erfahrungsraum entstehen, der freier von festlegenden Narrativen und Kategorien ist.

Das unmittelbare, körperliche Erleben

Das Lernen im MBCT-Kurs ist erfahrungs- und körperbezogen. Von Anfang an, mit dem Üben des Body Scans, dann durch achtsame Bewegung und die Wahrnehmung des Atems wird die Wahrnehmung des Körpers gestärkt und eine neue Art der Selbstwahrnehmung und auch des Wissens vermittelt. Ein Wissen, das sich nicht ausschließlich aus kognitiven Fakten speist, sondern im unmittelbaren, körperlichen Erleben verankert ist. Auch im Umgang mit Herausforderungen ist die Verankerung im Körper sehr hilfreich, hier können wir Sicherheit und Halt spüren und auch das Schmerzliche auf der körperlichen Ebene erkunden.

Didaktisches Material

Das didaktische Material bringt Struktur in den Lernprozess. Das Arbeitsbuch zu einem MBCT-Kurs begleitet die Übenden durch die 8 Wochen. Theoretische Erläuterungen, z. B. zu den Themen Achtsamkeit, Depression, zu den einzelnen Meditationen und zu Herausforderungen beim Meditieren und inneren heilsamen Haltungen strukturieren die Lerninhalte und helfen dabei, die eigenen Meditationserfahrungen zu reflektieren und zu verstehen. Die Erfahrung wird damit in einen theoretischen Bezugsrahmen gestellt. Die Audiodateien sind von der Kursleitung selbst erarbeitet und aufgesprochen. Die Stimme der MBCT-Lehrerin unterstützt also die Übenden auch zu Hause. Für die Yogaübungen und die Übung des 3-Minuten-Atemraums habe ich anschauliche Übungskarten entwickelt, die die Kursteilnehmer bekommen und zu Hause nutzen können. Ich begreife das Lehrmaterial wie ein Geländer, das Halt gibt, um den eigenen Übungsweg zu beschreiten.

Lernen in der Gruppe

MBCT ist als Gruppenkurs konzipiert. Das Lernen in der Gruppe bietet viele Vorteile. Menschen mit Depressionen und Ängsten fühlen sich oft alleine und isoliert. Sie haben das Gefühl, dass nur sie mit bestimmten Herausforderungen des Lebens nicht zurechtkommen. Plötzlich erleben Teilnehmende, dass bestimmte Denk- und Verhaltensmuster nicht persönliches Versagen, sondern Symptome einer Depression oder Angsterkrankung sind. Man würde auch niemandem mit einer Grippe vorwerfen, dass er Fieber hat. So erkennen die Gruppenmitglieder, dass automatische, negative Gedanken ein Faktor der depressiven Erfahrung sind. Depressionen, chronische Schmerzen, Ängste werden als geteilte Erfahrungen spürbar. Gleichzeitig stärkt die Teilnahme an einem Gruppenkurs die Motivation, etwas zu tun, etwas Neues zu lernen und sich auf Veränderung einzulassen. Neben den Gemeinsamkeiten werden auch Unterschiede und die vielfältigen Möglichkeiten, mit Erfahrungen zu sein, erlebbar. Es entsteht ein Prozess des miteinander und voneinander Lernens. Verbundenheit wird in der gemeinsamen Meditation und auch im Austausch erfahrbar. Wie schon betont, sind der Aufbau einer Meditationspraxis und das tägliche Üben nicht einfach. Hier motiviert die Gruppe, dranzubleiben. Der Kurs wird als gemeinsamer Weg begriffen, der auch die individuelle Entwicklung stärkt. Die folgenden Zitate zeigen, wie Kursteilnehmer das Üben in der Gruppe wahrnehmen.

Beispiel

»Es fällt mir leichter in der Gruppe zu meditieren und zur Ruhe zu kommen. Ich fühle mich getragen von der Gruppe, auch in der Stille. Außerdem ist das Kurstreffen wie eine Erlaubnis, mich um mich selbst zu kümmern, weil die anderen das Gleiche tun.«

»Manchmal höre ich nur zu und dann denke ich, das hätte auch ich so formulieren können. Ich fühle mich verstanden und zugehörig. Dann bekomme ich wieder Anregungen und denke, ach, so kann man das auch sehen, das ist ja interessant.«

»Ich kann hier so sein wie ich bin. Ich darf kommen, wenn ich müde bin oder traurig. Es ist auch gut, dass ich mich in der Gruppe um mich selbst kümmern darf. Ich muss mich nicht wie sonst um alle anderen kümmern und dann erst komme ich. Sondern, wenn ich mich hier um mich kümmere, bin ich sogar hilfreich für die anderen.«

Achtsamer Dialog und Inquiry

Die Prinzipien der achtsamen Kommunikation (Kramer, 2009) gelten auch für den Austausch in einem MBCT-Kurs. Nach dem Üben der Meditationen gibt es immer Raum für Dialog. Hierbei sind alle Erfahrungen gleichermaßen willkommen. Wenn Teilnehmende bereichernde und angenehme Erfahrungen in den Meditationen machen, sind diese genauso wertvoll wie herausfordernde und schmerzvolle Erlebnisse. Das Entscheidende ist der bewusste Zugang zu der eigenen Erfahrung unabhängig von Inhalten oder emotionaler Färbung. Natürlich wünschen sich alle Teilnehmenden, dass es ihnen gut geht, dass sie etwas lernen. Sie profitieren aber auch sehr davon, dass es keinen Druck gibt, bestimmte Erfahrungen machen zu müssen. Das Lernen im MBCT-Kurs wird als Prozess, als Reise erfahren, in der es herausfordernde, schwierige, langweilige und beglückende Reiseetappen gibt. Der achtsame Austausch findet in der gesamten Gruppe und auch in Kleingruppen statt. Durch erforschendes Sprechen, das durch die Kursleiterin angeleitet wird, entsteht eine Reflexion, die immer mit dem unmittelbaren Erleben in Verbindung bleibt. Erkenntnisse können deutlicher werden, ein Transfer für den Alltag kann gelingen.

Es gibt keine Verpflichtung zum Sprechen, sondern ein Raum für Austausch und die Erkundung der Erfahrung wird zur Verfügung gestellt. Das Inquiry hilft, die Meditationserfahrungen bewusst zu machen und zu explorieren. Offene Fragen laden zur Erkundung ein: Was haben Sie erlebt? Was ist gerade da? Mögen Sie noch etwas mehr darüber sagen? Dabei werden die Übenden ermutigt, die eigenen Muster und die eigene Reaktivität kennen zu lernen. Auch ein Transfer zum Umgang mit depressivem Erleben wird möglich. Wie das folgende Beispiel zeigt, wird die Teilnehmerin als Expertin für ihre eigene Erfahrung angesehen.

Beispiel

MBCT-Lehrerin:	Wie haben Sie den Body Scan heute erlebt?
Kursteilnehmerin:	Ich bin überrascht, ich bin zur Ruhe gekommen, konnte mich fallen lassen und hatte wenig Schmerzen im Rücken.
MBCT-Lehrerin:	Und welche Bedingungen gab es für diese Erfahrung? Was hat diese Erfahrung ermöglicht?
Kursteilnehmerin:	Ich habe mich nicht unter Druck gesetzt, ich war einverstanden damit, was ich fühle und dass ich auch manchmal wenig spüre. Außerdem habe ich heute ganz bewusst andere Kissen gewählt und eine gute Polsterung, ich habe mir mehr Zeit genommen, wirklich bequem zu liegen.
MBCT-Lehrerin:	Wenn Sie nachspüren, was kann an der Erfahrung hilfreich sein für das weitere Üben?
Kursteilnehmerin:	Freundlicher mit mir zu sein, ist, glaube ich, der Schlüssel. Mich mehr auf das einzulassen, was gerade ist und mich nicht so sehr unter Druck zu setzen. Auch nicht so mechanisch alles zu machen, sondern mich bewusst hinzusetzen oder zu legen. Mir auch erlauben, dass es mir gut gehen darf.

Die verhaltenstherapeutischen Übungen

Die verhaltenstherapeutischen Übungen wurden bereits in Kapitel 3 ausführlicher dargestellt. Auch diese eher kognitiven und psychoedukativen Methoden werden so angeleitet, dass ein Erforschen der Erfahrung möglich wird. Nach einer längeren Meditation ist dieser direkte Erfahrungszugang offener. In der Meditation wird das Zusammenspiel von Gedanken und Gefühlen unmittelbar erlebbar. In den verhaltenstherapeutischen Methoden wird dieses Zusammenwirken nochmals aufgegriffen, erkundet, reflektiert und mit theoretischen Impulsen verbunden. So ist es im Kurs möglich, körperliche, emotionale und kognitive Lernzugänge zusammenzubringen.

Die theoretischen Inhalte von MBCT

Informationen zu depressivem Erleben, dem Üben der Meditationen, zur Wirkung von Achtsamkeit finden sich im kursbegleitenden Arbeitsbuch. Auch bei den Kurstreffen werden theoretische Aspekte beispielsweise zu Achtsamkeit, Umgang mit Gedanken und Gefühlen, Herausforderungen beim Meditieren usw. vermittelt. Schaubilder am Flipchart können hilfreich sein, kurze Impulsvorträge, um die theoretischen Inhalte zu verdeutlichen. Wichtig ist, dass die Theorie immer nach einer intensiven Übungsphase mit dem eigenen Erfahrungswissen verbunden wird. Die Theorie dient dabei der Vertiefung und Bereicherung der Meditationspraxis. Die theoretischen Inhalte fallen wie Samen auf den Boden der Meditation und können damit ganz anders berühren und wirken. Fragen, die aus dem Üben entstehen, werden aufgegriffen und meist dialogisch erforscht. Die Theorie ergibt sich aus dem Üben und mündet in das Üben. Metaphern, Beispiele und Geschichten helfen, die Theorie zu veranschaulichen und besser zu erinnern. Die theoretische Einbettung der Meditation kann motivieren, weiter zu üben und hilft auch im Umgang mit Schwierigkeiten. Die MBCT-Lehrerin begreift sich selbst auch als Lernende und öffnet sich für die Fragen und Erfahrungen der Teilnehmer. Die eigene Meditationspraxis bildet die Basis, von der aus der Kurs geleitet wird. Lehren und Lernen sind untrennbar miteinander verwoben. Das Üben bildet dabei immer die Basis auch für den Dialog. Austausch, Reflexion und Theorie entspringen immer aus dem eigenen Üben und sind mit den Meditationserfahrungen eng verbunden.

Beispiel

»Ich war immer sehr gespannt, auch auf die theoretischen Inputs. Besonders ist mir das Thema ›Umgang mit Gedanken‹ in Erinnerung. Als Sie erklärt haben, dass wir dazu tendieren, uns mit unseren Gedanken zu identifizieren und mit ihnen zu verschmelzen. Da ist ein Groschen gefallen. Den Satz: Glaube nicht alles, was du denkst, finde ich so hilfreich. Mir ist klar geworden, dass ich einen Raum entstehen lassen kann, auch in der Meditation, zwischen mir und meinen Gedanken. Ich habe gelernt, meine Gedanken zu beobachten und nicht mehr so festzuhalten oder gegen sie anzukämpfen.«

»Für mich waren die Bilder am Flipchart immer so hilfreich. Sie haben geholfen, die Theorie zu verstehen, das hat dann auch immer wieder das Üben bereichert. Ich habe mehr verstanden, was und warum ich übe.«

Struktur und Freiheit

Strukturierende Aspekte wie der klare Aufbau des Kurses, der ritualisierte Ablauf der jeweiligen Kurseinheit, die begleitenden didaktischen Materialien schaffen Sicherheit und Orientierung und somit den Rahmen für den individuellen Lernprozess. Als ich mich in Ausbildung zur MBSR- und MBCT-Lehrerin befand, hatte ich manchmal die Befürchtung, dass diese manualisierte Struktur als einengend erlebt werden könnte. Ich hatte Sorge, dass vielleicht auch mir die Vermittlung langweilig werden würde. Es hat mich über die vielen Jahre der Anleitung von Achtsamkeitskursen immer wieder berührt, dass die Struktur den Raum gewährt für wirkliche Begegnung mit der Erfahrung und Offenheit schafft für Überraschungen und den Zauber des Augenblicks. Auch für mich als MBCT-Lehrerin schafft die Kursstruktur den Raum für das Einlassen auf Individualität und das gegenwärtige Geschehen. Das bedeutet, dass ich mich als Trainerin immer wieder für die jeweilige Gruppe, den Moment, die aktuelle Übung, die ich anleite, neu öffne und interessiere. Das erfordert auch die Bereitschaft, die Struktur, bestimmte Planungen loszulassen und sich wirklich auf das einzustellen, was im Kurs geschieht. Das Herz von MBCT ist dieses Sich-Einlassen auf Fragen, Emotionen, auf die Atmosphäre in der Gruppe und auch auf meine eigene unmittelbar stattfindende Erfahrung. Dies bedeutet, dem Prozess zu vertrauen, sich auf das Unbekannte einzulassen und immer wieder mit Frische an Meditation und an das Leben heranzugehen. Schauen wir uns nochmal an, wie diese Präsenz und der individuelle Freiraum im Kurs entstehen. Das Lernen von Achtsamkeitsmeditation bedeutet, sich der gegenwärtigen Erfahrung zuzuwenden und in der Meditation mit den Gedanken, Gefühlen, Körperempfindungen in Kontakt zu sein, sich damit vertraut zu machen. Jede Meditation hat eine Struktur und einen klaren Ablauf und bietet Raum für das, was geschieht. Vielfalt und Unterschiedlichkeit sind dabei erwünscht, es gibt nicht »die richtige Erfahrung«. Besonders zu Beginn des Kurses werden oft folgende Fragen gestellt: »Mache ich es richtig?«, »Ich habe so viele Gedanken, was mache ich falsch?« Die Akzeptanz einer Erfahrung gegenüber, unabhängig davon, ob sie als angenehm oder unangenehm erlebt wird, ist oft eine Neuentdeckung, eine Perspektiverweiterung. Das Begrüßen von Unterschiedlichkeit, Vielfalt und auch von ständiger Veränderung der Erfahrung schafft den Freiraum für Selbsterkundung und -erforschung. So macht jeder Kursteilnehmer ganz eigene Kurserfahrungen und entdeckt persönliche Herausforderungen und Schätze. Und paradoxerweise wird im Individuellen auch dann wieder oft das menschlich Universelle gefunden. Das gemeinsame Meditieren und auch der wertschätzende, akzeptierende Umgang miteinander schaffen eine Atmosphäre in der Gruppe, die ein gemeinsames Lernen ermöglicht. Die Kursleiterin hält den Rahmen und vermittelt, dass jede Erfahrung willkommen ist. Sie lässt sich auch berühren und inspirieren und ist bereit, sich auf den Kontakt mit sich und den Teilnehmenden einzulassen. Sich auf den Moment des Geschehens einzulassen und dem Lernprozess zu vertrauen, gewährt eine Freiheit im Umgang mit der jeweiligen Erfahrung. Die Leitung schafft einen Raum und vertraut darauf, dass die Teilnehmenden, durch die Übungspraxis gestärkt, Experten für ihre Erfahrung und den eigenen Lernprozess sind und zunehmend werden. Der MBCT-Kurs lässt sich mit einer Reise in einer Gruppe vergleichen, die Reiseetappen erscheinen erstmal für jeden Teilnehmer gleich, die jeweilige Erfahrung jedoch ist individuell und persönlich und gleichzeitig eine Reise in Verbundenheit.

6.1.1 MBCT im Gruppen- und Einzelsetting

MBCT ist als Gruppenverfahren konzipiert, das Üben in der Gruppe, der Austausch in Kleingruppen und im Plenum sind ein wichtiger Teil des Lerngeschehens. Wenn das Angebot einer MBCT-Gruppe besteht und die Interessentin keine starken Ängste und Unsicherheiten vor einem Gruppensetting hat, dann ist es sinnvoll, MBCT in einer Gruppe anzubieten. Es gibt auch die Möglichkeit, MBCT in Kleingruppen zu lernen, mit 2-4 Teilnehmenden, dann ist es wichtig, den Austausch auch weiterhin achtsamkeitsbasiert zu führen und nicht zu viel zu sprechen. Das Üben und die Art der Vermittlung sollte wie oben beschrieben erfolgen. Bei einer kleineren Teilnehmeranzahl kann die Dauer des Kurstreffens etwas verkürzt werden. Leider fehlt bei einer kleinen Gruppe möglicherwiese die Vielfalt der Rückmeldungen und damit eine wichtige Lernquelle. MBCT kann auch im Einzelsetting durchgeführt werden, dann ist nur der Austausch mit der Kursleitung möglich. Ich bringe dann oft Erfahrungen aus MBCT-Gruppen ein oder erzähle Geschichten, wie Klienten mit MBCT geübt haben und welche Aspekte ihnen wichtig waren. Hier kann das MBCT-Arbeitsbuch (Teasdale et al., 2015) sehr hilfreich sein. Den Autoren ist es gelungen, ein Übungsbuch zu entwickeln, das als Begleitung zu einem Einzeltraining in MBCT sehr gut geeignet ist. Erfahrungen von Kursteilnehmenden werden hier ausführlich berichtet und können somit den Austausch und die Perspektivenvielfalt etwas ersetzen. Auch oft gestellte Fragen sind im Buch zu finden und helfen so dem individuell Übenden, sich mit seinen eigenen Fragen nicht alleine zu fühlen. Dennoch ist meine Erfahrung, dass es wenigen Menschen gelingt, nur mit dem Buch alleine und den Audiodateien MBCT kontinuierlich zu üben. Begleitende Einzelgespräche können hilfreich sein, damit die Übenden Fragen stellen können und auch im Umgang mit den Herausforderungen Unterstützung erfahren. Ich biete MBCT-Einzeltrainings an mit 8 Treffen à 1,5 Stunden und mache damit sehr gute Erfahrungen. Das Einzelsetting ist für Menschen geeignet, die zeitlich mehr Flexibilität brauchen und vielleicht nicht in eine Gruppe kommen mögen. Vorteil des Einzeltrainings ist, dass sich auf Traumatisierungen und spezifische Bedürfnisse besser eingehen lässt. Ein individuelleres Vorgehen wird möglich, ohne das MBCT-Konzept zu verwässern. Dennoch fehlt die unterstützende Kraft der Gruppe. Es braucht bei einem Einzeltraining sehr viel eigene Motivation, weil die Gruppe als Motor fehlt. Das individuelle Vorgehen erfordert von dem Lehrenden viel Vertrautheit mit dem MBCT-Konzept und auch die Erfahrung mit dem Anleiten von MBCT-Gruppen, um das Konzept flexibler und dennoch entsprechend der Grundidee zu vermitteln. Elemente und Übungen aus dem MBCT-Curriculum können natürlich auch in ein therapeutisches Einzel- oder Gruppensetting aufgenommen werden. Im Klinikkontext können Klienten schon etwas an MBCT herangeführt werden, sodass sie dann ambulant im Anschluss an den Klinikaufenthalt einen Kurs besuchen können. Es ist wünschenswert, dass Reorientierungsübungen und Grundlagen im Umgang mit Traumatisierungen vor der Teilnahme an einem MBCT-Kurs vermittelt werden. Auch für die Implementierung einzelner Methoden, besonders der Meditationen, ist eine fundierte MBCT-Ausbildung und Meditationspraxis unerlässlich. Wir schauen nun, welche Kompetenzen es für die Vermittlung von MBCT braucht.

6.1.2 Die Kompetenzen der MBCT-Lehrenden

Was befähigt, um MBCT kompetent und stimmig zu lehren? Die Bezeichnung »Lehrer« und »Lehrerin« erschien mir zunächst nicht so ganz stimmig. Interessanterweise ist die etymologische Bedeutung von Lehrer »Einer, der durch Nachspüren wissend macht.« Diese Umschreibung gefällt mir allerdings auch für die Vermittlung von MBCT sehr gut. Im Englischen gibt es das Wort Facilitator und wörtlich übersetzt bedeutet es »jemand, der etwas erleichtert und ermöglicht« (Bartley, 2012, S. 340). In diesem Sinn ist eine MBCT-Lehrende eine Ermöglicherin. Die MBCT-Lehrenden kreieren und halten einen Raum, in dem Selbsterkundung durch Meditation stattfinden kann. Sie schaffen ein Lern- und Experimentierfeld, in dem es möglich wird, sich dem Schmerzhaften und Herausfordernden zuzuwenden. Hierfür ist es wichtig, sich der eigenen Verletzlichkeit bewusst zu sein und sich in der Meditation dem Schmerzhaften zuwenden zu können. Die MBCT-Lehrende ist sinnvollerweise selbst einen langjährigen, meditativen Übungsweg gegangen und setzt ihn fort. Dies bedeutet, selbst Schülerin der Meditation und auf einem eigenen Lernweg zu sein, der auch nicht abgeschlossen ist, wenn der Unterricht von MBCT beginnt. Vielmehr startet dann eine neue Lernphase, von den Kursteilnehmern zu lernen und sich dadurch weiter zu entwickeln. MBCT ist ein erfahrungsbezogenes, übendes Verfahren, die Basis der Vermittlung ist die eigene Übungspraxis des Lehrenden. Gerade in den Momenten, in denen viel Schmerz und Hoffnungslosigkeit im Kurs geäußert und spürbar werden, ist es wichtig, dies halten zu können, sich zuzutrauen, damit sein zu können, ohne gleich in einen therapeutischen Modus des Helfens und Veränderns zu geraten. Die MBCT-Lehrenden haben durch die eigene langjährige Meditationserfahrung mit Herausforderungen in der Meditation viel Erfahrung. Sie verkörpern das Wissen, dass achtsame Präsenz und Mitgefühl wirkungsvolle Haltungen sind. Die Aufgabe der MBCT-Lehrenden ist es, einen haltgebenden, freundlichen und vertrauensvollen Gruppenrahmen zu schaffen, Meditation und Übungen aus der eigenen verkörperten Praxis heraus anzuleiten und den Austausch mit Wohlwollen und Offenheit zu ermöglichen. Dabei wird davon ausgegangen, dass der Übende bereits die Möglichkeiten in sich trägt, die nächsten Entwicklungs- und Erkenntnisschritte selbst zu tun. Die Lehrenden sollen diese Schritte nicht forcieren oder vorwegnehmen, sondern ermöglichen. Sie öffnen einen Raum des Erfahrens, Erkennens und Wählens. Eine wichtige Grundfähigkeit dafür ist, in Kontakt zu sein mit sich und der inneren Erfahrung und auch die Gruppe und den Einzelnen in der Gruppe wahrzunehmen. Die Flexibilität, den Fokus zu zentrieren, zu wechseln oder zu erweitern, wird in der Meditation geübt und ist eine unerlässliche Fähigkeit für das Vermitteln von MBCT. Weitere wichtige Kompetenzen sind Offenheit und Neugier, sich einzulassen, auf das was geschieht, ohne zu wissen, wie der Prozess sich entwickelt. Selbsterfahrung in der eigenen Übungspraxis und auch

Selbsterfahrung mit eigenen Mustern und der eigenen Verletzlichkeit und Reaktivität sollten Teil der MBCT-Ausbildung sein. Um die eigenen biografischen Verletzungen zu wissen und auch zu spüren und zu erkennen, wenn eigene Schemata im Kurs anspringen, gehört zu den wichtigen Kompetenzen. Hierbei geht es nicht um Perfektion, sondern um Authentizität, Selbstkenntnis und Selbstakzeptanz. Sich als Lehrende berühren zu lassen vom Gruppengeschehen, den Themen und den Beiträgen ermöglicht auch den Teilnehmenden, sich zu öffnen und im Kontakt mit den Erfahrungen zu sein. Was benötigt es nun ganz konkret, um MBCT-Lehrende zu werden? Zunächst ist eine mehrjährige eigene Meditationspraxis die Basis. Ich empfehle auch, bei verschiedenen buddhistischen Lehrenden und psychologisch geschulten Meditationslehrenden zu lernen. Sich mit der Rolle des Lernenden vertraut zu machen und selbst zu erfahren, wie der eigene Meditationsweg sich entfaltet, stärkt für die Position des Lehrens. Das Anleiten von Körperübungen und achtsamer Bewegung entsteht am besten aus der eigenen Bewegungserfahrung. Auch hier ist es hilfreich, verschiedene Methoden wie zum Beispiel Yoga, Qi Gong oder Feldenkrais und Modelle des Unterrichtens zu erkunden. Durch die eigene Bewegungspraxis werden Stille und Lebendigkeit in Bewegung und in der ruhenden Meditation erfahren und bilden damit die Grundlage für das Unterrichten. Das Anleiten von MBCT-Gruppen erfordert eine fundierte klinische Ausbildung. Es braucht vertiefte Erfahrungen mit Menschen mit Ängsten, Depressionen, chronischen Schmerzen und Traumatisierungen, um ihnen Meditation zu vermitteln. Psychologisches und psychotherapeutisches Grundwissen sind unerlässlich, um MBCT-Gruppen zu leiten. Das Wissen ist eher im Hintergrund wirksam, wird oft nicht ausgesprochen, aber steht zur Verfügung. Vielen Teilnehmenden ist das wichtig und sie artikulieren das auch. Sie wünschen sich Kompetenz im Umgang mit Panikattacken, Flashbacks, starken Grübelspiralen und Selbstabwertungen. Unerlässlich ist es auch, die Kursstruktur und die einzelnen Methoden gut zu kennen und fundierte Erfahrungen mit deren Vermittlung zu haben. Erst durch das Anleiten vieler Kurse ergibt sich ein vertieftes Verstehen des Curriculums und man kann sich dem Prozess mehr anvertrauen. Es wird möglich, das Wissen loslassen zu können und sich offen der jeweiligen Erfahrung zuzuwenden und nicht zu wissen, wie der Prozess des Lernens sich für die Gruppe und den Einzelnen entfaltet. Wissen und Nicht-Wissen gehen hierbei Hand in Hand. Zusammenfassend sollen hier die grundlegenden Fähigkeiten für das Lehren von MBCT dargestellt werden.

Kompetenzen einer MBCT-Lehrenden:

- verwurzelt in der eigenen Meditationspraxis
- MBCT-Curriculum gut kennen und verstehen
- Übungen und Meditationen frei anleiten können
- Beziehungskompetenz, mit sich und anderen in Beziehung treten können
- die Haltungen von Achtsamkeit, Offenheit und Wohlwollen verkörpern
- mit eigenen Grenzen und der eigenen Verletzlichkeit vertraut sein
- psychologisches Wissen und therapeutische Erfahrungen im Umgang mit Ängsten, Depressionen und Traumatisierungen
- einen wohlwollenden Lernraum für Gruppen ermöglichen

- Menschen anleiten, Erfahrung zu erkunden
- erkennen, wenn eine Überforderung stattfindet und dann unterstützen

Als Einstieg in das MBCT-Konzept kann zunächst ein Tages- oder Wochenendseminar dienen. Zu empfehlen ist auch die Teilnahme an einem MBCT-8-Wochen-Kurs. Erst durch die persönliche Kurserfahrung können Psychotherapeuten Klienten besser beraten und auch auf eine Kursteilnahme vorbereiten. Für den Lernprozess ist die eigene Unterrichtspraxis wichtig, das Erproben und Reflektieren der eigenen Vermittlungskompetenzen. Die Entwicklung von Qualitätsstandards erfordert das Formulieren von Kriterien und ermöglicht damit auch eine Überprüfbarkeit (Crane & Reid, 2016). Die Durchführung von MBCT-Angeboten erfordert eine regelmäßige, supervisorische Begleitung. Die Supervisoren sollten selbst eine achtsamkeitsbasierte Ausbildung absolviert haben, über klinisch-therapeutische Erfahrungen und langjährige Unterrichtstätigkeit verfügen. Der supervisorische Rahmen selbst ist ein Raum des erspürenden Erkennens. Herausforderungen mit dem Unterrichten werden erkundet und auch die eigene Meditationspraxis und der persönliche Übungsweg können thematisiert werden.

6.2 Die Kunst des bewussten Übens

Geschichte

Eine junge Schülerin suchte eine Meditationslehrerin auf und fragte: »Wie lange wird es dauern, bis ich Befreiung erlangt habe?« Die Meisterin lächelte und erwiderte: »Vielleicht zehn Jahre.« Die Schülerin wirkte ungeduldig und fragte erneut: »Und wenn ich mich besonders anstrenge und jede Härte auf mich nehme, wie lang dauert es dann? Ich will so schnell es geht ans Ziel.« »Dann«, erwiderte die Meisterin, »kann es mehr als dreißig Jahre dauern.«

Der Aufbau einer regelmäßigen Meditationspraxis ist für viele Menschen eine Herausforderung. Ich würde aus meiner langjährigen Erfahrung sagen, das Üben selbst ist Kunst und Handwerk gleichermaßen. In einem MBCT-Tagesseminar für Ärzte und Psychotherapeutinnen stellte ich folgende Fragen: »Was braucht es, um etwas regelmäßig zu üben? Was hat Ihnen bisher geholfen, etwas regelmäßig, kontinuierlich über einen längeren Zeitraum zu üben?« Vielleicht mögen Sie kurz innehalten und sich fragen, was habe ich in meinem Leben über längere Zeiträume geübt? Wie haben Sie schwimmen gelernt, Tanzen oder ein Instrument, eine Sprache? Was hat dazu geführt, schnell aufzugeben? Was hat dabei geholfen dranzubleiben und Herausforderungen beim Lernen zu meistern? Anders Ericsson hat in zahlreichen Studien untersucht, wie Ärzte, Musikerinnen, Sportler üben und wie die jeweils Erfolgreichsten ihres Faches lernen (Ericsson & Pool, 2016). Die Ergebnisse zeigen, dass Üben nicht einfach nur durch Wiederholung geschieht, sondern einen gezielten und bewussten Lernweg braucht.

Die Prinzipien des bewussten Lernens sind (nach Ericsson, 2016):

- Ziele in den Blick nehmen und wissen, wie diese zu erreichen sind
- Spezifische Fähigkeiten helfen, um das Ziel zu erreichen und können geübt werden.
- der Aufbau von Übungsgewohnheiten
- Beim Lernen ist es immer erforderlich, die eigene Komfortzone zu verlassen.
- Man benötigt Lehrende, die mit dem Problem und dem Thema sehr vertraut sind.
- Für die Motivation und das Dranbleiben ist ein qualifiziertes, positives Feedback hilfreich.
- Das Lernen wird durch das Feedback verändert.
- Man kommt an Grenzen und Herausforderungen.
- Bewusste Reflexion des eigenen Übungsprozesses ist notwendig.
- Die Motivation, weiter zu üben, braucht positive Erfahrungen.

Einerseits können die aufgezeigten Aspekte auch für das Erlernen von Meditation hilfreich sein. Andererseits weist das Üben von Meditation Besonderheiten auf. Es geht hier ja nicht um Leistung oder Excellenz. Doch auch in der Meditationsforschung werden sehr fortgeschrittene Meditierende befragt und untersucht, um zu schauen, wie sich deren intensive Meditationsschulung auswirkt. In den buddhistischen Traditionen kommt dem Lehrer-Schüler-Verhältnis eine besondere Bedeutung zu. Die Frage ist, wie lässt sich Meditation gut lernen und vertiefen? Zunächst wollen wir schauen, was Anfängern in einem MBCT-Kurs dabei hilft.

6.2.1 Aufbau einer Übungspraxis im MBCT-8-Wochenkurs

»Man kennt nur die Dinge, die man zähmt«, sagte der Fuchs. ...
»Was heißt zähmen?«, fragte der Prinz.
»Zähmen, das ist eine in Vergessenheit geratene Sache«, sagte der Fuchs.
»Es bedeutet: sich vertraut machen.« ....
»Was muss ich da tun?«, sagte der kleine Prinz.
»Du musst sehr geduldig sein«, antwortete der Fuchs. ...
(de Saint-Exupéry, 1989, S. 92)

Diesem Dialog folgend, könnte man sagen, meditieren bedeutet, sich mit sich selbst vertraut zu machen, sich mit sich anzufreunden. Das braucht Zeit, Rituale und Geduld. Die meisten Teilnehmenden haben wenig oder gar keine Vorerfahrungen mit Meditation. Der Aufbau einer regelmäßigen Meditationspraxis geschieht nicht von selbst, sondern benötigt didaktische Hilfen und eine klare Orientierung durch die Kursleitung. Der Übende muss sich selbst für das Üben zu Hause eine Struktur schaffen und herausfinden, was beim Üben hilft und was das Üben verhindert. In Abbildung 6.2 werden wichtige Aspekte für den Aufbau einer Übungspraxis illustriert.

AB 6

Absicht und Absichtslosigkeit
Zunächst ist eine Motivation wichtig, um überhaupt den Kurs zu beginnen und dann auch zu üben. Klare Ziele sind dafür richtungsweisend. Sie werden sowohl im Vorgespräch als auch beim ersten Kurstreffen möglichst konkret formuliert. Oft sind diese Ziele mit dem Wunsch verbunden, etwas Leidvolles zu überwinden, weniger zu leiden. Hilfreich ist es, die Ziele positiver zu fassen, z. B. »Ich möchte anders mit meinen Gedanken umgehen«, »Ich möchte mehr im Körper anwesend sein«, »Ich möchte die Warnzeichen einer Depression frühzeitiger erkennen«, »Ich möchte freundlicher mit mir umgehen«. Die Formulierung der Ziele ist wichtig und gibt uns eine langfristige Orientierung. Für das tägliche Üben ist es jedoch hilfreich, die langfristige Perspektive loslassen zu können und sich auf die jeweilige Übung und das gegenwärtige Geschehen ganz einzulassen. Beim Erlernen von Meditation braucht es Anstrengung, aber auch Entspanntheit, Hingabe und die Fähigkeit, loszulassen und geschehen zu lassen. Meditation zu lernen, erfordert die Verbindung von scheinbaren Gegensätzen, z.B. Ziele zu haben und eine Absicht und dann diese loszulassen, um sich auf das Gegenwärtige einzulassen, sich zu bemühen und Energie in das Üben hineinzugeben und sich zu entspannen. Vielleicht sind es auch gar nicht so sehr Paradoxien, sondern ein Lernen des Sowohl-als-auch. Ein Lernen, das nicht Extreme sucht, sondern eine Balance. Der buddhistische Weg und auch der MBCT-Weg verstehen sich als einen mittleren Weg, der unheilsame Extreme und Einseitigkeit zu verwandeln sucht. Viele Übende empfinden das Sich-Einlassen auf die jeweilige Übung, das Loslassen von Zielen, Erwartungen und direkten Ergebnissen als herausfordernd und heilsam zugleich. Die Bereitschaft, sich für den Prozess des Übens zu öffnen und neugierig zu sein, ermöglicht auch, Erfahrungen und Erkenntnisse zu sammeln, die man nicht gesucht oder beabsichtigt hat, die aber grundlegend und förderlich sind. Perspektivwechsel und -erweiterungen, Überraschungen werden möglich. Nicht selten bemer-

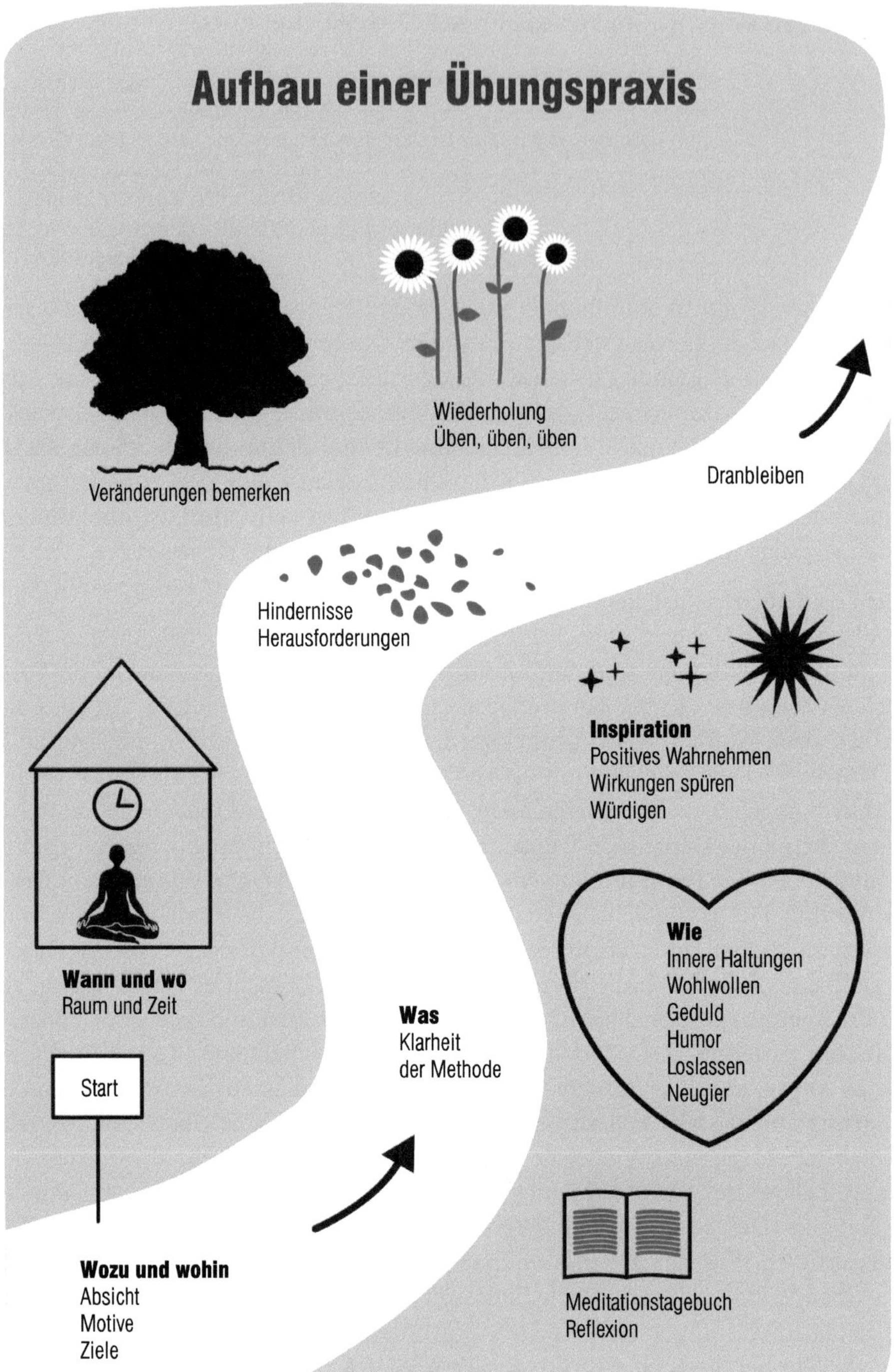

Abbildung 6.2 Der Aufbau einer Meditationspraxis

ken Kursteilnehmer, dass sie insgesamt einen zu vollen Terminkalender haben oder sie werden mutiger, einen wichtigen beruflichen Schritt zu machen. Sie hatten aber möglicherweise diese Impulse zur Veränderung gar nicht erwartet. Als motivierend erleben die Übenden, wenn das Üben gut tut, ihnen hilft, sich zu beruhigen und sich besser wahrzunehmen. Doch diese Wirkungen setzen oft erst nach einiger Zeit ein, deshalb braucht es einen Vertrauensvorschuss. Das Wahrnehmen von positiven Effekten des Übens ist ein wichtiger Motor für das weitere Üben und Dranbleiben. Auch im MBCT-Kurs frage ich zwischendurch, ob es erste Veränderungen gibt und das sind dann immer schöne, motivierende Momente des Austausches.

Die Klarheit der Methode

Jede Meditationsübung vermittelt spezifische Fähigkeiten, die geschult werden. Der meditative Übungsweg braucht eine Klarheit der Methode, zu wissen und sich daran zu erinnern, was übe ich gerade eigentlich und worum geht es. Es gibt Übende, die sofort die Übung verändern oder variieren möchten. Hier gilt es zu schauen, ist das hilfreich, um beispielsweise wirklich auf eigene Bedürfnisse zu achten und vielleicht ein traumasensitives Vorgehen zu ermöglichen. Oder ist es ein Ausweichen, ein fehlendes Sich-Einlassen auf eine Methode und somit eine Form der Vermeidung. Durch die Wiederholung einer Methode und Übung vertieft sich die Erfahrung. Hier ein Beispiel, das die Kraft der Wiederholung aufzeigt.

Beispiel

Bei einem Seminar für Psychologen mit dem Blick auf ein schönes altes Kloster, mit einem Meditationsgarten und wundervollen Obstgärten, meditieren wir täglich. Dafür wählen wir das immer gleiche Vorgehen. Wir treffen uns vor dem Frühstück, gehen in Stille zum Meditationsgarten. Starten mit dem 3-Minuten-Atemraum im Stehen, dann folgen achtsame Bewegungen und eine Gehmeditation um den kreisförmigen Meditationsgarten herum. Den Übenden sind die Methoden vertraut, sie wissen, wie sie ablaufen, wissen um die Grundideen. Es besteht eine Klarheit bezüglich der Methoden. Die tägliche Wiederholung am immer gleichen Ort lässt die Unterschiede deutlich hervortreten. So sagt eine Teilnehmerin: »Ich hatte jeden Morgen eine andere Stimmung. Das Wetter, das Licht jeder Moment war anders – ich habe plötzlich durch die Wiederholung die Veränderung begriffen und bin davon sehr berührt.«

Durch das gemeinsame morgendliche Meditieren im Seminar wurde eine Gewohnheitsumstellung angeregt. Viele Teilnehmende möchten sich im Anschluss an den Workshop eine eigene tägliche Übungspraxis aufbauen.

Eine Teilnehmerin, die auch jeden Morgen im Meditationsgarten geübt hat, meinte sichtlich berührt: »Ich musste erst hierherfahren, um mich daran zu erinnern, dass ich einen eigenen Garten zu Hause habe. Ich kann jeden Morgen dort Gehmeditation machen, so wie hier.«

Eine tägliche, positive Gewohnheit etablieren
Der Aufbau einer täglichen Meditationspraxis schafft einen Rahmen für das Üben. Es entsteht ein positives Ritual der Selbstzuwendung und ein Raum der täglichen Selbstwahrnehmung. Wie ich dieses Üben benenne und sehe, trägt nicht unwesentlich dazu bei, ob geübt wird. Im Kurs haben Teilnehmer dann Schwierigkeiten mit dem Üben, wenn es ihnen nicht gelingt, die Übungszeit positiv für sich zu konnotieren. Wenn das tägliche Üben als Pflicht, als weiteres To-do auf der Liste angesehen wird, ist der Widerstand vorprogrammiert. Hier einige Beispiele, wie Kursteilnehmende die Übungszeit für sich rahmen, welchen Sinn, welche Bedeutung sie ihr zuweisen.

Beispiel

»Das Wort Übungspraxis löst bei mir schon Aversionen aus. Für mich ist das eine Zeit für mich.«
»Ich empfinde das Üben als Zeit und Raum für mich, um das zu tun, was mir guttut.«
»Mir hilft das Wort des Lassens, ich lasse mich und ich lasse beim Üben einige Sachen wie Telefon, das Tun-Müssen, lasse ich. Ich darf etwas lassen. Das hilft mir, zu üben.«
»Für mich ist es wichtig, es zu tun. Ich sage mir, mach es einfach, übe, dann findest du heraus, wie es wirkt.«
»Das ist eine Verabredung mit mir selbst, die ich auch in meinen Kalender eintrage. Ich lasse mich selbst nicht hängen.«
»Ich sehe die Zeit des Übens als ein Geschenk, das ich mir mache.«
»Ich habe plötzlich bemerkt, dass ich eine Erlaubnis brauche. Es gibt irgendwie ein Verbot für Selbstfürsorge und der Kurs gibt mir die Erlaubnis. Vielleicht können wir auch nochmal im Kurs sprechen, was das mit der Erlaubnis auf sich hat. Ich erlaube es mir jetzt selbst zu üben.«
»Bei mir liegen Matte und Kissen bereit, das hilft. Und dann übe ich mit der Haltung, hier muss nichts Bestimmtes geschehen. Es ist eine Zeit des Alles-darf-da-Sein.«

Es ist hilfreich, die eigene Einstellung zum Üben zu reflektieren und auch so zu fassen, dass sie ermutigt, zu üben. Ein Kursteilnehmer brachte uns zum Lachen, als er sagte: »Aufhören zu reden und abzuwägen. Einfach machen!« Das Aufbauen einer regelmäßigen Routine benötigt neben dieser Ausrichtung eine klare Struktur. Diese Struktur umfasst die Klarheit über das, was geübt wird, und den Zeitraum, wann und wie lange. Der Ort sollte ruhig sein, aber es benötigt keine absolute Stille zum Üben von Meditation. Wir sollten für gute Übungsbedingungen sorgen, aber auch nicht ständig damit beschäftigt sein, alles zu optimieren. Es genügt ein Rahmen, der es uns erleichtert, zu meditieren, er muss nicht perfekt sein. Für viele ist es hilfreich, die Übungswoche zu planen und sich in den Kalender einzutragen, wann täglich geübt wird. Zu Beginn haben wir noch nicht das Bedürfnis zu meditieren, vielleicht haben wir auch noch keine positiven, motivierenden Erfahrungen gemacht. Vielleicht hilft es hier, das Meditieren als Zähneputzen für das Gehirn zu sehen. Kinder putzen sich meist nur ungern die Zähne, spielen lieber, wollen noch abends etwas Süßes essen. Das Zähneputzen ist lästig und muss erstmal geübt werden. Durch das Dranbleiben und die Wiederholung, die Ermutigung der Erwachsenen wächst eine Routine, auf die wir später nicht mehr verzichten wollen. Stellen Sie sich vor, Sie verreisen und haben Ihre Zahnbürste vergessen. Sie werden sich wahrscheinlich schnell darum bemühen, eine Zahnbürste zu kaufen. Durch die regelmäßige Meditationspraxis sorgen wir für eine Psychohygiene und eine Schulung des Geistes. Doch wir müssen erstmal den geistigen Zahnbelag wahrnehmen und durch das Üben bemerken, dass es einen Unterschied macht, ob wir üben oder nicht. Die Kursteilnehmenden empfinden das oft als wichtigen Wendepunkt in der Übungspraxis, wenn sie spüren, dass es ihnen besser geht und sie anders mit den Herausforderungen des Tages umgehen, wenn sie meditiert haben.

Unterstützende Übungsfaktoren

Jede Übende kann für sich herausfinden, was das tägliche Üben fördert und unterstützt. Es gilt, die passende Übungszeit zu finden und zu schauen, wie es möglich ist, wach und entspannt üben zu können. Eine Decke, eine Kerze und Blume sind für einige Übende einladend, um zu meditieren. Auch inspirierende Texte und Bücher helfen beim Üben, im Kursverlauf ist es das Handout. Es kann unterstützend sein, Lebenspartner, Familienmitglieder und Freunde über das Üben zu informieren und mit ihnen gemeinsam zu meditieren oder auch zu bitten, den Freiraum für das Meditieren zu gewähren und dabei nicht zu stören. Die innere Einstellung und die Kultivierung von förderlichen inneren Haltungen wurden schon als unterstützend benannt. Diese heilsamen Faktoren helfen auch, mit den Herausforderungen auf dem Übungsweg umzugehen und durch sie zu lernen. Wenn Menschen einen MBCT-Kurs besuchen, haben sie oft mit folgenden Herausforderungen zu tun.

Herausforderungen im MBCT-Kurs

- Symptome der Angst oder Depression treten auf und hindern am Üben, z. B. Antriebslosigkeit, Konzentrationsschwierigkeiten, Grübeln und Sorgen, Selbstabwertung, wenn nicht geübt wurde.
- Bedrängende Gedanken und starke Emotionen treten in der Meditation auf und werden als überwältigend erlebt.
- sich keine Zeit nehmen können, sich keine Zeit zum Üben erlauben
- hohe Ansprüche, Erwartungen und Perfektionismus (innere Antreiber, Perfektionisten)
- Selbstfürsorge wird vom Inneren nicht erlaubt und getragen (innere Kritiker, Faulpelze, abwertende innere Stimmen)
- die fünf Hindernisse Aversion, Anhaftung, Zweifel, Unruhe und Trägheit

Im Umgang mit den Herausforderungen gilt: Sie sind Teil des Übungsweges und sie sind wichtig, um die Komfortzone zu erweitern und Neues zu lernen. Zunächst ist es hilfreich, diese Hürden, Hindernisse und Herausforderungen kennenzulernen und auch in ihrer Wirkung zu erforschen. An dieser Stelle sei nochmal an das Toleranzfenster erinnert. Lernen findet in einem Möglichkeitsraum statt, aber nicht in einem Raum der Überforderung. Auch Psychotherapeutinnen, die sich mit Meditation und MBCT auskennen, können hier sehr unterstützend wirken. In begleitenden therapeutischen Gesprächen können die inneren Stimmen, die sich im Prozess des Übens zeigen, aufgegriffen und ermutigt oder begrenzt werden.

Die Weisheit der spürenden Reflexion

Wir meditieren so wie wir leben, das heißt, wir bringen unsere Tendenzen und Muster mit in das Üben hinein. Wenn ich Anstrengungen grundsätzlich aus dem Weg gehe, werde ich es wahrscheinlich beim Meditieren auch tun. Es kann sein, dass ich die langen Meditationen dann meide, es mir versuche leicht zu machen. Wenn ich eher ängstlich bin, dann werde ich mir vielleicht Sorgen machen, dass ich das Meditieren nicht schaffe, dass ich etwas Unangenehmes erfahren werde. Wenn ich eher zu einer großen Strenge neige und mich ständig sehr fordere, vielleicht sogar überfordere, begegnet mir das bei der Meditation auch. Ich bin dann eher auf schnelle Ergebnisse aus, spanne mich beim Üben übermäßig an, werte mich ab, wenn es nicht so klappt wie erwartet. Wir begegnen diesen Mustern sowohl wenn es um die Motivation für das Üben geht, aber auch in der Meditation selbst. Hier helfen Reflexionen. Im MBCT-Kurs ist es sinnvoll, einmal in der Woche mit anregenden Fragen die Übungswoche zu reflektieren und bewusst in den Blick zu nehmen. Das Reflektieren geschieht in Verbundenheit mit dem eigenen Spüren. Hilfreiche Fragen können sein: Was habe ich in dieser Woche gelernt? Was hat mein Üben unterstützt? Was hat mich gehindert, überhaupt zu üben? Habe ich in der Meditation etwas erfahren und gelernt, was auch hilfreich ist für mein Leben? Vermeide ich etwas, wenn ja, was? Bin ich mit Schmerzvollem im Kontakt und wie gehe ich damit um? Diese Fragen werden auch im Kurs gemeinsam wieder aufgenommen und erkundet. Das Führen eines Meditationstagebuches hilft, die Übungspraxis zu dokumentieren und zu reflektieren. Das Schreiben selbst kann zu einem klärenden Erkennen beitragen. Es wurde deutlich, dass der Aufbau einer Übungspraxis förderliche Bedingungen benötigt. Die Kursleiterin ermutigt, bestärkt und gibt hilfreiche Hinweise auch aus der eigenen Übungserfahrung. Doch das Üben liegt in der Hand des Übenden selbst. Diese Selbstverantwortung stärkt, führt in wahrstem Sinne des Wortes zu Selbstbewusstsein.

6.2.2 Dranbleiben und den Übungsweg vertiefen

»Aus der Wiederholung entsteht die Bewegung der Veränderung.«
Jorge Aquista (Lehrer für Tango-Theater während eines Workshops)

Am Ende eines MBCT-Kurses schauen wir gemeinsam zurück und reflektieren, was gelernt wurde und wie die Meditationspraxis fortgesetzt werden kann. Viele Teilnehmende möchten gerne weiter meditieren und üben und haben die Sorge, dass das alleine schwierig wird. In der siebten Kurswoche konnten sie schon selbständiger Meditationen wählen und auch ohne Audiodateien üben. Mehr Individualität und Selbstgestaltung entstehen. Beim letzten Kurstreffen wird eine eigene Übungspraxis aufgebaut, die für die folgenden Wochen und Monate wegweisend ist. Ich möchte hier einige Hinweise geben, was die vertiefte Übungspraxis nach einem MBCT-Kurs unterstützen kann. Alle Aspekte, die beim Aufbau einer Übungspraxis helfen, können auch weiterhin förderlich sein. Die Struktur des Kurses fällt nach dem Kursende weg und diese Struktur setzt sich der Übende jetzt selbst. Zeiten, Frequenz, Dauer und Art der Meditation können jetzt selbst gewählt werden. Die meisten Kursteilnehmer üben nicht mehr 45 Minuten am Tag, sondern weniger. Sie richten die Meditation nach ihren Bedürfnissen aus und nutzen auch Zeiten zu Gelegenheitsmeditationen, so wie ich das nenne. Dies heißt, Gelegenheiten zum bewussten Innehalten zu erkennen und zu ergreifen. Morgens nach dem Aufwachen noch einen zehnminütigen Body Scan zu machen, auf dem Weg zur Arbeit bewusster gehen oder im Zug eine Atemmeditation zu machen. Der 3-Minuten-Atemraum wird von vielen Übenden im Alltag weiter angewandt und als sehr hilfreich erlebt. In einem MBCT-Kurs werden viele unterschiedliche Meditationen vermittelt. Nach Ende des Kurses ist es gut, eine Auswahl zu treffen und sich für eine oder zwei Meditationen als Hauptübungen zu entscheiden. Man könnte es mit Tanzen vergleichen, wenn ich an einem Tag Tango übe, dann Walzer und am nächsten freie Tanzimprovisation, dann tanze ich zwar, ich entwickle mich aber wahrscheinlich nicht in einer Tanzform wirklich weiter, ich vertiefe nicht. Beim Meditieren ist es ähnlich. Wenn die Forschung Recht hat, dann führen unterschiedliche Meditationen zu spezifischen Wirkungen. Wenn ich nun die Atemmeditation für einige Wochen übe, dann fühle ich mich dort vertraut und lerne mich zu fokussieren. Außerdem hilft das Konstanthalten der Meditation, die Veränderungen und die Entwicklungsschritte zu bemerken. Wenn ständig die Art der Meditation gewechselt wird, dann kann das schnell ein Ausweichen sein, ein Vermeiden von Langeweile und Emotionen. Durch das kontinuierliche Üben von ein oder zwei Meditationen vertiefe ich meine Praxis, lerne dranzubleiben und mich nicht berieseln zu lassen, sondern mich wahrzunehmen. Kursteilnehmende wählen zum Beispiel die lange Sitzmeditation, weil sie bemerkt haben, dass sie darin die Akzeptanz jeglicher Erfahrung gut schulen können. Andere wählen den Body Scan und die achtsame Bewegung, weil sie die Wahrnehmung der Körperempfindungen weiter vertiefen möchten. Motivation und Absicht bestimmen also die Wahl der Meditationsübung mit. Ich versuche am Ende des MBCT-Kurses zu beraten, sodass jeder mit einer individuellen Übungspraxis fortsetzen kann. Auch wenn aus Wiederholung eine Vertiefung entstehen kann, so muss

AB 6

zu der Wiederholung noch die bewusste Reflexion des Lernweges dazukommen. Als Quellen der Inspiration können Bücher dienen und Vorträge. Es braucht eine Form von Feedback, das zeigt, ob der Meditationsprozess in eine hilfreiche Richtung weist. Dieses Feedback kann durch die eigene Reflexion geschehen, durch eine Gruppe oder durch begleitende Einzelgespräche. Man kann eine regelmäßige Meditationsgruppe besuchen. Doch einige Übende möchten nicht in ein buddhistisches Zentrum gehen, sondern gerne weiter auf einem säkularen Weg meditieren. Die Kursteilnehmenden können an weiteren Tagen der Achtsamkeit teilnehmen und somit immer wieder die Erfahrung vertiefen und die Motivation stärken.

Vertiefungskurse

Der Aufbau, die Themen und Methoden eines Vertiefungskurses werden hier skizziert. Die meisten Übenden warten einige Monate nach Abschluss des Kurses, um an einem Vertiefungskurs teilzunehmen. Das ist auch ganz gut, weil sie in einem MBCT-Kurs sowohl methodisch als auch theoretisch so viel gelernt haben. Diese Fülle und Vielfalt kann im eigenen Üben wiederholt und entfaltet werden. Es ist auch ratsam, das Handout erneut in Ruhe zu lesen. Die Methoden sollten verinnerlicht und weiter geübt werden, um im Falle von depressionsauslösenden Situationen und Themen zur Verfügung zu stehen. Das achtsamkeitsbasierte Vorgehen bei Signalen und Triggern muss bewusst gehalten werden, um wirksam zu bleiben. Ich biete Halbjahreskurse mit einem monatlichen 2,5-stündigen Treffen an. In einem Aufbaukurs entsteht die Möglichkeit, bestimmte Themen genauer zu erforschen und zu vertiefen. So führe ich Mettakurse durch, um das Kultivieren der Freundlichkeit und des Selbstmitgefühls einzuüben. Diese Kurse sind sehr beliebt, es zeigt sich ein großes Bedürfnis nach mehr Selbstakzeptanz und -annahme. In einem anderen Kurs vertiefen wir Ruhe und Einsicht. Die Atemmeditation wird als Ruhemeditation geübt und dann wird schrittweise mit einem offenen Fokus meditiert. Das Üben des raumgebenden Gewahrseins ist für Menschen mit Depressionserfahrungen und Angststörungen oft sehr hilfreich, weil sie lernen, mit aversiven Gedanken und Gefühlen zu sein. Der achtsame Umgang mit Gefühlen und Gedanken ist auch ein sinnvolles Thema in einem Vertiefungskurs. Manchmal mache ich auch die Kunst des Übens selbst zum Zentrum eines Aufbaukurses und vermittle sowohl theoretisches Wissen als auch Meditationen zum Üben mit inneren Persönlichkeitsanteilen (z. B. dem Kritiker, einem wohlwollenden Unterstützer, dem Perfektionisten). Immer wieder geht es natürlich um das Thema Reaktivität und den achtsamen Umgang mit Herausforderungen. Im Rahmen eines Vertiefungskurses stelle ich Handouts zur Verfügung und schneide die Meditationen oft live im Kurs mit. Viele Übende empfinden die Mitschnitte der Meditationen als sehr motivierend, um sie erneut anzuhören, mit ihnen zu üben und die eigene Meditationspraxis zu bereichern. Die Mitschnitte fühlen sich dadurch, dass auch Geräusche und kleine Versprecher dabei sind, lebensnäher an, frischer. MBCT ist ein säkulares Programm, dennoch hilft es, einige der buddhistischen Wurzeln und die Grundideen von buddhistischer Geistesschulung zu verstehen, um die eigene Meditationspraxis zu vertiefen. Hier helfen Geschichten, Metaphern und auch immer wieder ein klares Benennen und Einordnen, ob es sich um Elemente des buddhistischen Lehr- und Praxisgebäudes handelt und wann ich psychologisches Wissen bereitstelle. Die Teilnehmenden empfinden diese Transparenz als wohltuend. Ein Aufbaukurs bietet ein haltgebendes Geländer über viele Monate und lässt gleichzeitig mehr Individualität und Flexibilität zu. So kann ich auch Stimmungen, Themen, Fragen und Wünsche aufgreifen und sie im Kurs sowohl theoretisch als auch in Meditationen vertiefen. Es entsteht ein gemeinsamer Lern- und Entwicklungsprozess, der viel Freude macht. Das Üben im Verlauf des Jahres mit dem Wechsel der Jahreszeiten, des Lichts, den Veränderungen in der Natur ist auch etwas sehr Stärkendes. Sich einzulassen auf stetige Veränderung und die Schönheit in diesem Wandel zu entdecken. Einige Übende entscheiden sich auch für die Teilnahme an mehrtägigen Retreats im Schweigen. Oft entwickelt sich der Wunsch nach einem mehrtägigen Schweigemeditationsseminar ganz organisch durch die eigene Übungspraxis. Dies erfordert eine psychische Stabilität, besonders wenn es, wie bei den MBCT-Übenden, Erfahrungen mit Depression, Angst und Traumatisierungen gibt. Für die Teilnahme an einem Retreat ist es wichtig, Reorientierungsübungen zu kennen. Die Anleiterinnen sollten informiert sein über die Meditationserfahrungen und die körperlichen und psychischen Herausforderungen der Teilnehmenden. Renate Seifarth (2014) bietet viele praktische Anleitungen für ein Retreat zu Hause. Sylvia Wetzel (2018) unterteilt den Weg der Meditation in drei Phasen. Es startet mit dem Anfangen, dann folgt der Prozess des Dranbleibens und schließlich das Erwachsenwerden. Sie erläutert auch, welche Herausforderungen beim langjährigen Meditieren entstehen und wie diese gemeistert werden können. Doch lesen Sie, wie die Übenden die Teilnahme an einem Vertiefungskurs erleben.

Beispiel

»Der Vertiefungskurs begleitet mich durch das Jahr. Dadurch kann ich meine Meditationspraxis gut aufrechterhalten und auch verändern. Es gibt neue Impulse und Inspiration, auch das hilft mir dranzubleiben.«

»Mein Ziel für den MBCT-Kurs war, freundlicher mit mir zu sein. Durch den Vertiefungskurs kann ich jetzt die Mettameditation üben und auch mehr verstehen. Das verändert den Umgang mit mir selbst. Das Üben von Freundlichkeit tut mir unheimlich gut.«

»Mir tut es gut, flexibler und individueller zu üben. Durch den Halbjahreskurs habe ich eine Begleitung, erhalte theoretische Inputs und das gemeinsame Üben in der Gruppe motiviert mich dann wieder, auch alleine zu üben.«

Ein meditativer Weg fördert Selbstwahrnehmung und -wirksamkeit. Der eigene innere Kompass wird spürbarer. Er gibt Hinweise, wie ein nächster Schritt und wie ein Umgang mit Herausforderungen aussehen kann. Das bedeutet nicht, dass man sich nicht mehr durch Lehrende anleiten lässt, aber dass man viel autonomer und reifer mit den Angeboten umgeht. Innere Weisheit und Urteilskraft wachsen.

6.2.3 Kunst als Übungsweg - auch im Umgang mit Depression und Angst

»Dieser Prozess des Entdeckens ist der endlose Frühling der Kreativität – immer hell, frisch und neu, voll des sprühenden Lebens. Es ist nicht so wichtig, woher die Kreativität kommt. Wichtig ist, dass sie bereits in jedem Einzelnen von uns vorhanden ist und nur darauf wartet, ausgedrückt zu werden.« (Loori, 2006, S. 17)

Meditation und Kunst finden im Zen in der Kalligrafie, in der Tuschmalerei, in der Kunst des Haiku, in Zengärten, im Blumenstecken, in der Kampfkunst und in Teezeremonien zusammen. Die Meditationslehrenden Martine und Stephen Batchelor sprechen von einer »kreativen Bewusstheit« (Batchelor, 2003) und verbinden in ihrem Buch Praxisanleitungen und Theorie zur Meditation mit meditativen Fotos. Wie wir schon gesehen haben, sind Gedichte, Metaphern und Geschichten wichtige Elemente in einem MBCT-Kurs. Meditation öffnet und intensiviert die Wahrnehmung. Wenn Übende an einem Tag der Achtsamkeit oder auch an einem Übungsabend für die Gehmeditation nach draußen treten, dann bemerken viele plötzlich Details, die sie sonst nicht wahrnehmen würden. Sie sehen Blätter, Farben, Formen anders, hören die Alltagsgeräusche intensiver, spüren die Luft. Oft wird von einem Gefühl der Verbundenheit gesprochen. Eine Resonanz entsteht, ein berührender Kontakt, Sinnlichkeit, die starren Grenzen von innen und außen verschwimmen.

Es geschieht eine Öffnung für die Poesie des Alltags. Auch im Kursraum werden Blumen bemerkt, eine Kerze hilft beim Fokussieren. Meditation heißt in Kontakt zu gehen mit sich selbst und dem Leben. Für die Psychotherapie ist die Verbindung von Kunst und Meditation in vielerlei Hinsicht hilfreich. Kunst kann für die Therapeuten selbst regenerierend und stärkend sein. Ein eigener Übungsweg mit dem Lernen eines Musikinstruments oder Malen und Tanzen können sehr nährend sein für die therapeutische Arbeit, beruhigend und inspirierend. Ein gestaltender, künstlerischer Übungsweg bereichert auch die Meditationspraxis. Beim Meditieren geht es um das Spüren, Erleben, die Eindrücke wahrzunehmen und weniger um Ausdruck. Ein künstlerischer Weg bringt in eine Balance von Aufnehmen und Gestalten. Meditation kann Voraussetzungen für Kreativität durch Zentrierung und Sensibilisierung schaffen. Kunst kann wie Meditation zu einer Erfahrung von Selbstentgrenzung und Selbstüberschreitung werden.

Beispiel

Eine bildende Künstlerin beschreibt den künstlerischen Prozess wie folgt: »Ich gerate in einen Fluss. Ich arbeite an etwas und bleibe kontinuierlich dran und dann fühle ich mich sehr verbunden. Das bin dann gar nicht mehr ich selbst. Es fließt etwas durch mich hindurch.«

Viele Kursteilnehmer teilen mit, dass sie durch das Meditieren auf gute Ideen kommen und sich inspiriert fühlen. Meditation macht uns vertraut mit prozesshaftem Geschehen, mit dem Fluss der Erfahrung und öffnet für Begegnung mit dem Innen und Außen. Dies sind auch gute Voraussetzungen für einen schöpferischen Prozess. Für die achtsamkeitsbasierte Psychotherapie bieten das kreative Tätigsein und der Selbstausdruck eine wichtige Ergänzung. In den MBCT-Kursen sind Teilnehmer manchmal ganz erstaunt, wie sie nach einer Meditation etwas in Worte fassen können und wie stimmig sich das Gesagte anfühlt. Auch ich bin oft sehr berührt, welche Bilder die Übenden finden und wie sie sich ausdrücken. Das Gesagte entspringt einem durch die Meditation vertieften und verkörperten Kontakt mit sich. Als ich Kursteilnehmende gebeten habe, für dieses Buch etwas aufzuschreiben und von ihren eigenen Erfahrungen zu berichten, war ich oft angerührt, wie sie schrieben. Sie berichteten von der Freude am Schreiben und dass ihnen durch das Schreiben nochmals einige Aspekte klarer geworden seien. Schreibend werden Denk- und Fühlprozesse angeregt. Dieser Selbstausdruck ist auch in der Psychotherapie für Menschen mit Depressionen, Ängsten und Schmerzen sinnvoll. Im MBCT-Kurs wird das Dokumentieren der eigenen Meditationspraxis empfohlen, Selbstbeobachtungen von angenehmen und unangenehmen Erfahrungen werden angeregt. Auch im psychotherapeutischen Prozess kann Schreiben und auch tägliches Schreiben zur Gesundung und Entwicklung beitragen.

Tägliches Schreiben in der Psychotherapie

Das regelmäßige oder auch tägliche Schreiben kann als Selbstwahrnehmungs- und Reflexionsraum dienen. Dafür braucht es wie bei der Meditationspraxis Zeit und Raum. Man muss sich günstige und unterstützende Bedingungen für das Schreiben schaffen. Viele meiner Klienten beginnen ein Journal, in dem sie täglich etwas notieren, was zu ihren Zielen und Motiven passt. Eine Frau stellt in der Psychotherapie fest, dass sie überall zu wenig Raum einnimmt und immer anderen den Vorrang lässt. In ihrem Tagebuch notiert sie Situationen und Momente, in denen sie Zeit und Raum für sich schafft und sich auch traut, andere zu begrenzen. Eine Geschäftsführerin, die immer sehr viel Verantwortung übernimmt, beginnt wieder zu schreiben und auch Aquarelle zu zeichnen, als Selbstausdruck, der oft zu kurz kam. Themen des Schreibens können sein: Wertschätzung von sich und anderen, Dankbarkeit sich selbst und anderen gegenüber. Es geht darum, das Gelingende mehr in den Blick zu nehmen. Und sich auch bewusst mit den Herausforderungen schreibend auseinanderzusetzen. Es kann hilfreich sein zu notieren, welche Schwierigkeiten kommen auf mich zu, was lösen sie bei mir aus und wie möchte ich ihnen begegnen. Die Schreibenden finden heraus, ob sie einmal täglich schreiben oder morgens und abends und welche leitenden Fragen dabei hilfreich sind. Es ist lohnend, einige Themen und Fragen über mehrere Wochen oder Monate schreibend zu erkunden. Das Schreiben selbst ist eine Form der Externalisierung, Gedanken und Gefühle werden sichtbar, lesbar gemacht, man kann in Distanz zu ihnen treten, sie weglegen und später nochmals lesen. In der Meditation verlieren wir die Angst davor, was wir denken und fühlen. Es entsteht Zutrauen, die gegenwärtige Erfahrung halten zu können. Auch im Schreiben gibt es die Möglichkeit, einen Raum entstehen zu lassen für einen Schreibfluss, der verbindet mit dem eigenen Erleben. Häufiger verwende ich in meiner psychotherapeutischen Praxis die Methode

AB 9

des Schreibsprints (Scheuermann, 2016). Bei dieser Übung können sich die Schreibenden ein Thema wählen, eine Überschrift und für einen begrenzten Zeitraum von drei oder vier Minuten einfach zu diesem Thema drauflosschreiben, möglichst flüssig ohne auf Fehler, Rechtschreibung, Satzzeichen zu achten und einfach nur zu schreiben, nicht anzuhalten. Wörter können wiederholt werden, es geht um den Schreibfluss. Ich erlebe diese Methode oft wie eine Minimeditation, die Zensur tritt zurück und es entsteht ein Text, der nicht bewertet werden muss. Nach dem Aufschreiben kann man die Augen schließen und sich ausruhen, dann das Geschriebene durchlesen. Wichtiges, Überraschendes wird markiert und vielleicht in einem Satz zusammengefasst. Die Schreibenden sind oft selbst beeindruckt, was sich zeigt. Ideen, Bilder, Gefühle tauchen auf und dürfen da sein, neue Denk- und Handlungsimpulse entstehen. Das zeitlich begrenzte Schreiben ist für therapeutische Prozesse sehr hilfreich, z. B. einige Minuten alle belastenden Gedanken aufschreiben und dann weglegen. Sich erlauben wenige Minuten schriftlich zu grübeln und es dann zur Seite zu legen. Schreiben führt zu einem Perspektivwechsel. Etwas Feststeckendes kann wieder in einen Schreib- und damit auch Erfahrungsfluss gebracht werden. Schreiben erweist sich auch als heilsam im Umgang mit Lebenskrisen und Traumatisierungen. Desalvo (1999) hat Richtlinien für ein heilsames Schreiben bei Traumaerfahrungen aufgestellt. Sie ermutigt zu einem zeitlich befristeten Schreiben mit 15-minütigen Schreibphasen, in denen sowohl die herausfordernden Ereignisse als auch die damaligen und aktuellen Gefühle aufgeschrieben werden. Auch positive Erfahrungen und Stärkendes soll schriftlich festgehalten werden. Desalvo weist darauf hin, dass der Körper durch das heilsame Schreiben ähnliche Resonanzen zeigt wie beim Yoga oder in der Meditation. Das Schreiben kann auch durch kleine Skizzen oder Tagesaquarelle begleitet werden.

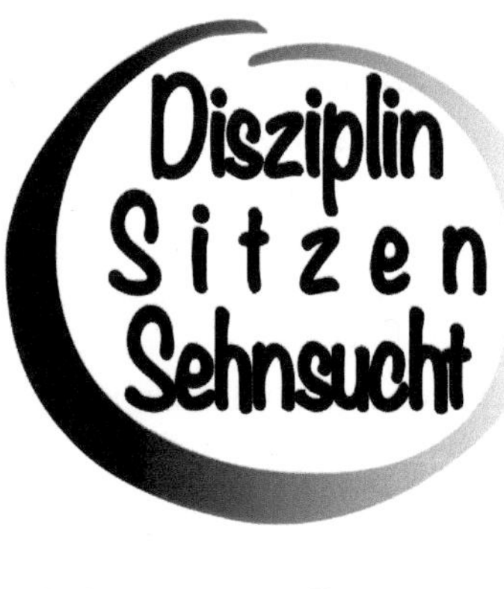

Abbildung 6.3 Aquarell einer Kursteilnehmerin (von der Illustratorin nachgebildet)

Eine Freundin und Kollegin von mir fertigte innerhalb unserer MBCT-Ausbildung wundervolle kleine Tagesaquarelle an. Wir waren immer ganz berührt, wie wundervoll darin Momente des Tages verdichtet und vertieft wurden. Nach einem mehrtägigen Schweigeretreat schickte eine Teilnehmerin das in Abbildung 6.3 zu sehende Bild als Nachklang zu den meditativen, stillen Tagen. Sie griff in ihrem Aquarell das Thema des Übens auf und betonte das für sie wichtige Zusammenspiel aus Sehnsucht, Sitzen (also meditieren) und Disziplin. Hier zeigt sich eine stimmige Verbindung von Wort und Zeichnung.

Viele Menschen fühlen sich durch eine Psychotherapie oder ein Achtsamkeitstraining ermutigt zu malen, zu tanzen oder zu schreiben. Im künstlerischen Ausdruck ist es möglich, sich lebendig zu fühlen, verbunden mit dem Leben. Meditation öffnet Zugänge zu Kreativität und heilsamen Impulsen. Im schöpferischen Tun wird eine Gegenwärtigkeit spürbar, ein Aufgehen im Moment. MBCT und kreative Ausdrucksformen ergänzen sich sinnvoll. Stille und Selbsterkundung in der Meditation lassen Raum entstehen, um die eigene Stimme deutlicher zu hören und ihr Ausdruck zu verleihen.

6.3 Kapitel in einer Nussschale

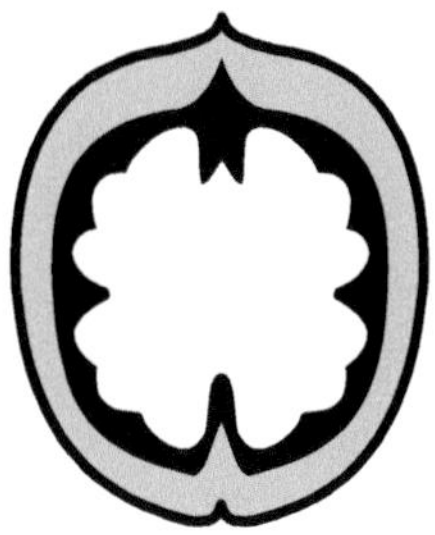

- Das Lernen in einem MBCT-Kurs findet erfahrungsbasiert statt. Zentral ist dabei die kontinuierliche meditative Übungspraxis im Kurs und zu Hause. Auch die verhaltenstherapeutischen Übungen und theoretischen Elemente sind immer mit dem Übungsprozess verbunden.
- Das Lernen und der Austausch in der Gruppe unterstützen, motivieren und vertiefen die Selbsterkundung.
- Handout, Audiodateien und die klare, ritualisierte Kursstruktur vermitteln einen sicheren, haltgebenden Lernrahmen. Innerhalb dieses Rahmens gibt es die Offenheit und den Freiraum für individuelle Lern- und Erkenntnisprozesse.
- MBCT lässt sich im Gruppen und Einzelsettings, ambulant und stationär vermitteln.
- Das Unterrichten von MBCT erfordert eine eigene mehrjährige Meditationspraxis, fundiertes klinisch-therapeutisches Erfahrungswissen, Selbsterfahrung im Umgang mit eigenen Mustern und der eigenen Verletzlichkeit. Eine MBCT-Ausbildung sollte diese Kompetenzen vermitteln und zur Anleitung des MBCT-Curriculums befähigen.
- Der Aufbau einer eigenen meditativen Übungspraxis braucht ein klares und reflektiertes Vorgehen. Es geht darum, eine positive, tägliche Gewohnheit zu etablieren. Eine wohlwollende, erforschende Haltung und regelmäßige Reflexion helfen im Umgang mit den zu erwartenden Herausforderungen auf dem Übungsweg.
- Auch nach dem Ende eines MBCT-Kurses kann mit einer individuellen Meditationspraxis weiter geübt werden. Vertiefungskurse helfen dabei, das Gelernte zu integrieren und fortzusetzen.
- Der künstlerische Ausdruck selbst kann ein Übungsweg sein. Der kreative Selbstausdruck kann aus der meditativen Praxis entstehen und durch sie gefördert werden. Eine Balance von meditativer Selbsterforschung und gestaltendem Ausdruck entwickelt sich.
- Tägliches Schreiben und Schreibübungen bereichern den psychotherapeutischen Prozess im Umgang mit Schmerzen, Depressionen und Ängsten.

Geschichte

Eine junge Frau betrat einen Laden. Hinter der Ladentheke sah sie einen Engel. Hastig fragte sie ihn: »Was verkaufen Sie hier?« Der Engel gab ihr freundlich Auskunft: »Alles, was Sie wollen.«

Die junge Frau sagte: »Dann hätte ich gern: Frieden auf Erden, Arbeit für alle, Beseitigung des Hungers auf der Welt, mehr Liebe ... und ...« Da fiel ihr der Engel ins Wort: »Entschuldigen Sie junge Frau, Sie haben mich falsch verstanden. Wir verkaufen keine Früchte hier. Wir verkaufen nur den Samen.«

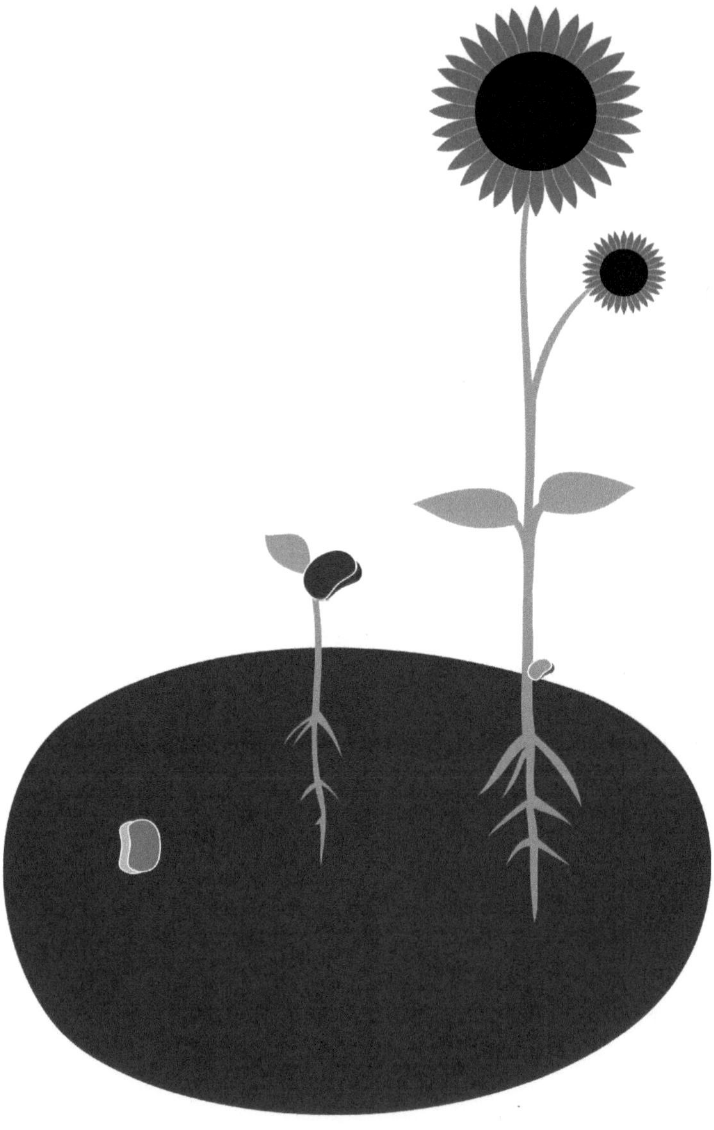

Anhang

Hinweise zum Arbeitsmaterial

Alle im Buch erwähnten Arbeitsmaterialien (Arbeitsblätter und Audiodateien) finden Sie auf unserer Internetseite www.beltz.de.

Sie kommen zu den Materialien, indem Sie auf die Seite des Titels gehen, den Link zu den Materialien anklicken und dann folgendes Passwort eingeben: accNfpDM (Groß- und Kleinschreibung beachten). Da das Arbeitsmaterial nur so lange zur Verfügung steht, wie das Buch lieferbar ist, empfehlen wir Ihnen, es sich auf dem eigenen Rechner zu speichern.

Nachfolgend finden Sie eine Übersicht über alle im Buch erwähnten Materialien.

Übersicht Arbeitsblätter

AB 1 Die Straße entlanggehen (nach Teasdale et al., 2015)
AB 2 Zwei Versionen einer Situation (nach Teasdale et al., 2015)
AB 3 Aktivität und Stimmung – freudvolle und zu meisternde Aktivitäten (nach Teasdale et al., 2015)
AB 4 Die vier Seiten der Erfahrung
AB 5 Zugänge zu Mettaqualitäten
AB 6 Aufbau einer Übungspraxis
AB 7 Meine Erfahrungen mit den MBCT-Meditationen
AB 8 Stärkung für zukünftige Herausforderungen
AB 9 Tägliches Schreiben

Audiodateien

01 Achtsames Sehen
02 Am Fluss
03 Wohlwollendes Wesen
04 3-Minuten-Atemraum Grundübung
05 3-Minuten-Atemraum bei Herausforderungen
06 Bergmeditation
07 Body Scan
08 Atemmeditation
09 Achtsames Hören
10 7-Punkte-Meditation
11 Gehmeditation
12 Kum Nye Übungen im Stehen
13 Mettameditation für sich selbst
14 Lange Sitzmeditation
15 Gedankenbeobachtung
16 Schwieriges erforschen

Literatur

Allmen von, F. (2007). Buddhismus. Lehren. Praxis. Meditation. Bielefeld: Theseus.

Baer, R., Crane, C., Miller, E. & Kuyken, W. (2019). Doing no harm in mindfulness-based programs: Conceptual issues and empirical findings. Clinical Psychology Review,71, 101-114.

Bartley, T. (2012). Mindfulness-Based Cognitive Therapy for Cancer. Gently Turning Torwards. Oxford: Wiley & Blackwell.

Batchelor, M. (2003). Meditation. Freiamt: Arbor.

Batchelor, S. (2017a). Jenseits des Buddhismus. Eine säkulare Vision des Dharma. Berlin: Edition Steinrich.

Batchelor, S. (2017 b). Imagining the Dharma in an Uncertain World. New Haven: Yale University Press.

Bohus, M. & Wolf, M. (2009). Interaktives SkillsTraining für Borderline-Patienten. Stuttgart: Schattauer.

Böser, H. (2016). Du bist die Schüssel und nicht die Suppe. Akzeptanz- und Commitmenttherapie für den Alltag. Göttingen: Vandenhoeck & Ruprecht.

Braun, J. (2019). Atmen. Wie die einfachste Sache der Welt unser Leben verändert. Zürich-Berlin: Kein & Aber.

Britton, W. B. (2016). Scientific Literacy as a Foundational Competency for Teachers of Mindfulness-based Interventions. In D. McCown, D. Reibel & M.S. Micozzi (Eds.), Resources for Teaching Mindfulness. An International Handbook (pp. 93-120). Springer International Publishing Switzerland.

Broad, W. J. (2013). The Science of Yoga. Was es verspricht – und was es kann. Freiburg: Herder.

Burch, V. (2009). Gut leben trotz Schmerz und Krankheit. Der achtsame Weg, sich vom Leid zu befreien. München: Arkana.

Carlson, L.E. & Speca, M. (2010). Krebs bewältigen mit Achtsamkeit. Wie Ihnen MBSR hilft, das Leben zurückzugewinnen. Bern: Hans Huber.

Ciarrochi, J. & Bailey, A. (2010). Akzeptanz- und Commitmenttherapie in der KVT. Weinheim: Beltz.

Cladder-Micus, M.B., Becker, E.S., Spijker, J., Speckens, A.E.M. & Vrijsen, J.N. (2019). Effects of mindfulness-based cognitive therapy on a behavioural measure of rumination in patients with chronic, treatment-resistant depression. Cognitive Therapy and Research, 43, 666-678.

Crane, R. & Reid, B. (2016). Training mindfulness Teachers: Principles, Practices and Challenges. In D. McCown, D. Reibel & M.S. Micozzi (Eds.), Resources for Teaching Mindfulness. An International Handbook (pp. 121-140). Springer International Publishing Switzerland.

Cushman, A. (2016). Yoga als Weg in die Meditation. Freiburg: Arbor.

Das Lied der Pfirsichblüte. Die schönsten Zen-Geschichten. (2019). Freiburg: Herder.

De Saint-Exupéry, A. (1989). Der Kleine Prinz. München: Wilhelm Heyne.

Desalvo, L. (1999). Writing as a Way of Healing. Boston: Beacon.

Dick, A.M., Niles, B.L., Street, A.E., DiMartino, D.M. & Mitchell, K.S. (2014). Examining mechanisms of change in a yoga intervention for women: the influence of mindfulness, psychological flexibility and emotion regulation on PTSD symptoms. Journal of Clinical Psychology, 70 (12), 1170-1182.

Dobos, G. & Kümmel, S. (2011). Gemeinsam gegen Krebs. Naturheilkunde und Onkologie - zwei Ärzte für eine menschliche Medizin. München: Zabert Sandmann.

Dobos, G. & Paul, A. (Hrsg.) (2019). Mind-Body-Medizin (2. Aufl.). München: Elsevier.

Duhigg, C. (2012). Die Macht der Gewohnheit. München: Piper.

Emerson, D. & Hopper, E. (2017). Trauma-Yoga (3. Aufl.). Lichtenau/Westfalen: Probst.

Ende, M. (1973). Momo. Stuttgart: Thienemann.

Ericsson, K.A. & Pool, R. (2016). TOP. Die neue Wissenschaft vom bewussten Lernen. München: Pattloch.

Faßbinder, E., Klein, J.P., Sipos, V. & Schweiger, U. (2015). Therapie-Tools Depression. Weinheim: Beltz.

Frederickson, B. L. (2011). Die Macht der guten Gefühle. Frankfurt am Main: Campus.

Frederickson, B.L. (2013). Die Macht der Liebe. Frankfurt am Main: Campus.

Gardner-Nix, J. & Costin-Hall, L. (2012). Der achtsame Weg durch den Schmerz. Das Praxisprogramm gegen chronische Schmerzen. Freiburg: Arbor.

Gilbert, P. (2011). Wie wir Mitgefühl nutzen können, um Glück und Selbstakzeptanz zu entwickeln und es uns wohl sein zu lassen. Freiburg: Arbor.

Goldstein, E. (2016). Der Weg zurück ins Glück. Depression durch Achtsamkeit und Selbstmitgefühl überwinden. Freiburg: Arbor.

Goleman, D. & Davidson, R. J. (2017). Altered Traits. Science reveals how meditation changes your mind, brain and body. New York: Penguin Random House.

Gößling, H.W. (2013). Hypnose für Aufgeweckte. Hypnotherapie bei Schlafstörungen. Heidelberg: Carl-Auer.

Gunaratana, M. H. (1996). Die Praxis der Achtsamkeit. Heidelberg: Werner Kristkreitz.

Hanson, R. & Mendius, R. (2010). Das Gehirn eines Buddha (2. Aufl.). Freiburg: Arbor.

Harrer, M.E. & Weiss, H. (2016). Wirkfaktoren der Achtsamkeit – wie sie die Psychotherapie verändern und bereichern. Stuttgart: Schattauer.

Harris, R. (2016). Akzeptanz- und Commitmenttherapie. Bildkarten. Weinheim: Beltz.

Heinrichs, M., Stächele, T. & Domes, G. (2015). Stress und Stressbewältigung. Fortschritte der Psychotherapie. Göttingen: Hogrefe.

Hell, D. (2011). Welchen Sinn macht Depression? (5. Aufl.). Reinbek: Rowohlt.

Hertenstein,E., Rose, N., Vorderholzer, U., Heidenreich, T., Nissen, C., Thiel, N., Herbst, N. & Külz, K. (2012). Mindfulness-based cognitive therapy in obsessive-compulsive disorder – A qualitative study on patients' experiences. BMC Psychiatry, 12, 185.

Hölzel, B. & Brähler, C. (2015). Achtsamkeit mitten im Leben. Anwendungsgebiete und wissenschaftliche Perspektiven. München: O.W.Barth.

Holmes, T. (2013). Reisen in die Innenwelt. Systemische Arbeit mit Persönlichkeitsabteilen (4.Aufl.). München: Kösel.

Huth, A. (Hrsg.) (2018). Das große Buch der Achtsamkeit. Die schönsten Texte zum Innehalten. Frankfurt am Main: Fischer.

Jacob, G. (2017). Raus aus Schema F. Psychische Muster erkennen und die eigene Persönlichkeit entfalten. Weinheim: Beltz.

Juchmann, U. (1994). Der Körper als Spiegel des Selbst. Psychomed, 6/4, 235-238.

Juchmann, U. (2012). Achtsam@work – eine meditative Abenteuerreise im Team. Zeitschrift für systemische Therapie und Beratung, 30/3, 103-108.

Kabat- Zinn, J. (2007). Gesund durch Meditation (2. Aufl.). Frankfurt am Main: Fischer.

Kabat-Zinn, J. (2013). Gesund durch Meditation. München: O.W.Barth.

Kabat-Zinn, J. (2018). The Healing Power of Mindfulness. New York: Hachette.

Kaluza, G. (2004). Stressbewältigung. Heidelberg: Springer.

Kaluza, G. (2007). Gelassen und sicher im Stress (3. Aufl.). Heidelberg: Springer.

Keeney, B. (2007). Shaking Medicine. Rochester: Destiny Books.

Kok, B.E. & Singer,T. (2016). Phenomenological Fingerprints of Four Meditations: Differential State Changes in Affect, Mind-Wandering, Meta-Cognition, and Interoception Before and After Daily Practice Across 9 Month Training. Mindfulness, 8, 218-231.

Kolk, S. (2016). Geh und sieh selbst (2. Aufl.). Uttenbühl: Jhana Verlag.

Kornfield, J. & Breiter, B. (2012): Ein stiller Waldteich. Die Erkenntnismeditation von Ajahn Chah. Bielefeld: Theseus.

Kramer, G. (2009). Einsichts-Dialog. Freiburg: Arbor.

Kuyken, W., Warren, F.C., Talor, R.S., Whalley, B., Crane, C., Bondolf, G., Hayes, R., Huijbers, M., Ma, H., Schweizer, S., Segal, Z., Speckers, A., Teasdale, J.D., van Heeringen,

K., Williams, M., Byford, S., Byng, R. & Dalgleish, T. (2016). Efficacy of Mindfulness-Based Cognitive Therapy in Prevention of depressive Relapse. JAMA Psychiatry, 73 (6), 565-574.

Külz, K. (2017). Dem inneren Drachen mit Achtsamkeit begegnen. Selbsthilfe bei Zwängen. Weinheim: Beltz.

Külz, K., Hertenstein, E., Rose, N., Heidenreich, T., Herbst, N., Thiel, N., Nissen, C. & Vorderholzer, U. (2013). Achtsamkeitsbasierte kognitive Therapie (MBCT) bei Zwangsstörungen. Verhaltenstherapie & psychosoziale Praxis, 41 (3), 1-18.

Külz, K., Landmann, S., Cludius, B., Rose, N., Heidenreich, T., Jellinek, L., Alsleben, H., Wahl, K., Philipsen, A., Vorderholzer, U., Maier, J.G. & Moritz, S. (2019). Mindfulness-based cognitive therapy (MBCT) in patients with obsessive-compulsive disorder (OCD) and residual symptoms after cognitive behavioral therapy (CBT: a randomized controlled trail). European Archives of Psychiatry and Clinical Neuroscience, 269, 223-233.

Lammers, C.H. (2007). Emotionsbezogene Psychotherapie. Stuttgart: Schattauer.

Leaming, L. (2016). Das glücklichste Land der Welt. Mein Leben in Buthan (4.Aufl.). München: Malik National Geographic.

Lehrhaupt, L. & Meibert, P. (2010). Stress bewältigen mit Achtsamkeit. München: Kösel.

Lehrhaupt, L. & Meibert, P. (2017). Mindfulness Based Stress Reduction. Novato: New World Library.

Lohmann, B. & Annies, S. (2016). Achtsamkeit in der Verhaltenstherapie (2.Aufl.). Stuttgart: Schattauer.

Loori, J.D. (2006). Das Zen der Kreativität. Den Künstler in sich entdecken. Berlin: Theseus.

Mannschatz, M. (2005). Meditation. Mehr Klarheit und innere Ruhe. München: Gräfe und Unzer.

Mannschatz, M. & Baur, A. (2015). Buddhas Herzmeditation. Mit Achtsamkeit zu Selbstliebe und Mitgefühl. München: Gräfe und Unzer.

Masters, R.A. (2010). Spiritual Bypassing. Berkeley: North Atlantic Books.

Mehta, R., Sharma, K., Potters, L., Wernicke, A.G. & Parashar, B. (2019). Evidence fort the Role of Mindfulness in Cancer: Benefits and Techniques. Cureus, 11(5), e4629.

Meibert, P. (2014). Der Weg aus dem Grübelkarussell. München: Kösel.

Meiss, O. (2016). Hypnosystemische Therapie bei Depression und Burnout. Heidelberg: Carl-Auer.

Meleo-Meyer, F. (2016). Interpersonal Practices: A Transformational Force in MBIs. In D. McCown, D.K. Reibel & M.S. Micozzi (Eds.), Resources for Teaching Mindfulness (pp. 69-91). Springer International Publishing Switzerland.

Michalak, J., Mischnat, J. & Teismann, T. (2014). Sitting posture makes a difference – Embodiment effects on depressive memory bias. Clinical Psychology and Psychotherapy, 21, 519-524.

Michalak, J., Rohde, K. & Troje, N.F. (2015). How we walk affects what we remember. Gait modifications through biofeedback change negative affective memory bias. Journal of Behavior Therapy and Experimental Psychiatry, 46, 121-125.

Navarro, T. (2019). Kintsugi. Die Kunst, emotionale Verletzungen zu heilen. München: Kösel.

Neff, K. (2012). Selbstmitgefühl. München: Kailash.

Neff, K. & Germer, C. (2019). Selbstmitgefühl – Das Übungsbuch. Freiburg: Arbor.

Nyanaponika (2008). Die Wurzeln von Gut und Böse. Stammbach: Beyerlein und Steinschulte.

Nyanatiloka (1999). Buddhistisches Wörterbuch (2.Aufl.). Stammbach: Beyerlein und Steinschulte.

Perestelo-Perez, L., Barraca, J., Penate, W., Rivero-Santana, Am & Alvarez-Perez, Y. (2017). Mindfulness-based interventions for the treatment of depressive rumination: Systemamtic review and meta-analysis. International Journal of Clinical and Health Psychology, 17, 282-295.

Pleger, M., Burian, R. & Dambacher, C. (2017). Akzeptanz- und Commitmenttherapie (ACT). In E.-L. Brakemeier & F. Jacobi (Hrsg.), Verhaltenstherapie in der Praxis (S. 668-677). Weinheim: Beltz.

Potreck-Rose, F. & Jacob, G. (2007). Selbstzuwendung, Selbstakzeptanz, Selbstvertrauen. Psychotherapeutische Interventionen zum Aufbau von Selbstmitgefühl (4.Aufl.). Stuttgart: Klett-Cotta.

Przyrembel, M., Vrticka, P., Engert, V. & Singer, T. (2019). Loving-Kindness Meditation – A Queen of Hearts? A Physio-Phenomenological Investigation on the Variety of Experience. Journal of Consciousness Studies, 26 (7-8), 95-129.

Purser, R.E. (2019). McMindfulness. How mindfulness became the new capitalist spirituality. London: Repeater.

Rosa, H. (2016). Resonanz. Eine Soziologie der Weltbeziehung. Berlin: Suhrkamp.

Sakamoto, M. (2019). Eintauchen in den Wald. München: Hanser.

Scheuermann, U. (2016). Schreibdenken. Schreiben als Denk- und Lernwerkzeug nutzen und vermitteln (3. Aufl.). Opladen & Toronto: Barbara Budrich.

Schmidt, G. (2004). Liebesaffäre zwischen Problem und Lösung. Hypnosystemisches Arbeiten in schwierigen Kontexten. Heidelberg: Carl-Auer.

Schmidt, S. (2016). Eine systemische Perspektive auf die Praxis der Achtsamkeit. Kontext 47 (4), 335 – 353.

Schulz von Thun, F. (1998). Miteinander reden 3. Das Innere Team und situationsgerechte Kommunikation. Reinbek: Rowohlt.

Schwartz, R.C. (2000). Systemische Therapie mit der inneren Familie (2.Aufl.). Stuttgart: Klett-Cotta.

Sedlmeier,P. (2016). Die Kraft der Meditation. Was die Wissenschaft darüber weiß. Hamburg: Rowohlt.

Segal, Z.V., Williams, J.M.G. & Teasdale, J. D. (2015). Die Achtsamkeitsbasierte Kognitive Therapie der Depression (2. Aufl.). Tübingen: dgvt.

Seifarth, R. (2014). Buddha at home. Anleitungen für ein Retreat zu Hause. München: Nymphenburger.

Silverton, S. (2012). Das Praxisbuch der Achtsamkeit. München: Kösel.

Simshäuser, K., Lüking, M., Kaube, H., Schultz, C. & Schmidt, S. (2019). Is mindfulness-based stress reduction a promising and feasible intervention for patients suffering from migraine? A randomized controlled pilot trial. Complementary Medicine Research. (7), 1-11.

Singer, W. & Ricard, M. (2017). Jenseits des Selbst. Berlin: Suhrkamp.

Sipos, V. & Schweiger, U. (2012). Therapie der Essstörung durch Emotionsregulation. Stuttgart: Kohlhammer.

Steurich, M. (2006). Tibetisches Heilyoga – Kum Nye. Büchenbach: Matthias Steurich.

Stiglmayr, C. (2017). Dialektisch-Behaviorale Therapie (DBT). In E.-L. Brakemeier & F. Jacobi (Hrsg.), Verhaltenstherapie in der Praxis (S. 701-711). Weinheim: Beltz.

Tanner, M. (2015). Compassion-Focused Therapy – Mitgefühl im Fokus. München: Ernst Reinhardt.

Teasdale, J.D., Williams, M. & Segal, Z. (2015). Das MBCT-Arbeitsbuch. Ein 8-Wochen-Programm zur Selbstbefreiung von Depressionen und emotionalem Stress. Freiburg: Arbor.

Thich Nhat Hanh (2016). Ohne Schlamm kein Lotos. Die Kunst, Leid zu verwandeln (3.Aufl.). München: Nymphenburger.

Treleaven, D. (2019). Traumasensitive Achtsamkeit. Freiburg: Arbor.

Trökes, A. (2017). Yoga der Verbundenheit. Die Kraft des Herzens wahrnehmen und entfalten. München: O.W. Barth.

Tulku, T. (2004). Tibetische Entspannung. Köln: Dharma Publishing Deutschland.

Van den Brink, E. & Koster, F. (2012). Mitfühlend leben. Mindfulness-Based Compassionate Living – MBCL. Kösel: München.

Vogd, W. (2019). Der ermächtigte Meister. Eine systemische Rekonstruktion am Beispiel des Skandals um Sogyal Rinpoche. Heidelberg: Carl Auer.

Van der Velden, A.M., Kuyken, W., Wattar, U., Crane. C., Pallesen, K.J., Dahlgaard, J., Fjorback, L. O. & Piet Jacob (2015). Clinical Psychology Review, 37, 26-39.

Von Allmen, F. (2007). Buddhismus. Lehren. Praxis. Meditation. Bielefeld: Theseus.

Vorderholzer, U. (2019). Die Dritte Welle der Verhaltenstherapie – Überlegenheit im Vergleich mit klassischer kognitiver Verhaltenstherapie? Verhaltenstherapie, 29, 77-79.

Wetzel, S. (2018). Meditieren – aber wie? Krisen in der Meditation überwinden. Stuttgart: Klett-Cotta.

Witek-Janusek, L., Tell, D. & Mathews, H.L. (2019). Mindfulness based stress reduction provides psychological benefit and restores immune function of women newly diagnosed with breast cancer: A randomized trail with active control. Brain, behaviour, and immunity, 80, 358-373.

Sachwortverzeichnis